AF750000

Valoración morfofuncional de la desnutrición relacionada con la enfermedad

Valoración morfofuncional de la desnutrición relacionada con la enfermedad

Coordinadores

José Manuel García Almeida
Responsable de la Unidad de Nutrición.
Unidad de Gestión Clínica de Endocrinología y Nutrición.
Hospital Clínico Universitario Virgen de la Victoria.
Jefe de Servicio de Endocrinología y Nutrición.
Hospital Quironsalud Málaga.

Diego Bellido Guerrero
Jefe de Servicio de Endocrinología y Nutrición.
Complejo Hospitalario Universitario de Ferrol (CHUS).

Francisco Botella Romero
Coordinador del Comité Gestor del Área de Nutrición de la SEEN.

Avalado por:

SEEN
Sociedad Española de Endocrinología y Nutrición

SOCIEDAD ESPAÑOLA DE NUTRICIÓN CLÍNICA Y METABOLISMO
SENPE

EDITORIAL MEDICA panamericana

Buenos Aires - Bogotá - Madrid - México
www.medicapanamericana.com

EDITORIAL MEDICA panamericana

Visite nuestra página web:
http://www.medicapanamericana.com

ARGENTINA
Maipú 1300, Piso 3 (C 1006 ACT)
Ciudad Autónoma de Buenos Aires, Argentina
Tel.:(54-11) 5031-6919
e-mail: cinfo@medicapanamericana.com

COLOMBIA
Carrera 7a A Nº 69-19 - Bogotá DC- Colombia.
Tel.: (57-1) 235-4068
e-mail: infomp@medicapanamericana.com.co

ESPAÑA
C/ Sauceda 10, 5ª planta - 28050 Madrid, España
Tel.: (34-91) 1317800
e-mail: info@medicapanamericana.es

MÉXICO
Av. Miguel de Cervantes Saavedra, n.º 233, piso 8,
oficina 801 Col. Granada, Alcaldía Miguel
Hidalgo C.P. 11520 Ciudad de México, México
Tel.: (5255) 5250 0664
e-mail: infomp@medicapanamericana.com.mx

ISBN: 978-84-1106-095-0 (Versión impresa + Versión digital)
ISBN: 978-84-1106-096-7 (Versión digital)

C/ Sauceda 10, 5ª planta - 28050 Madrid, España Depósito
Legal: M-12114-2022
Impreso en España

Índice de autores

Álvarez Hernández, Julia. Jefa de Servicio de Endocrinología y Nutrición. Hospital Universitario Príncipe de Asturias. Madrid.

Ballesteros Pomar, María. Médica Especialista en Endocrinología y Nutrición. Responsable de la Unidad de Nutrición Clínica del Complejo Asistencial Universitario de León.

Bellido Castañeda, Virginia. Médica Especialista en Endocrinología y Nutrición. Unidad de Gestión Clínica de Endocrinología y Nutrición. Hospital Universitario Virgen del Rocío. Sevilla.

Bellido Guerrero, Diego. Jefe de Servicio de Endocrinología y Nutrición. Complejo Hospitalario Universitario de Ferrol (CHUS). Profesor Asociado UCD.

Botella Romero, Francisco. Coordinador del Comité Gestor del Área de Nutrición de la SEEN.

Bretón Lesmes, Irene. Presidenta de la FSEEN. Médica Especialista en Endocrinología y Nutrición. Hospital General Universitario Gregorio Marañón. Madrid.

Burgos Peláez, Rosa. Coordinadora de la Unidad de Soporte Nutricional, Servicio de Endocrinología y Nutrición. Vall d'Hebron Barcelona Hospital Campus.

Cancer Minchot, Emilia. Especialista en Endocrinología y Nutrición. Responsable de la Sección de Endocrinología y Nutrición. Hospital Universitario de Fuenlabrada. Madrid.

Civantos Modino, Soralla. Médica Especialista en Endocrinología y Nutrición. Hospital Universitario de Fuenlabrada. Madrid.

Civera Andrés, Miguel. Jefe de Sección. Servicio de Endocrinología y Nutrición. Hospital Clínico Universitario de Valencia.

Cornejo-Pareja, Isabel. Médica Especialista en Endocrinología y Nutrición. Unidad de Gestión Clínica de Endocrinología y Nutrición. Hospital Clínico Universitario Virgen de la Victoria. Málaga.

De Luis Román, Daniel Antonio. Jefe de Servicio Endocrinología y Nutrición. Hospital Clínico Universitario de Valladolid. Catedrático Endocrinología y Nutrición. Universidad de Valladolid. Director Centro de Investigación en Endocrinología y Nutrición de Valladolid (IEN). Universidad de Valladolid.

García Almeida, José Manuel. Responsable de la Unidad de Nutrición. Unidad de Gestión Clínica de Endocrinología y Nutrición. Hospital Clínico Universitario Virgen de la Victoria. Jefe de Servicio de Endocrinología y Nutrición. Hospital Quironsalud Málaga.

García Blasco, Lourdes. Médica Especialista en Endocrinología y Nutrición. Servicio de Endocrinología y Nutrición. Complejo Hospitalario Universitario de Albacete.

García-García, Cristina. Investigadora del Programa de Doctorado en Biomedicina, Investigación Traslacional y Nuevas Tecnologías. Facultad de Medicina. Universidad de Málaga.

García Luna, Pedro Pablo. Coordinador de la Unidad de Nutrición Unidad de Gestión Clínica de Endocrinología y Nutrición. Hospital Universitario Virgen del Rocío. Sevilla.

González Arnáiz, Elena. Médica Especialista en Endocrinología y Nutrición. Servicio de Endocrinología y Nutrición. Complejo Asistencial Universitario de León.

González Roza, Lucía. Médico Interno Residente en Endocrinología y Nutrición. Servicio de Endocrinología y Nutrición. Complejo Asistencial Universitario de León.

Gonzalo Montesinos, Irene. Médica Especialista en Endocrinología y Nutrición. Hospital Universitario de Fuenlabrada. Madrid.

Gutiérrez Oliet, Mercedes. Médico Interno Residente en Endocrinología y Nutrición. Unidad de Nutrición Clínica y Dietética. Servicio de Endocrinología y Nutrición. Hospital Universitario Doce de Octubre. Madrid.

Izaola Jáuregui, Olatz. Coinvestigadora Centro de Investigación en Endocrinología y Nutrición de Valladolid (IEN). Universidad de Valladolid. Hospital Clínico Universitario de Valladolid.

León Sanz, Miguel. Jefe de Servicio de Endocrinología y Nutrición. Unidad de Nutrición Clínica y Dietética. Hospital Universitario Doce de Octubre. Madrid.

López Gómez, Juan José. Médico Especialista en Endocrinología y Nutrición. Hospital Clínico Universitario de Valladolid. Coinvestigador Centro de Investigación en Endocrinología y Nutrición de Valladolid (IEN). Universidad de Valladolid.

Losfablos Callau, Francisco. Médico Especialista en Endocrinología y Nutrición. Unidad de Nutrición y Dietética. Servicio de Endocrinología y Nutrición. Hospital Universitario Miguel Servet. Zaragoza.

Marcuello Foncillas, Clara. Médica Especialista en Endocrinología y Nutrición. Servicio de Endocrinología y Nutrición. Hospital Clínico San Carlos. Madrid.

Matía Martín, Pilar. Médica Especialista en Endocrinología y Nutrición. Servicio de Endocrinología y Nutrición. Hospital Universitario Clínico San Carlos. Madrid.

Moraga Guerrero, Inmaculada. Médica Especialista en Endocrinología y Nutrición. Servicio de Endocrinología y Nutrición. Hospital Clínico San Carlos. Madrid.

Motilla de la Cámara, Marta. Médica Especialista en Endocrinología y Nutrición. Hospital General Universitario Gregorio Marañón. Madrid.

Ocón Bretón, Julia. Jefa de Sección de Nutrición Clínica y Dietética. Servicio de Endocrinología y Nutrición. Hospital Clínico Universitario Lozano Blesa. Zaragoza.

Olveira Fuster, Gabriel. Jefe de Servicio de Endocrinología y Nutrición. Hospital Regional Universitario de Málaga. Instituto de Investigación Biomédica de Málaga. Profesor titular de la Universidad de Málaga.

Palma Milla, Samara. Coordinadora de la Unidad de Nutrición Clínica y Dietética. Servicio de Endocrinología y Nutrición. Hospital Universitario La Paz. Madrid.

Palmas Candía, Fiorella. Médica Especialista en Endocrinología y Nutrición. Unidad de Soporte Nutricional, Servicio de Endocrinología y Nutrición. Vall d'Hebron Barcelona Hospital Campus.

Petrina Jáuregui, Estrella. Médica Especialista en Endocrinología y Nutrición. Servicio de Endocrinología y Nutrición. Complejo Hospitalario Universitario de Navarra.

Piñar Gutiérrez, Ana. Médica Especialista en Endocrinología y Nutrición. Unidad de Gestión Clínica de Endocrinología y Nutrición. Hospital Universitario Virgen del Rocío. Sevilla.

Primo Martín, David. Coinvestigador Centro de Investigación en Endocrinología y Nutrición de Valladolid (IEN). Universidad de Valladolid.

Pulgar Perera, Viviana. Servicio de Sistemas de Información y Resultados en Salud de SACYL (Consejería de Sanidad de Castilla y León).

Riobó Serván, Pilar. Jefa Asociada de Endocrinología y Nutrición. Hospital Fundación Jiménez Díaz Quirón-salud. Madrid.

Rioja Vázquez, Rosalía. Enfermera de la Unidad de Nutrición. Unidad de Gestión Clínica de Endocrinología y Nutrición. Hospital Clínico Universitario Virgen de la Victoria. Málaga.

Salido Campos, Carmen. Servicio de Admisión y Documentación. Hospital Universitario príncipe de Asturias. Madrid.

Sánchez Torralvo, Francisco José. Médico Especialista en Endocrinología y Nutrición. Hospital Regional Universitario de Málaga.

Sanz Paris, Alejandro. Jefe de Sección. Unidad de Nutrición y Dietética. Servicio de Endocrinología y Nutrición. Hospital Universitario Miguel Servet. Zaragoza.

Serrano Moreno, Clara. Médica Especialista en Endocrinología y Nutrición. Hospital General Universitario Gregorio Marañón. Madrid.

Urdaniz Borque, Rosana. Médico Interno Residente en Endocrinología y Nutrición. Servicio de Endocrinología y Nutrición. Hospital Clínico Universitario Lozano Blesa. Zaragoza.

Vegas Aguilar, Isabel María. Técnica Superior en Dietética y Nutrición (FIMABIS). Unidad de Gestión Clínica de Endocrinología y Nutrición. Hospital Clínico Universitario Virgen de la Victoria. Málaga.

Wu Xiong, Ning Yun. Médica Especialista en Endocrinología y Nutrición. Servicio de Endocrinología y Nutrición. Hospital Clínico Universitario de Valencia.

Zabalegui Eguinoa, Alba. Médica Especialista en Endocrinología y Nutrición. Unidad de Soporte Nutricional, Servicio de Endocrinología y Nutrición. Vall d'Hebron Barcelona Hospital Campus.

Zugasti Murillo, Ana. Médica Especialista en Endocrinología y Nutrición. Servicio de Endocrinología y Nutrición. Complejo Hospitalario Universitario de Navarra.

Agradecimientos

A los profesionales del Área de Nutrición de la SEEN que han colaborado directa o indirectamente a generar contenidos con visión de futuro en este libro.

A las Sociedades Científicas SEEN y SENPE, por su apoyo y aval para esta obra.

Y en particular a "científic@s creativas", Isabel Mª Vegas Aguilar, Ana Morilla Oliver y Cristina García-García, por su entusiasmo y su inestimable apoyo e ilusión en este proyecto morfofuncional desde el inicio.

Prólogo

La lucha contra la Desnutrición Relacionada con la Enfermedad (DRE) es una necesidad ampliamente compartida por el colectivo de los profesionales sanitarios, que cada vez son más conscientes de las consecuencias de esta enfermedad. Su elevada prevalencia, el aumento en la morbimortalidad de los pacientes que la padecen, el impacto negativo en la calidad de vida y el aumento de costes asociados en el sistema sociosanitario son razones relevantes para trabajar en estrategias que permitan identificar, valorar, tratar y monitorizar a los pacientes en riesgo de desnutrición, o con desnutrición ya establecida, lo más precozmente posible.

Desde que Charles Edwin Butterworth, hace casi medio siglo, nos recordara "los esqueletos que tenemos en las taquillas de nuestros hospitales" y *"no tiene sentido gastar vastas sumas en ciertas áreas tecnológicamente complejas, mientras se ignora un aspecto tan fundamentalmente importante como lo es la Nutrición"*, ha llovido mucho. La transversalidad de este grave problema de salud que podemos encontrar en cualquier momento en el *continuum* de la enfermedad de un sujeto y su aparición a cualquier edad hacen que sea imprescindible velar estrechamente por el cumplimiento de un adecuado abordaje de la DRE.

Sin embargo, aunque conceptualmente podamos tener todos en la cabeza a qué nos referimos cuando identificamos a un sujeto como desnutrido, conseguir una definición de lo que hoy conocemos como DRE ha sido "una misión imposible" históricamente. Hay que reconocer que en la última década, con la implicación de dos sociedades científicas referentes, como ASPEN (*American Society for Parenteral and Enteral Nutrition*) y ESPEN (Sociedad Europea de Nutrición Clínica y Metabolismo), se han realizado avances muy interesantes, como, por ejemplo, el reconocimiento de la inflamación como factor diferenciador de la DRE frente a la desnutrición consecuencia de la hambruna que acompaña al cambio climático, a las catástrofes naturales, a las guerras, los desplazamientos, y a la pobreza y exclusión social, entre otras causas. Estas situaciones claramente definidas son reconocibles en la Clasificación Internacional de Enfermedades (CIE), pero lamentablemente están muy alejadas de la realidad de nuestro sistema sanitario.

Si bien el consenso en la clasificación etiopatogénica de la DRE ha sido un hito relevante, hace solo tres años que disponemos de criterios para la identificación de un paciente con DRE, fruto también de otro consenso, en este caso del GLIM (*Group Leadership International on Malnutrition*). Los integrantes de este grupo, 25 líderes de opinión de las dos sociedades anteriormente mencionadas, ASPEN y ESPEN, unidos a representantes de PENSA (*Parenteral and Enteral Society of Asia*) y FELANPE (Federación Latino Americana de Nutrición Parenteral y Enteral), llevan trabajando desde 2016, con tres objetivos fundamentales: unificar el lenguaje, definir criterios diagnósticos de desnutrición, independientemente de la etiología o del ámbito asistencial, y facilitar la comparación entre países, hospitales, atención primaria, etc. Así, el GLIM se estructura en dos fases, Inicialmente, una primera fase de cribado nutricional y una segunda de cumplimiento de criterios fenotípicos y etiológicos en donde adquieren relevancia los cambios en el peso y en la masa muscular, el Índice de Masa Corporal, y las modificaciones en la ingesta y la presencia o no de inflamación.

Si bien, Hiran O. Studley, en 1936, llamó la atención de la comunidad científica sobre la mortalidad asociada a la pérdida de peso en pacientes intervenidos de úlcera péptica, considerando esta como marcador pronóstico de mal estado nutricional, hoy damos un paso más y exigimos cambios mejor definidos en la composición corporal que afectan a la funcionalidad del individuo para establecer los criterios de desnutrición.

Así, el cambio de paradigma en la evaluación nutricional de un individuo, sobrevenido por el reconocimiento de la intensa funcionalidad metabólica del músculo y el progresivo desarrollo de técnicas de valoración de la composición corporal, hacen necesaria la actualización del conocimiento en esta materia, lo que sin duda hace esta excelente publicación de ágil lectura, que además, realiza un excelente planteamiento para el aprendizaje.

En este libro "Valoración Morfofuncional de la Desnutrición Relacionada con la Enfermedad", un nutrido grupo de profesionales sanitarios de distintas disciplinas (Endocrinología y Nutrición, Documentación Médica y Biólogos Investigadores clínicos, entre otros) dirigidos por los Doctores Bellido, García Almeida y Botella, coordinadores de la obra, han consumado con éxito un proyecto formativo que amplifica la difusión del conocimiento en torno a la DRE y su valoración. Estructurado en tres secciones, acompañan al lector en la revisión actualizada de conceptos generales relacionados con la definición, clasificación, metodología diagnóstica y codificación de la DRE. Sin olvidar el análisis crítico de los métodos clásicos de composición corporal y evaluación funcional del individuo, nos introducen en la innovación, revisando, muy especialmente, las técnicas emergentes de composición corporal, como la "ecografía nutricional®", terminología acuñada y cada día más consolidada. Por último, nos presentan una puesta en valor de la metodología funcional estructurada, incorporando nuevas herramientas de evaluación, sin olvidar la calidad de vida, la adherencia terapéutica y la importancia de la investigación, que nos permiten profundizar en los parámetros nutricionales del futuro. Sin duda, su conocimiento nos ayuda a mejorar la caracterización, contribuyendo a crear un cuerpo de doctrina como hace este excelente libro.

Como beneficiarios del conocimiento que atesora esta obra, queremos agradecer a todos los autores y a los coordinadores su rigor en el desarrollo de la misma. Se trata de un texto que recoge ciencia y experiencia, análisis crítico y que desarrolla una excelente actualización, con visión de futuro, que sin duda nos ayudará a seguir luchando en nuestro día a día para contra la Desnutrición Relacionada con la Enfermedad, permitiéndonos identificar a los pacientes en riesgo de desnutrición y desnutridos, cuestión esencial en el adecuado abordaje de la misma, en el que el desarrollo de la Nutrición Clínica se erige como uno de los pilares esenciales de la asistencia sanitaria.

La mejor forma de agradecer el esfuerzo, la ilusión, dedicación y cariño con el que se ha ejecutado este excelente libro es leerlo. Se lo recomendamos para que disfruten tanto como lo hemos hecho nosotros. En definitiva, un excelente regalo para los clínicos.

Julia Álvarez Hernández
Presidente de la Sociedad Española
de Nutrición Clínica y Metabolismo (SENPE)

Javier Escalada San Martín
Presidente de la Sociedad Española
de Endocrinología y Nutrición (SEEN)

Prefacio

Este libro es una pieza más dentro la propuesta formativa del Área de Nutrición de la Sociedad Española de Endocrinología y Nutrición (SEEN), que aborda un nuevo enfoque avanzado en el campo de la Nutrición Clínica: la valoración integral del estado nutricional del paciente. Presentamos una actualización de las técnicas clásicas y las emergentes (ya presentes en muchos servicios), que nos va a permitir profundizar en el conocimiento de la función y de la composición corporal en la Desnutrición Relacionada con la Enfermedad (DRE).

La valoración del estado nutricional ha sufrido un auténtico "tsunami" en los dos o tres últimos años. Hemos pasado en poco tiempo de navegar en las tranquilas aguas de los cambios en el peso corporal, en el IMC (Índice de Masa Corporal) y otras medidas antropométricas, parámetros bioquímicos o valoraciones más o menos precisas de la ingesta a la incorporación de parámetros avanzados de composición corporal, como la impedanciometría, con la determinación y la utilización clínica de los parámetros eléctricos Resistencia (R), Reactancia (X_0) y Ángulo de Fase, además de la representación gráfica (Biva®), y el nuevo concepto de ecografía nutricional®, que integra la valoración del músculo y de la grasa con estimación tanto cuantitativa como cualitativa. Así mismo, nos centramos en la incorporación de la dinamometría o los tests funcionales a la valoración integral de nuestros pacientes. Todo ello ofrece un ámbito de desarrollo profesional mucho más preciso que el que usábamos previamente.

Las mediciones con datos objetivos sobre parámetros morfológicos y funcionales nos va a permitir establecer un vínculo más directo con las consecuencias clínicas de los cambios en el estado nutricional (morbimortalidad y complicaciones), avanzar en el conocimiento científico (puntos de corte, posibilidad de estandarizar y comparar) y adquirir niveles de evidencia y grados de recomendación suficientes que nos permitan su incorporación a la práctica clínica habitual.

A lo largo de tres bloques, repasaremos a fondo la DRE y el proceso de cribado, valoración, diagnóstico y codificación, así como el papel del diagnóstico morfofuncional del músculo. Avanzaremos en la valoración de la ingesta, en las medidas antropométricas y en las herramientas a implementar en la práctica clínica, como la valoración del estado de hidratación, la ecografía nutricional®, BIA y ángulo de fase, tomografía computarizada (TC), dinamometría, tests funcionales, adherencia nutricional y calidad de vida, ya que cada uno de estos parámetros tiene una serie de utilidades y limitaciones que es importante conocer para evaluar su capacidad de diagnosticar la DRE, entidad que sigue siendo un reto para el sistema sanitario por su alta prevalencia y por las graves consecuencias sobre la salud y la calidad de vida de los pacientes.

Cada vez somos más los especialistas que compartimos la importancia de la introducción en nuestra práctica clínica habitual de estos parámetros de nutrición y función avanzada, dentro del concepto de "Valoración Morfofuncional", que integra las herramientas que hemos descrito, además de factibilidad de su uso en la práctica clínica. Para ello hemos puesto en marcha un estudio realizado con metodología Delphi, que describimos también aquí para valorar tanto el conocimiento de las técnicas como la posibilidad de su uso.

Estamos convencidos de que esta nueva visión global de la nutrición clínica, que integra los diferentes aspectos de la composición y función del organismo, nos va a ayudar a establecer un diagnóstico más preciso de la situación nutricional del paciente y desarrollar un plan terapéutico individualizado.

Los Coordinadores

Presentación

"La necesidad del cambio de paradigma"

José Manuel García Almeida, Cristina García-García y Diego Bellido Guerrero

La **Nutrición Clínica** abarca una amplia área de trabajo donde se mezcla la gravedad del paciente con las situaciones clínicas amenazantes y la necesidad del soporte y la recuperación nutricional como una parte complementaria del tratamiento médico principal. En Nutrición Clínica se necesitan tratamientos basados en la evidencia que ayuden a mejorar la evolución clínica y el pronóstico de los pacientes.

En el día a día de la actividad clínica en nutrición, tanto en la consulta ambulatoria como en la hospitalización, es necesario realizar la valoración de la situación nutricional del paciente con una serie de herramientas clínicas que nos ayuden a fenotipar de forma adecuada el riesgo de desnutrición. Muchas de estas, como la evaluación de la pérdida de peso, son parámetros globales, que, si bien son válidos para definir el problema de forma poblacional, no consiguen individualizar de forma precisa la pérdida de masa libre de grasa y celular. El aumento de volumen extracelular y el exceso de grasa pueden enmascarar la disminución de la masa celular, que es el principal riesgo asociado a la desnutrición. De la misma manera, el índice de masa corporal (IMC), que se encuentra incluido en todos los sistemas de cribado y diagnóstico de desnutrición, tiene una sensibilidad inaceptable para ser un parámetro guía en este proceso de diagnóstico.

Las guías clínicas apoyan la necesidad de hacer un diagnóstico fenotípico que ayude a establecer el riesgo real de desnutrición del paciente. En este punto surge la necesidad buscar un diagnóstico preciso de la afectación de la masa celular activa del paciente con factores pronósticos, y avanzar sobre las limitaciones de las herramientas de valoración nutricional actuales. Es necesario incorporar aspectos de la composición corporal (masa muscular, masa libre de grasa, etc.) como diagnóstico del déficit nutricional a través de la composición corporal no sólo en el área de la investigación, sino también en la práctica clínica.

Desde el punto de vista clínico, las herramientas que tenemos son limitadas y en teoría, las bases científicas para aplicar técnicas más especializadas precisas están fuera del alcance del día a día para la toma de decisiones clínicas (DXA, TC). Es aquí donde los expertos en nutrición precisan generar una serie de técnicas clínicas avanzadas que, incorporándolas a la evaluación general de la desnutrición, nos permitan realizar una **valoración morfofuncional**.

El concepto de **valoración morfofuncional** agrupa una serie de medidas diagnósticas con valor pronóstico intrínseco, por lo tanto, son capaces de aportar una valoración nutricional más especializada dirigida a las características individuales de cada paciente, a las necesidades, a los déficits, a la afectación individual de cada paciente, y desde el punto de vista morfológico, es decir, su composición corporal y su ámbito funcional. Se trata de un tándem "composición" y "función", que no debería separarse. El déficit de masa muscular se asocia a una deficiencia en el funcionalismo, en la fuerza. La medición o determinación de estos parámetros es necesaria para completar los índices diagnósticos y pronósticos. Por lo tanto, la valoración morfofuncional engloba una serie de técnicas avanzadas de valoración clínica que incluyen todos estos factores que pueden ayudarnos a individualizar en cada paciente el diagnóstico de desnutrición en los cambios de la composición y de la función.

Los conceptos fundamentales de la valoración morfofuncional abarcan la necesidad de tener acceso a herramientas diagnósticas de valoración de la composición y función corporal que individualicen al paciente, que ayuden a vencer las limitaciones de las herramientas de valoración nutricional actuales y que puedan aplicarse de "forma rutinaria" a la práctica clínica (Fig. P-1).

El objetivo de este avance sería buscar un diagnóstico morfofuncional que se pueda aplicar a la práctica clínica diaria y que tenga características científicas, que sea válido, reproducible. La herramienta avanzada más instaurada es la bioimpedancia vectorial (BIVA), ya que se utiliza en muchos campos como la obesidad, pero en realidad no se ha podido incorporar de una manera clara por las limitaciones propias debidas a la apli-

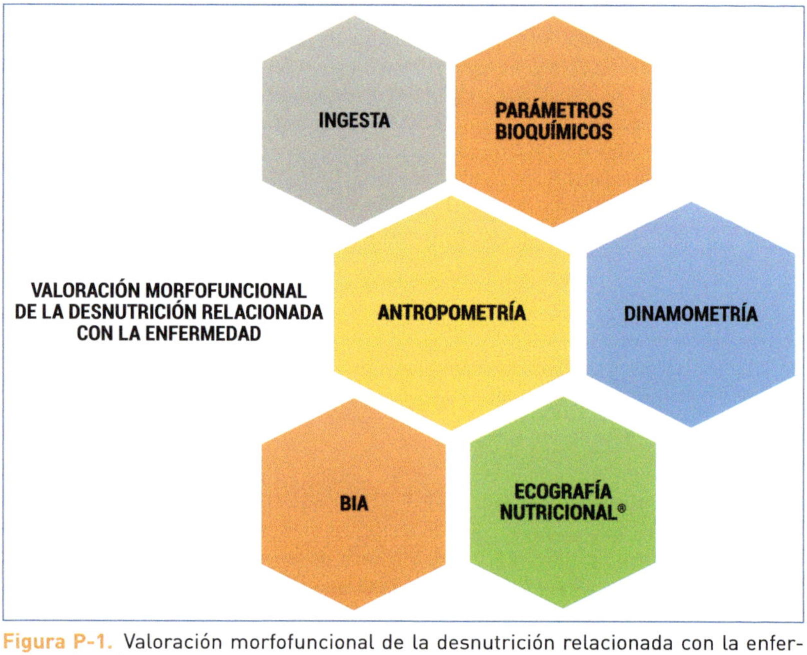

Figura P-1. Valoración morfofuncional de la desnutrición relacionada con la enfermedad (DRE).

cación de ecuaciones de regresión que inducen errores en pacientes con desnutrición e inflamación. La incorporación de medidas bioeléctricas puras, como el ángulo de fase, la resistencia y la masa celular corporal (BCM) son el gran avance, ya que tienen relación con el diagnóstico de la cantidad y calidad celular, y también con los factores pronósticos de mortalidad, de complicaciones, etc. La BIVA aporta información sobre la valoración de la situación nutricional y también sobre los conceptos de situación de hiperhidratación e inflamación.

La necesidad de herramientas morfológicas puras aplicables a la práctica clínica nos llevó a la introducción del ultrasonido. La ecografía se incorporó como una técnica de exploración clínica avanzada, más que una prueba diagnóstica, que se puede llevar a cabo en la práctica habitual en diferentes escenarios, tanto en la consulta como en la planta de hospitalización, y ofrece una imagen de la composición corporal, evaluando masa muscular y tejido adiposo. Esta visión completa integra una visión cuantitativa y cualitativa y permite individualizar en cada paciente el diagnóstico y los cambios evolutivos. Es la técnica que mayor interés tiene actualmente en el área de desarrollo de la nutrición, y en la que un mayor grupo de especialistas se vuelcan en aprenderla para ponerla en práctica.

La integración de la interpretación de las técnicas es uno de los aspectos más interesantes, ya que existe una fuerte correlación entre los parámetros que se definen por BIVA y por ecografía u otras técnicas de imagen, a la vez que con los datos funcionales de dinamometría y test funcionales. Esto hace que la valoración morfofuncional como conjunto de datos que describen los cambios morfológicos y funcionales de los pacientes sea una herramienta con muchas posibilidades de fenotipar de una manera concreta las características del paciente y, por tanto, individualizar los diagnósticos y los factores pronósticos que lo asocien. Desde el punto de vista clínico, la característica fundamental es que nos permite individualizar y establecer una pauta terapéutica para el paciente en concreto en base al grado de afectación celular, al cálculo de requerimientos y a los factores pronósticos principales.

Todas estas técnicas necesitan desarrollarse de manera conjunta, equilibrada y ponderada, realizando una validación técnica para obtener unos puntos de referencia poblacionales, puntos de corte en diferentes patologías y limitaciones para incorporarlos a las guías de diagnóstico y codificación de la desnutrición. Existen diferentes limitaciones de estas técnicas en la práctica clínica que pueden suponer una oportunidad para crear proyectos de investigación vinculados a la utilización de las técnicas de valoración morfofuncional.

Es llamativo que en las publicaciones de estudios de intervención multicéntricos de supervivencia o mortalidad el objetivo principal que evalúa la eficacia del tratamiento suele ser la ganancia de peso, siendo este un factor muy vulnerable a interferencias, como los cambios de hidratación. En realidad, no mide el cambio de la masa celular, sino el aumento del peso que puede depender de la masa muscular o de la masa grasa o de cambios subrogados de inflamación, como la albúmina. Esto hace que la experimentación previa en nutrición tenga bastantes limitaciones para demostrar la eficacia del soporte nutricional, ya que se basan en mediciones de cambios derivados de factores que realmente no diagnostican y pronostican la situación del paciente. La incorporación de la valoración morfofuncional en los proyectos de investigación –en ensayos clínicos aleatorizados en los programas de intervención– va a permitir conocer cuál es el papel que tiene la nutrición cuando existen cambios de nutrición y pronóstico.

Esta conceptualización surge en el seno de un grupo de especialistas del Área de Endocrinología y Nutrición, donde, desde el año 2018, se ha tratado de generar evidencia y de apoyar la aplicación práctica de el desarrollo de estas técnicas, de su implementación en la práctica clínica, y de su validación a través del establecimiento de estándares de aplicación. Desde entonces, poco a poco, se han ido incorporando adeptos al "club morfofuncional", poniendo en valor el análisis profundo de la composición corporal y de la función.

En el año 2015 se comenzó a implementar con fuerza la técnica de bioimpedancia vectorial con datos bioeléctricos "puros" y esto ha permitido reflexionar sobre los parámetros que analiza una bioimpedancia clásica frente a nuevos parámetros cualitativos (resistencia, reactancia, vector, ángulo de fase y BCM) que no son dependientes de fórmulas de regresión, sino de datos bioeléctricos, traduciéndose esta técnica en un concepto denominado "**el electrocardiograma de la célula**" o "el electro de la nutrición". Paralelamente, la ecografía nutricional® podría considerarse el "**fonendo de la nutrición**".

En definitiva, **la valoración morfofuncional** es un conjunto de técnicas dirigidas a la evaluación de la composición y de la función corporal que profundiza en el análisis cuantitativo y cualitativo, y aporta valor pronóstico y diagnóstico en las situaciones clínicas de sobre e infranutrición. Además, permite ir más allá de los parámetros hasta ahora utilizados en la valoración nutricional porque consigue una mayor exactitud en la evaluación de la situación clínica del paciente para poder llevar a cabo una terapia personalizada y una monitorización más precisa de los cambios. De este modo, ayuda en las dificultades que se presentan para tomar decisiones clínicas.

Si lo trasladamos a la práctica, no gustaría cerrar este apartado con un ejemplo de un paciente habitual de las consultas de nutrición. "Antonio" ha sido diagnosticado de un cáncer de esófago hace un mes, ha perdido 3 kilos, tiene un IMC de 25 kg/m^2, con una limitación importante en la ingesta y un valor de albúmina bajo (3,2 g/L). Realmente son datos generales que no aportan información de la composición corporal como puede hacerlo la valoración morfofuncional. Si añadimos las técnicas emergentes, vemos que este mismo paciente tiene un ángulo de fase de 3,8° (factor pronóstico muy adverso de su situación), un grado de hidratación del 86% (refleja un edema oculto), que tiene un aumento de masa grasa, pero ha perdido masa celular (con una BCM de 11,3 kg/m, siendo un valor bajo) y que además en la ecografía nutricional® se aprecia un músculo con muy poco tono (área del recto femoral de 2,13 cm^2, es decir, un área disminuida, y un aumento de la grasa visceral preperitoneal con un valor de 1,2 cm). En definitiva, con la valoración morfofuncional vemos que este paciente presenta una desnutrición oculta con los peores factores adversos (afectación de la masa libra de grasa a través de la expresión del músculo, también a través de la expresión de la celularidad con una BCM, y del componente del tejido adiposo, que no solo juega el papel del déficit en la desnutrición calórica, sino que también el exceso se convierte en un efecto pronóstico negativo cuando esta grasa se presenta a nivel visceral en lugar de a nivel subcutáneo). Por tanto, un músculo descendido en tamaño, disfuncional, con baja capacidad de contracción, unido a una BCM bajo, a un ángulo de fase también con un valor bajo, y un aumento de la grasa preperitoneal, es una situación clínica de mal pronóstico y con previsible aumento del riesgo de complicaciones frente a una valoración previa del paciente con un IMC de 25 kg/m^2 y una albúmina de 3,2 g/L. Sin duda, la valoración morfofuncional aporta un valor añadido en nuestra práctica clínica y tenemos ante nosotros la necesidad de un cambio de paradigma en Nutrición Clínica.

Índice de contenidos

CONCEPTOS GENERALES DE LA DESNUTRICIÓN RELACIONADA CON LA ENFERMEDAD

I

Desnutrición relacionada con la enfermedad

1

Lourdes García Blasco y Francisco Botella Romero

INTRODUCCIÓN

La desnutrición es la situación clínica provocada por un déficit de nutrientes que conlleva cambios en la composición corporal de quien la padece, afectando a la función de tejidos y órganos, lo que repercute negativamente en la evolución clínica. Son varios los motivos que pueden causar ese déficit de nutrientes: ingesta inadecuada y aumento de las pérdidas o requerimientos en situaciones agudas y crónicas, asociadas o no a enfermedad.

La desnutrición se puede clasificar, según el tipo de déficit, en desnutrición calórica (marasmo), desnutrición proteica (*kwashiorkor*), desnutrición mixta (kwashiorkor marasmático), estados carenciales por deficiencia aislada de algún nutriente y desnutrición oculta debida a carencias nutricionales detrás de un cuerpo "normal". Si atendemos al origen de la desnutrición, podemos hablar de desnutrición por ayuno debida a la ingesta reducida de alimentos, de forma voluntaria o no, y desnutrición relacionada con la enfermedad (DRE), término que fue acuñado en 2010 cuando se remarcó la importancia de la inflamación.[1]

DESNUTRICIÓN E INFLAMACIÓN

Los efectos metabólicos de la inflamación sobre el estado nutricional son diversos. Algunos de ellos son el aumento de la resistencia a la insulina o la reducción del apetito. De hecho, independientemente de la enfermedad subyacente, se cree que la inflamación es un factor clave en la anorexia relacionada con la enfermedad, la reducción de la ingesta de alimentos y el catabolismo muscular.

Por otra parte, los requerimientos de nutrientes están alterados en el medio inflamatorio, aumentando las necesidades energéticas y proteicas. La presencia de inflamación a menudo limita la eficacia de las intervenciones nutricionales y, a su vez, la DRE puede comprometer los resultados clínicos de diversos tratamientos médicos y/o quirúrgicos (Fig. 1-1). Estas circunstancias pueden explicar, en buena parte, el peor pronóstico, las estancias hospitalarias más prolongadas, la peor calidad de vida y el aumento de la mortalidad en los pacientes.[2]

Cuando hay inflamación es importante aclarar el grado (leve, moderada o grave) y si es transitoria o mantenida. En la DRE asociada a situaciones agudas, el grado

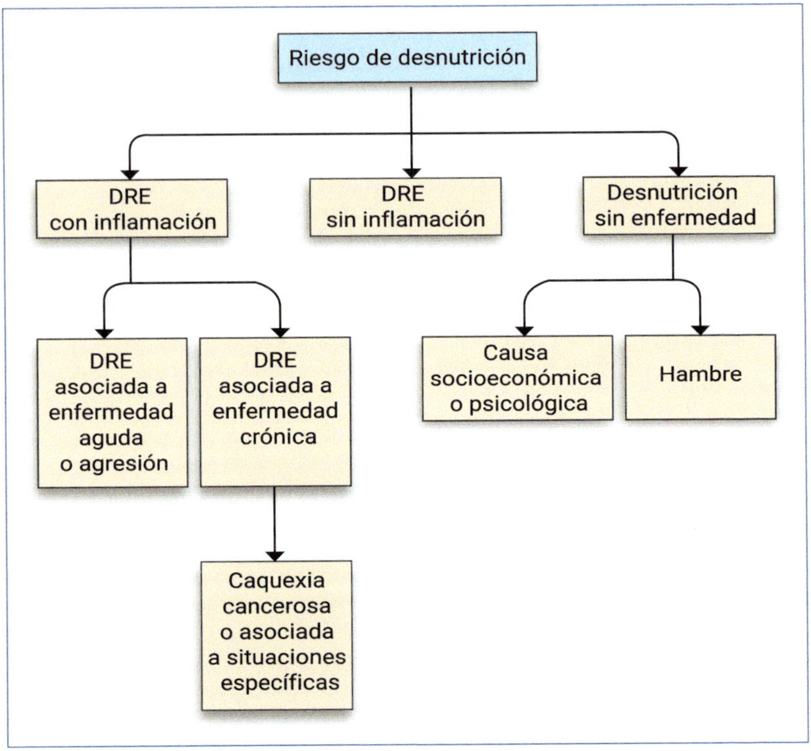

Figura 1-1. Clasificación de la desnutrición (modificado de Cederholm T, Barazzoni R, Austin P, Ballmer P, Biolo G, Bischoff SC, *et al.* ESPEN guidelines on definitions and terminology of clinical nutrition. Clin Nutr. 2017 Feb;36(1):49-64).[3]
DRE: desnutrición relacionada con la enfermedad.

de inflamación es grave, mientras que en la DRE asociada a enfermedad crónica, el grado suele ser leve o moderado. En ambos casos, la pérdida de masa muscular es mayor comparada con la desnutrición de la inanición, en la que no hay inflamación subyacente.[1]

LA DESNUTRICIÓN RELACIONADA CON LA ENFERMEDAD "SALE DEL ARMARIO"[4]

En el año 1987 se estandarizó la Valoración Subjetiva Global (VSG) como *screening* de la desnutrición, lo que nos permitió introducir el concepto de la valoración del estado nutricional dentro de la práctica médica habitual. Se hace énfasis en que figure en las historias clínicas la pérdida de peso, la ingesta insuficiente, la pérdida de masa muscular y tejido adiposo, y la capacidad funcional para predecir la morbimortalidad.[5]

La DRE es mucho más frecuente durante la hospitalización que en la vida en la comunidad. Hay muchas razones detrás de la desnutrición hospitalaria, entre ellas, la propia enfermedad, ciertos procedimientos diagnósticos y terapéuticos, el poco conocimiento e interés en el estado nutricional de los pacientes por el personal sanitario y la falta de estrategias para evitar períodos de ayuno. Es decir, que queda claro que el primer paso en la prevención y el tratamiento de pacientes desnutridos, y en riesgo de desnutrición, es el uso de herramientas de detección.[6]

El estudio de prevalencia de la desnutrición hospitalaria y costes asociados en España (PREDyCES) es un estudio transversal, observacional y multicéntrico, que se realizó en condiciones de práctica clínica habitual. Incluyó a 1.707 pacientes de 31 hospitales españoles y nos mostró la magnitud de la desnutrición hospitalaria. El 23% de los pacientes estaban desnutridos en el ingreso, siendo la prevalencia mayor según la edad y en los servicios médicos que en los quirúrgicos. Los datos más preocupantes eran que el 9,6% de los pacientes que no mostraron riesgo nutricional en el ingreso, desarrollaron desnutrición durante la hospitalización y que el 72% de los pacientes que estaban desnutridos en el ingreso, seguían desnutridos en el alta (Fig. 1-2).[5]

CONSECUENCIAS DE LA DESNUTRICIÓN

Los efectos de la DRE son muchos y afectan desde la calidad de vida del paciente hasta la mortalidad. Una consecuencia conocida de la desnutrición es la disfunción del músculo, que se refleja por una disminución de la fuerza prensora. Esta es un buen marcador de complicaciones postoperatorias inmediatas, de complicaciones mayores a largo plazo (por ejemplo, en pacientes cirróticos ambulatorios) y también de la pérdida del estado funcional en pacientes hospitalizados. En conclusión, la desnutrición se asocia con disminución de la función muscular y deterioro del estado funcional.[6-8]

Por otra parte, la cicatrización de las heridas se ve afectada en pacientes quirúrgicos desnutridos, por lo que el estado nutricional afecta significativamente a la recuperación después una cirugía o un traumatismo. Los estudios han demostrado que la proliferación de los fibroblastos, la síntesis de colágeno y la neoangiogénesis se reducen en situaciones de desnutrición.[9]

Así mismo, el grado de desnutrición se correlaciona con el riesgo de enfermedades infecciosas y otras complicaciones posquirúrgicas no infecciosas.[10] Además, los pacientes oncológicos con pérdida de peso tienen peores resultados al recibir quimioterapia en el cáncer gastrointestinal. Los pacientes desnutridos con enfermedad pulmonar obstructiva crónica (EPOC) tienen peor pronóstico que los pacientes bien nutridos. La desnutrición también está asociada con peores resultados en pacientes con enfermedades cardiovasculares, gastrointestinales o cerebrovasculares.[11,12]

Se ha demostrado que existe una estrecha relación entre la desnutrición y el aumento de la mortalidad en pacientes con enfermedades crónicas, pero también los pacientes desnutridos ingresados en unidades de cuidados intensivos tienen peor pronóstico y supervivencia.[13,14] El índice de masa corporal (IMC) bajo es un predictor independiente de reducción de la supervivencia en ancianos hospitalizados. En resumen, la desnutrición se asocia con peores resultados en enfermedades agudas y crónicas.

Prevalencia de desnutrición en su hospital

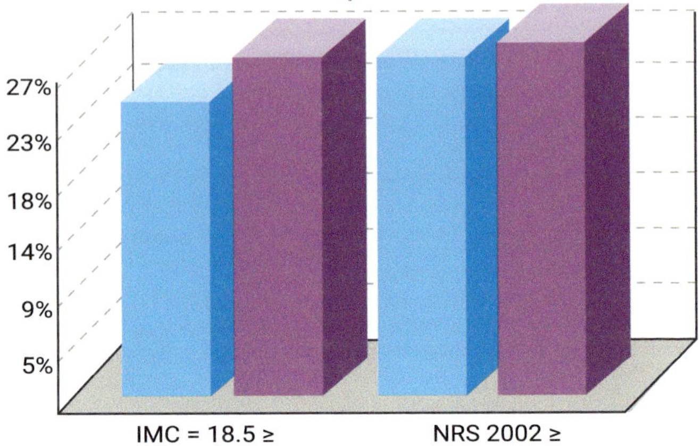

	IMC = 18.5 ≥	NRS 2002 ≥
Ingreso	23%	26%
Alta	26%	27%

Evolución de la desnutrición durante el ingreso

Al ingreso estaban		***Y de ellos, al alta estaban***		
745 Pacientes 74,5%	Sin desnutrición	89%	Sin desnutrición	A
		11%	Con desnutrición	B
255 Pacientes 25,5%	Con desnutrición	26%	Sin desnutrición	C
		74%	Con desnutrición	D

Figura 1-2. Prevalencia de desnutrición en el Hospital General Universitario de Albacete durante el estudio PREDyCES y evolución durante el ingreso de los pacientes (datos propios).

IMPACTO ECONÓMICO DE LA DESNUTRICIÓN RELACIONADA CON LA ENFERMEDAD

Debido al aumento de la morbilidad de los enfermos desnutridos, la duración del tratamiento se prolonga y la estancia hospitalaria media aumenta. En la mayoría de los estudios se ha visto que la morbilidad aumenta en un 40-70% de los pacientes desnutridos. Sin embargo, cuando la desnutrición se clasifica en subcategorías (leve, moderada y grave), la prolongación de la estancia hospitalaria se vuelve aún más marcada. En un estudio se observó que en los pacientes gravemente desnutridos aumentaba cinco veces la estancia hospitalaria en comparación con los enfermos bien nutridos.[15]

Los primeros estudios económicos realizados en España en el campo de la nutrición clínica ya demostraron que el coste promedio de los pacientes que ingresan con desnutrición era un 50% mayor que el de los que presentan buen estado nutricional. Sin embargo, los costes asociados a la alimentación eran muy bajos en proporción al aumento del gasto total.[16] De este estudio, realizado en un solo centro, surgió posteriormente el estudio PREDyCES, donde se demostró que la desnutrición aumentaba la estancia hospitalaria y el coste. Las diferencias en estancia hospitalaria se traducen en mayores costes asociados con pacientes desnutridos al ingreso (8.207 € en pacientes desnutridos al ingreso frente a 6.798 € en pacientes no desnutridos al ingreso; $p < 0,05$), con una diferencia media de 1.409 € ($p = 0,015$). La diferencia más destacada se observó entre los pacientes que no presentan desnutrición en ningún momento y los que no estaban desnutridos en el ingreso, pero estaban desnutridos al alta (6.408 € frente a 12.237 €; $p < 0,001$).[7] Los estudios más recientes siguen poniendo de manifiesto que la DRE ejerce un impacto claro en el coste de la atención hospitalaria, particularmente, en pacientes desnutridos que no mejoran su estado nutricional durante su estancia en el hospital.[17] También se ha demostrado que la probabilidad de reingresos en los desnutridos es dos veces mayor que en normonutridos y que, además, este segundo ingreso tiene mayor coste.[18]

NUEVAS PERSPECTIVAS

En el momento actual, con la irrupción del *big data* y la inteligencia artificial aplicada, la forma de generar conocimiento ha cambiado gracias a la coincidencia de dos fenómenos: la acumulación exponencial de datos y la capacidad de computación para procesarlos. Por su volumen y disponibilidad, la historia clínica electrónica es la mayor fuente de *big data* en sanidad hoy en día, y ha permitido generar algoritmos de decisión que integran datos clínicos y/o bioquímicos sin aumentar el consumo de recursos ni de tiempo. Estas novedosas formas de análisis también ponen de manifiesto que las personas desnutridas se mueren el doble que las no desnutridas y que la estancia media es tres días superior a la media.[19]

Con este nuevo paradigma, en la valoración nutricional se va restando importancia a algunos de los parámetros clásicos, como la valoración de las proteínas plasmáticas para identificar la malnutrición, debido a que estos biomarcadores están expuestos a muchas interferencias por los procesos inflamatorios, al actuar como reactantes de fase aguda. De la misma manera, la albúmina, que es la principal proteína visceral y el marcador más fiable, dada su alta correlación con la morbilidad y mortalidad en diferentes situaciones clínicas, va perdiendo su papel como indicador nutricional.[20]

En este contexto, el músculo irrumpe en la valoración nutricional de la desnutrición tanto en cantidad (masa muscular) como en funcionalidad. Los nuevos dispositivos, como la bioimpedancia, abren un abanico de posibilidades para medir la composición corporal y el control de los fluidos corporales. La medida del ángulo de fase ha demostrado ser útil como marcador de estado nutricional específico, indicador de pronóstico nutricional, y de riesgo de morbilidad y mortalidad. El uso de la ecografía para el estudio morfológico de la cantidad y la calidad de la masa muscular nos permite valorar la arquitectura muscular y el tejido adiposo subcutáneo. La tomografía computarizada (TC) y la resonancia magnética (RM) también son técnicas en auge dentro de la valoración del músculo. Por último, la evaluación funcional es siempre necesaria, no solo para el diagnóstico nutricional, sino también para evaluar cambios funcionales, que muchas veces preceden a los cambios morfológicos. Existen varias pruebas, como el test "timed up and go" o el test de la velocidad de la marcha, que, junto con la evaluación de la fuerza muscular mediante la dinamometría, complementan la valoración del estado nutricional.[21]

GENERANDO EVIDENCIAS

Las repercusiones clínicas de la detección y tratamiento de la desnutrición son evidentes. *The Effect of early nutritional support on Frailty, Functional Outcomes, and Recovery of malnourished medical inpatients Trial* (EFFORT)[22] es un ensayo clínico aleatorizado, en el que participaron más de 2.000 pacientes, que ha puesto de manifiesto que el tratamiento nutricional intensivo durante la hospitalización permite una reducción del 21% de los efectos adversos graves durante el ingreso, que incluyen mortalidad, ingreso en la unidad de cuidados intensivos, reingresos a los 30 días, complicaciones mayores y deterioro funcional (odds ratio [OR] ajustada 0,79 [IC 95%: 0,64-0,97]; p = 0,023), así como una disminución del 35% en la mortalidad (OR 0,65 [0,47-0,91]; p = 0,011). Por ello, la detección de DRE y su abordaje adecuado se plantea cada vez más como algo muy necesario en nuestros hospitales. Son muchas las guías clínicas o metanálisis que respaldan la pertinencia de la terapia médica nutricional.[23-26]

Un dato clave en la terapia médica nutricional dirigida a mejorar el estado nutricional, la inflamación y la funcionalidad muscular, es que vaya unida, en la medida de lo posible, al ejercicio físico para conseguir la competencia anabólica, definida como ese estado que apoya de manera óptima la síntesis proteica y la masa muscular, aspectos globales de la función de órganos y músculos, así como de la respuesta inmune.[27]

Todavía quedan barreras en el camino; una de ellas es el desarrollo de las Unidades de Nutrición Clínica (UNC) con el correspondiente personal y medios,[28] así como barreras legales y de tipo político-administrativo,[29] a pesar de quedar completamente demostrado que la UNC añade calidad a los Grupos Relacionados por el Diagnóstico (GRD), incrementando el peso del "*case mix*" (lo que hace al hospital más eficiente) y, finalmente, mejora los resultados de salud globales del hospital.[30,31]

CONCLUSIONES

- La desnutrición relacionada con enfermedad (DRE), es un déficit de nutrientes agravado por la presencia, en mayor o menor grado, de inflamación.
- La DRE, en cualquier escenario clínico, afecta negativamente a la morbimortalidad, al incremento de los días de estancia hospitalaria y al gasto sanitario.
- El screening universal de la DRE, y la confirmación del diagnóstico mediante criterios objetivos, deben formar parte de la práctica hospitalaria habitual.
- La terapia médica nutricional durante la hospitalización permite una reducción de los efectos adversos graves (mortalidad, ingreso en UCI, reingresos, complicaciones mayores y deterioro funcional).

REFERENCIAS BIBLIOGRÁFICAS

1. Jensen GL, Mirtallo J, Compher C, Dhaliwal R, Forbes A, Grijalba RF, Hardy G, Kondrup J, Labadarios D, Nyulasi I, Castillo Pineda JC, Waitzberg D; International Consensus Guideline Committee. Adult starvation and disease-related malnutrition: a proposal for etiology-based diagnosis in the clinical practice setting from the International Consensus Guideline Committee. JPEN J Parenter Enteral Nutr. 2010;34(2): 156-9.
2. Merker M, Felder M, Gueissaz L, Bolliger R, Tribolet P, Kägi-Braun N, *et al.* Association of Baseline Inflammation With Effectiveness of Nutritional Support Among Patients With Disease-Related Malnutrition: A Secondary Analysis of a Randomized Clinical Trial. JAMA Netw Open. 2020 Mar 2;3(3):e200663.
3. Cederholm T, Barazzoni R, Austin P, Ballmer P, Biolo G, Bischoff SC, *et al.* ESPEN guidelines on definitions and terminology of clinical nutrition. Clin Nutr. 2017;36(1):49-64.
4. Butterworth CE. The skeleton in the hospital closet. 1974. Nutrition. 1994;10(5):435-41; discussion 435, 441.
5. Detsky AS, McLaughlin JR, Baker JP, Johnston N, Whittaker S, Mendelson RA, *et al.* What is subjective global assessment of nutritional status? JPEN J Parenter Enteral Nutr. 1987;11(1):8-13.
6. Sorensen J, Kondrup J, Prokopowicz J, Schiesser M, Krähenbühl L, Meier R, Liberda M, EuroOOPS study group. EuroOOPS: An international, multicentre study to implement nutritional risk screening and evaluate clinical outcome. Clin Nutr. 2008;27: 340-9.
7. Álvarez-Hernández J, Planas Vila M, León-Sanz M, García de Lorenzo A, Celaya-Pérez S, García-Lorda P, Araujo K, Sarto Guerri B; PREDyCES researchers. Prevalence and costs of malnutrition in hospitalized patients; the PREDyCES Study. Nutr Hosp. 2012;27(4):1049-59.
8. Norman K, Pichard C, Lochs H, Pirlich M. Prognostic impact of disease-related malnutrition. Clin Nutr. 2008 Feb;27(1):5-15.
9. Waldorf H, Fewkes J. Wound healing. Adv Dermatol. 1995;10:77-96.
10. Mullen JL, Gertner MH, Buzby GP, Goodhart GL, Rosato EF. Implications of malnutrition in the surgical patient. Arch Surg. 1979;114:121-5.
11. Naber TH, Schermer T, de Bree A, Nusteling K, Eggink L, Kruimel JW, *et al.* Prevalence of malnutrition in nonsurgical hospitalized patients and its association with disease complications. Am J Clin Nutr. 1997;66:1232-9.
12. Edington J, Winter PD, Coles SJ, Gale CR, Martyn CN. Outcomes of undernutrition in patients in the community with cancer or cardiovascular disease. Proc Nutr Soc. 1999;58:655-61.
13. Alberino F, Gatta A, Amodio P, Merkel C, Di Pascoli L, Boffo G, *et al.* Nutrition and survival in patients with liver cirrhosis. Nutrition. 2001;17:445-50.
14. Giner M, Laviano A, Meguid MM, Gleason JR. In 1995 a correlation between malnutrition and poor outcome in critically ill patients still exists. Nutrition. 1996;12:23-9.
15. Kyle UG, Schneider SM, Pirlich M, Lochs H, Hebuterne X, Pichard C. Does nutritional risk, as assessed by Nutritional Risk Index, increase during hospital stay? A multinational population-based study. Clin Nutr. 2005;24:516-24.
16. Pérez de la Cruz A, Lobo Támer G, Orduña Espinosa R, Mellado Pastor C, Aguayo de Hoyos E, Ruiz López MD. Desnutrición en pacientes hospitalizados: prevalencia e impacto económico. Med Clin. 2004;123: 201-6.
17. Gastalver-Martín C, Alarcón-Payer C, León-Sanz M. Individualized measurement of disease-related malnutrition's costs. Clin Nutr. 2015;34(5):951-5.
18. Torres Torres B, Ballesteros Pomar MD, García Calvo S, Castro Lozano MÁ, De la Fuente Salvador B, Izaola Jaúregui O, *et al.* Repercusiones clínicas y económicas de la desnutrición relacionada con la enfermedad en un servicio quirúrgico. Nutr Hosp. 2018;35(2):384-91.
19. Ballesteros Pomar MD, Pintor de la Maza B, Barajas Galindo D, Cano Rodríguez I. Searching for disease-related malnutrition using Big Data tools. Endocrinol Diabetes Nutr (Engl Ed.). 2020;67(4):224-7.
20. Kim MR, Kim AS, Choi HI, Jung JH, Park JY, Ko HJ. Inflammatory markers for predicting overall survival in gastric cancer patients: A systematic review and meta-analysis. PloS One. 2020;15(7):e0236445.
21. García Almeida JM, García-Garcia C, Vegas Aguilar IM, Bellido Castañeda V, Bellido Guerrero D. Morphofunctional assessment of patient´s nutritional status: a global approach. Nutr Hosp. 2021;38(3):592-600.
22. Schuetz P, Fehr R, Baechli V, Geiser M, Deiss M, Gomes F, *et al.* Individualised nutritional support in medical inpatients at nutritional risk: A randomised clinical trial. Lancet. 2019;393:2312-2.

23. National Collaborating Centre for Acute Care (UK). Nutrition Support for Adults: Oral Nutrition Support, Enteral Tube Feeding and Parenteral Nutrition. London: National Collaborating Centre for Acute Care (UK), 2006.
24. Gomes F, Schuetz P, Bounoure L, Austin P, Ballesteros-Pomar M, Cederholm T, *et al.* ESPEN guidelines on nutritional support for polymorbid internal medicine patients. Clin Nutr. 2018;37(1):336-53.
25. Elia M, Normand C, Norman K, Laviano A. A systematic review of the cost and cost effectiveness of using standard oral nutritional supplements in the hospital setting. Clin Nutr. 2016;35(2):370-80.
26. Elia M, Normand C, Laviano A, Norman K. A systematic review of the cost and cost effectiveness of using standard oral nutritional supplements in community and care home settings. Clin Nutr. 2016;35(1):125-37.
27. Reckman GAR, Gomes-Neto AW, Vonk RJ, Ottery FD, van der Schans CP, Navis GJ, *et al.* Anabolic competence: Assessment and integration of the multimodality interventional approach in disease-related malnutrition. Nutrition. 2019;65:179-84.
28. Paulsen MM, Varsi C, Paur I, Tangvik RJ, Andersen LF. Barriers and Facilitators for Implementing a Decision Support System to Prevent Disease-Related Malnutrition in a Hospital Setting: Qualitative Study. JMIR Form Res. 2019;3(2):e11890.
29. Peiró S, del Llano J, Gol J. Tratamiento de la DRE: situación de la regulación en el Sistema Nacional de Salud. Un estudio exploratorio mediante grupos focales. Nutrición Hospitalaria. 2020;37(6):1246-80.
30. Schueren MD Van Der, Elia M, Gramlich L, Johnson MP, Lim SL, Philipson T, *et al.* Clinical and economic outcomes of nutrition interventions across the continuum of care. Ann NY Acad Sci. 2014;1321:20-40.
31. Cennicola GD, Araújo WMC, de Brito-Ashurts I, Abreu HB, Akutsu RC. Protected time for nutrition support teams: What are the benefits? Clinical Nutrition ESPEN. 2016;16:36-41.

Herramientas de cribado de la desnutrición relacionada con la enfermedad clásicas, sarcopenia, fragilidad y 2.0

2

Emilia Cancer Minchot, Irene Gonzalo Montesinos y Soralla Civantos Modino

INTRODUCCIÓN

Las herramientas de cribado son claves para la detección precoz de la desnutrición relacionada con la enfermedad (DRE), de la sarcopenia y de la fragilidad clínica, de ahí la importancia de su conocimiento y puesta en práctica. El cribado debería ser de aplicación universal tanto a nivel ambulatorio, como en el ámbito hospitalario y en cualquier entorno socio-sanitario en el que haya población de riesgo. Diagnosticar precozmente la desnutrición, y la presencia de sarcopenia y/o de fragilidad resulta fundamental, ya que existen cada vez más pruebas de que las intervenciones terapéuticas específicas en cada caso influyen en la evolución de quien las padece.

A continuación, expondremos las principales herramientas de cribado y su aplicabilidad.

HERRAMIENTAS DE CRIBADO NUTRICIONAL "CLÁSICAS"

El cribado nutricional es la valoración inicial encaminada a identificar precozmente a los sujetos malnutridos o que se encuentran en riesgo nutricional para remitirlos a una valoración nutricional más específica y/o instaurar, si procede, un tratamiento nutricional.

Los métodos de cribado deben ser de aplicación universal, rápidos, sencillos, válidos, fiables, reproducibles, prácticos y asociados a protocolos específicos de actuación. Además, deben poderse realizar por personal no especializado.[1]

El cribado nutricional se debe realizar en las primeras 24-48 horas del ingreso hospitalario para detectar la desnutrición de forma precoz. Una vez detectados los pacientes en riesgo nutricional, debe establecerse un algoritmo de actuación para que sean sometidos a una valoración nutricional completa y a un plan terapéutico evaluable.[2]

No hay una herramienta *gold standard* para el diagnóstico nutricional. Cada centro debe utilizar el método de cribado que considere factible. Las variables mínimas de cribado deberían ser: índice de masa corporal (IMC), cambios involuntarios de peso (> 5% en 3 meses o > 10% en 6 meses) y modificaciones de la ingesta habitual en el último mes.[3]

Para la realización del cribado nutricional existen cuestionarios estructurados que se dividen en métodos de cribado clínicos, automatizados y mixtos:

- Métodos de cribado clínicos: incluyen datos subjetivos y objetivos (peso, talla, cambios en el peso, cambios en la ingesta, síntomas gastrointestinales, etc.). Algunos de estos métodos son los cuestionarios MUST (*Malnutrition Universal Screening Tool*)[3] y NRS 2002 (*Nutrition Risk Screening*).[4]

- Métodos de cribado automatizados: se basan en datos analíticos, pero también incorporan otros datos objetivos útiles para el cribado (diagnóstico, edad, duración y evolución del proceso, recursos aplicados, etc.) que estén disponibles en las bases de datos del sistema operativo del hospital. Uno de ellos es el CONUT (*CONtrolling NUTritional status*).[5]
- Métodos de cribado mixtos: como su nombre indica, incorporan ambos tipos de información, por ejemplo, el INFONUT.[6]

La ESPEN (Sociedad Europea de Nutrición Clínica y Metabolismo), ya en el año 2002,[1] definió los cuestionarios estructurados que recomendaban en cada escenario asistencial. Así, para el paciente adulto ambulatorio reconoció como método de cribado más adecuado el MUST (*Malnutrition Universal Screening Tool*),[3] para el paciente adulto hospitalizado el NRS-2002 (*Nutrition Risk Screening*)[4] y para el paciente anciano, el MNA-SF (*Mini Nutritional Assessment Short*).[7] Por otro lado, la ASPEN (Sociedad Americana de Nutrición Parenteral y Enteral), en el año 2011,[8] recomendaba distintos métodos de cribado para el paciente hospitalizado, como el SNAQ (*Short Nutritional Assessment Questionnaire*), el MUST (*Malnutrition Universal Screening Tool*),[3] el MNA-SF (*Mini Nutritional Assessment Short*),[7] el MST (*Malnutrition Screening Tool*)[9] o la VSG (Valoración Subjetiva Global), que, a su vez, se utiliza como herramienta de valoración nutricional.[8]

En las figuras 2-1,[3] 2-2,[4] 2-3,[7] 2-4,[9] 2-5[10] y 2-6[11] se exponen los principales cuestionarios de uso habitual en la práctica clínica.[12,13]

Por otro lado, debemos recordar que, siempre que sea posible, se debe determinar el peso, la talla y estimar el IMC, como parámetros antropométricos básicos. Así mismo, se debe interrogar sobre los cambios de peso en el tiempo, ya que la utilidad más importante del peso corporal como índice para determinar el estado nutricional radica en el cálculo de cambios recientes en el peso.[13,14]

Así mismo, en algunas patologías dentro de la valoración global del paciente no podemos olvidar realizar el cribado de la disfagia por su alta prevalencia y su importante repercusión en el estado nutricional y de hidratación. Para ello disponemos de la versión en español de la escala *Eating Assessment Tool* (EAT-10) (Fig. 2-7).[15]

HERRAMIENTRAS DE CRIBADO DE LA SARCOPENIA

La sarcopenia es un síndrome caracterizado por una disminución progresiva y generalizada de la masa y función muscular que conlleva un aumento del riesgo de resultados adversos, como son la discapacidad física, la mala calidad de vida e incluso la muerte.[16]

Esa pérdida de masa muscular esquelética está asociada al envejecimiento y contribuye, en gran medida, a la discapacidad y a la pérdida de independencia del anciano.[17] Pero también está presente en los pacientes que sufren desnutrición relacionada con la enfermedad, como los pacientes con cáncer,[18] EPOC (Enfermedad Pulmonar Obstructiva Crónica),[19] enfermedad renal crónica,[20] infección grave por COVID[21] y en pacientes críticos con ingresos prolongados[22] o con enfermedades neurológicas degenerativas,[23] entre otras.

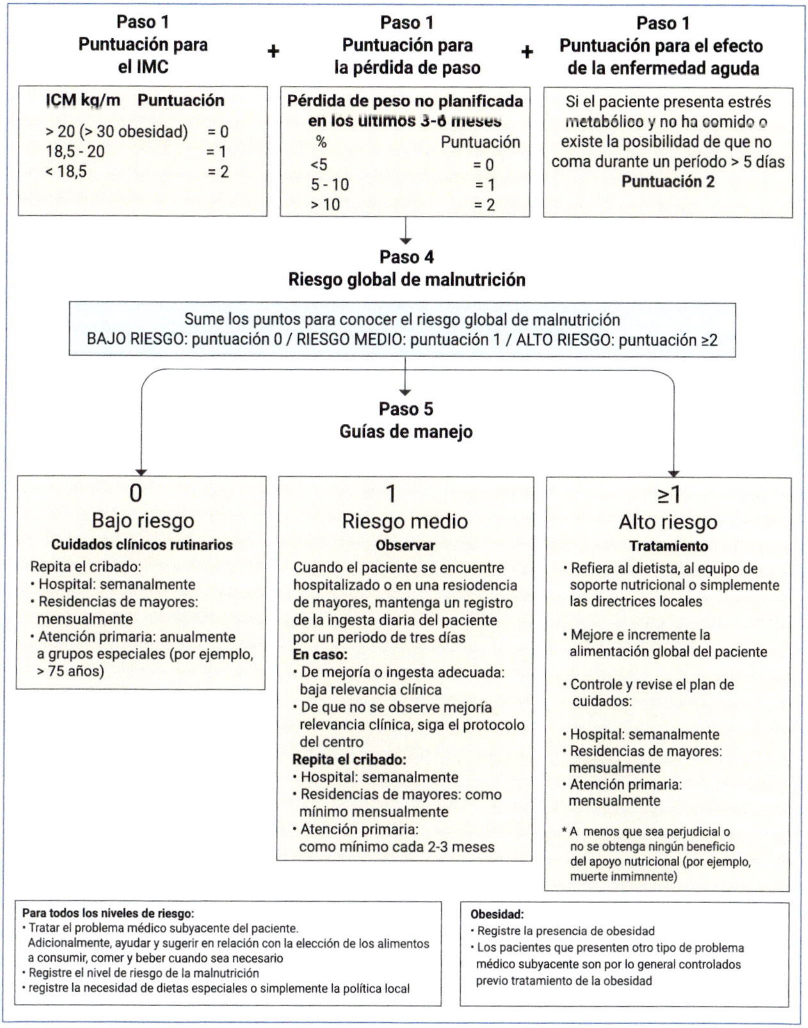

Figura 2-1. MUST (*Malnutrition Universal Screening Tool*).[6]

La pérdida de masa muscular se asocia a complicaciones. Una pérdida del 10% produce una disminución de la respuesta inmune y un aumento del riesgo de infecciones; una pérdida del 20%, además se traduce en una disminución de la curación de las heridas y debilidad muscular; una pérdida del 30% lleva a una dificultad para sentarse, úlceras por presión, neumonía e incapacidad para la curación; y una pérdida del 40-50%, aumenta el riesgo de muerte, normalmente, por neumonía.[24]

***Screening* inicial o *pre-screening* del paciente**	**Sí**	**No**
¿El índice de masa corporal (IMC) es < 20,5?		
¿Ha perdido peso en los últimos 3 meses?		
¿Ha reducido su ingesta en la última semana?		
¿Está gravemente enfermo? (por ejemplo, en cuidados intensivos)		
Si la respuesta es Sí a cualquiera de las preguntas, se realizará el *screening* final. Si la respuesta es No a todas las preguntas, el paciente será reevaluado semanalmente.		

***Screening* final**			
Alteración del estado nutricional		**Gravedad de la enfermedad**	
Ausente Puntos = 0	Estado nutricional normal	Ausente Puntos = 0	Requerimientos nutricionales normales
Leve Puntos = 1	Pérdida de peso > 5% en 3 meses o ingesta < 50-75% de los requerimientos en la semana previa	Leve Puntos = 1	Fractura de cadera. Pacientes crónicos con complicaciones agudas (cirrosis, enfermedad pulmonar obstructiva crónica, hemodiálisis, diabetes, oncología)
Moderada Puntos = 2	Pérdida de peso > 5% en 2 meses o IMC 18,5-20,5 con alteración del estado general o ingesta del 25-50% de los requerimientos en la semana previa	Moderada Puntos = 2	Cirugía mayor abdominal. Ictus. Neumonía grave. Tumor hematológico
Grave Puntos = 3	Pérdida de peso > 5% en 1 mes o IMC < 18,5 con alteración del estado general o ingesta del 0-25% de los requerimientos en la semana previa	Grave Puntos = 3	Lesión craneal. Trasplante de médula ósea. Pacientes en UCI (APACHE > 10)
Puntos/Puntuación final: elegir la puntuación de la alteración del estado nutricional (solo una; debe elegirse la variable con la puntuación más alta) y de la gravedad de la enfermedad. Sumar las dos puntuaciones. Si la edad es ≥ 70 años: añadir 1 punto al valor final para corregir por la fragilidad del anciano. *Si el total es ≥ 3: iniciar un plan nutricional; el paciente se encuentra bajo riesgo nutricional, por lo que debe iniciarse lo antes posible la terapia nutricional. *Si el total es menor de 3: el paciente debe ser evaluado semanalmente; si se sabe que el paciente debe someterse a una situación de riesgo, la terapia nutricional debe ser considerada lo antes posible.			

Figura 2-2. NRS-2002 (*Nutrition Risk Screening*).[7]

Cribaje

A Ha comido menos por falta de apetito, problemas digestivos, dificultades de masticación o deglución en los últimos 3 meses?
0 = ha comido mucho menos
1 = ha comido menos
2 = ha comido igual ☐

B Pérdida reciente de peso(<3 meses)
0 = pérdida de peso 3 kg
1 = no lo sabe
2 = pérdida de peso entre 1 y 3 kg
3 = no ha habido pérdida de peso ☐

C Movilidad
0 = de la cama al sillón
1 = autonomía en el interior
2 = sale del domicilio ☐

D ha tenido una enfermedad aguda o situación de estrés psicológico en los últimos 3 meses?
0 = si ☐

E Problemas neurosicológicos
0 = demencia o depresión grave
1 = demencia moderada
2 = sin problemas psicológicos ☐

F1 Índice de masa corporal (IMC = peso / (talla)² en kg/m² ☐
0 = demencia o depresión grave
1 = demencia moderada
2 = sin problemas psicológicos ☐

SI EL ÍNDICE DE MASA CORPORAL NO ESTÁ DISPONIBLE, POR FAVOR SUSTITUYA LA PREGUNTA F1 CON LA F2 NO CONTESTE LA PREGUNTA F2 SI HA PODIDO CONTESTER LA F1

F2 Circunferencia de la pantorrilla (CP en cm)
0 = CP <31
3 = CP ≤31 ☐

Evaluación del cribaje ☐☐
(max. 14 puntos)

12-14 puntos ☐ estado nutricional normal
8-11 puntos: ☐ riesgo de malnutrición
0-7 puntos: ☐ malnutrición

Guardar
Imprimir
Reset

Figura 2-3. MNA-SF (*Mini Nutritional Assessment Short*).[8]

La capacidad de diagnosticar precozmente la sarcopenia es importante, ya que existen cada vez más pruebas de que las intervenciones terapéuticas pueden mejorar los resultados.[24]

Para la detección de sarcopenia se ha desarrollado el SARC-F (*Strength, Assistance in walking, Rise from a chair, Climb stairs, Falls*),[25] que ha demostrado ser la herramienta más válida y consistente para la detección de sarcopenia.[25] Por ello se ha incorporado al *European Working Group on Sarcopenia in Older People* (EWGSOP2)[16] como primer paso obligatorio en el diagnóstico de sarcopenia; y ha sido traducido, validado y adaptado al español.[26]

¿ Ha perdido peso de forma involuntaria?		
NO		0
SI ¿CUANTO?		
	De 1 a 5 kg	1
	De 6 a 10 kg	2
	De 11 a 15 kg	3
	>15 kg	4
NO ESTOY SEGURO/NO SE CUANTO PESO HE PERDIDO		2
¿ Esa pérdida de peso se debe a disminución del apetito?		
NO		0
SI		1
PUNTUACIÓN TOTAL		
		>2 Paciente en riesgo nutricional

Figura 2-4. MST (*Malnutrition Screening Tool*).[9]

El SARC-F evalúa 5 componentes o ítems: fuerza, ayuda para caminar, levantarse de una silla, subir escaleras y caídas (Tabla 2-1). La puntuación va de 0 a 10, con 0 a 2 puntos para cada componente. Los estudios preliminares establecen que una puntuación igual o mayor de 4 es predictiva de sarcopenia.[26]

HERRAMIENTAS DE CRIBADO DE LA FRAGILIDAD

La fragilidad es un estado clínico en el que hay un aumento en la vulnerabilidad de un individuo para desarrollar una mayor dependencia y/o mortalidad cuando se expone a un factor de estrés. Puede ocurrir como resultado de una variedad de enfermedades y estados clínicos. Un grupo de consenso formado por delegados de seis sociedades internacionales, europeas y estadounidenses creó cuatro puntos de consenso sobre una forma específica de fragilidad: la fragilidad física. El grupo definió la fragilidad física como "un síndrome médico con múltiples causas y contribuyentes que se caracteriza por una disminución de la fuerza, la resistencia y una función fisiológica reducida que aumenta la vulnerabilidad de un individuo para desarrollar una mayor dependencia y/o la muerte".[27]

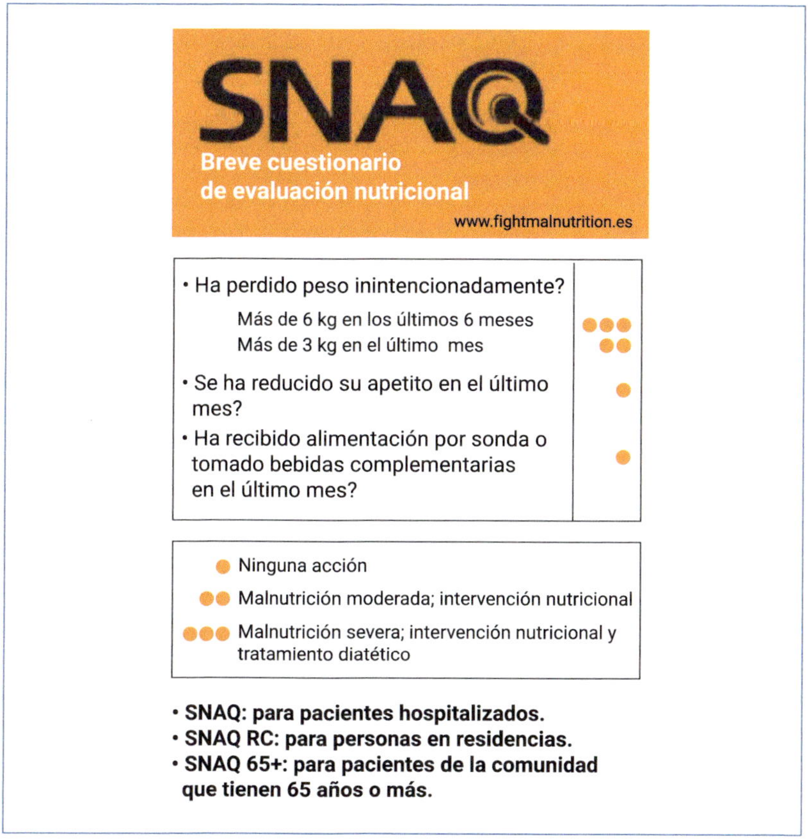

Figura 2-5. SNAQ (*Short Nutritional Assessment Questionnaire*).[10]

La fragilidad física puede prevenirse o tratarse con intervenciones específicas, como el ejercicio, la intervención nutricional y la reducción de la polifarmacia, por lo que es fundamental su diagnóstico.[28]

Se han desarrollado y validado pruebas de detección rápidas, sencillas y reproducibles para identificar objetivamente a las personas frágiles. Estos instrumentos a su vez deben ser sensibles a los cambios que presente el paciente para permitir monitorizar la evolución o los resultados de las intervenciones.[28]

Hay numerosos métodos descritos para la identificación de la fragilidad, generalmente, basados en el fenotipo de fragilidad o en el índice de fragilidad. Entre los cuestionarios destacan el FRAIL (*Fatigue, Resistance, Aerobic, Illness, Loss of weight*) *elderly functional questionnaire* para detección de fragilidad en adultos, que es válido, seguro y sensible al cambio. Realiza cinco preguntas sencillas, relacionadas a los aspectos referidos en

LOCALIZACIÓN/NEOPLASIA	RIESGO NUTRICIONAL	PUNTUACIÓN
Cabeza y cuello. Tracto digestivo superior.* Linfomas que comprometen el tubo digestivo	ALTO	+2
Pulmón. Abdominal y pelvis.**	MEDIO	+1
Mama. Sistema nervioso central. Vejiga, próstata. Colorrectal. Leucemias/otros linfomas. Otros.	BAJO	0

*Esófago, gástrico, páncreas, intestinal.
**Hígado, vías biliares, renal, ovarios, endometrio.
Repetir cribado nutricional en aquellos pacientes de alto riesgo semanalmente.

Tratamiento	**Sí (+2)**	**No (0)**
Tratamiento activo con quimio/radioterapia concomitante		
Tratamiento con radioterapia hiperfraccionada		
Tratamiento de progenitores hematopoyéticos (a)		
	Sí (+1)	**No (0)**
Tratamiento con quimioterapia (b)		
Tratamiento con radioterapia (c)		
	Sí (0)	**No (0)**
Otros tratamientos o tratamiento exclusivamente sintomáticos (d)		

PUNTUACIÓN TOTAL:
Puntuación ≥ 5: el paciente se encuentra en riesgo nutricional. Realizar intervención nutricional.

a. En cuanto al trasplante de progenitores hematopoyéticos se consideran a todos los pacientes hasta una semana después del alta hospitalaria tras el trasplante.
b. Se considera que el paciente sigue tratamiento con quimioterapia desde el inicio hasta el final del tratamiento incluyendo los períodos entre ciclos de quimioterapia incluso si el tratamiento se retrasa una semana por toxicidad. Se considera en tratamiento con quimioterapia hasta 3 semanas después del tratamiento.
c. Se considera que el paciente sigue tratamiento con radioterapia desde el inicio hasta dos semanas tras finalizar la última sesión de radioterapia.
d. Otros tratamientos: se consideran en este apartado los anticuerpos monoclonales contra receptores de membrana, los inhibidores de la tirosina quinasa, los inhibidores de mTOR, fármacos antiangiogénicos, hormonoterapia y otros tratamientos incluyendo tratamiento sintomático: corticiodes, antieméticos, analgesia, etc.

Figura 2-6. *NutriScore.*[11]
Basado en el MST. Además del cuestionario sobre la pérdida de peso y el apetito, recoge información en relación a la localización del tumor y el tipo de tratamiento que está recibiendo el paciente.

Responda cada pregunta escribiendo en el recuadro el número de puntos

¿Hasta que punto usted percibe los siguientes problemas?

1 Mi problema para tragar me ha llevado a perder peso
0 = ningún problema
1
2
3
4 = es un problema serio ☐

2 Mi problema para tragar interfiere con mi capacidad para comer fuera de casa
0 = ningún problema
1
2
3
4 = es un problema serio ☐

3 Tragar líquidos me supone un esfuerzo extra
0 = ningún problema
1
2
3
4 = es un problema serio ☐

4 Tragar sólidos me supone un esfuerzo extra
0 = ningún problema
1
2
3
4 = es un problema serio ☐

5 Tragar pastillase supone un esfuerzo extra
0 = ningún problema
1
2
3
4 = es un problema serio ☐

6 Tragar es doloroso
0 = ningún problema
1
2
3
4 = es un problema serio ☐

7 El placer de comer se ve afectado por mi problema para tragar
0 = ningún problema
1
2
3
4 = es un problema serio ☐

8 Cuando trago, la comida se pega en mi garganta
0 = ningún problema
1
2
3
4 = es un problema serio ☐

9 Toso cuando como
0 = ningún problema
1
2
3
4 = es un problema serio ☐

10 Tragar es estresante
0 = ningún problema
1
2
3
4 = es un problema serio ☐

A. PUNTUACIÓN

Sume el número de puntos y escriba la puntuación total en los recuadros
Puntuación total (máximo 40 puntos)

C. QUE HACER AHORA

Si la puntuación total que obtuvo es mayor o igual a 3, usted puede presentar problemas para tragar de manera eficaz y segura. Le recomendamos que comparta los resultados del EAT-10 con su médico

Figura 2-7. Versión en español de la escala *Eating Assessment Tool* (EAT-10).[15]

su definición. Una respuesta afirmativa en 1 o 2 cuestiones indica prefragilidad y una respuesta afirmativa en 3 o más habla de fragilidad (Tabla 2-2).[29]

En la actualidad, con el fin de tratar de manera óptima a las personas con fragilidad física, todos los adultos mayores de 70 años y todos los que tengan una pérdida de peso significativa (> 5%) debida a una enfermedad crónica deberían someterse a un examen de fragilidad.

En la tabla 2-3 se recogen otros cuestionarios estandarizados utilizados actualmente.[30]

Por otro lado, existen medidas basadas en la ejecución o de capacidad funcional. Estas medidas se denominan "medidas de rendimiento o de capacidad funcional" y sirven para cuantificar la limitación funcional. Cada vez se utilizan más para el cribado inicial de la fragilidad, ya que nos mejoran la especificidad a la hora de planificar y monitorizar

Tabla 2-1. SARC-F (*Strength, Assistance in walking, Rise from a chair, Climb stairs, Falls*)

SARC-F	Componente	Pregunta	Puntuación
1	*Strength* Fuerza	¿Qué grado de dificultad tiene usted para levantar y cargar 5 Kg?	Ninguno = 0 Alguno = 1 Mucho o incapaz = 2
2	*Assistance in walking* Ayudas en la deambulación	¿Qué grado de dificultad tiene usted para recorrer una habitación?	Ninguno = 0 Alguno = 1 Mucho, usando ayudas o incapaz = 2
3	*Rise from a chair* Levantarse de la silla	¿Qué grado de dificultad tiene usted para levantarse de la silla o de la cama?	Ninguno = 0 Alguno = 1 Mucho o incapaz sin ayuda = 2
4	*Climb stairs* Subir escaleras	¿Qué grado de dificultad tiene usted para subir 10 escalones?	Ninguno = 0 Alguno = 1 Mucho o incapaz = 2
5	*Falls* Caídas	¿Cuántas veces se ha caído usted en el último año?	Ninguno = 0 1–3 caídas = 1 4 o más caídas = 2
	Puntuación total	**Punto de corte considerado como predictivo de sarcopenia**	**≥ 4 puntos**

Tabla 2-2. Cuestionario FRAIL para detección de fragilidad en el adulto mayor (*Fatigue, Resistance, Aerobic, Illness, Loss of Weight*)

¿Está usted cansado?
¿Es incapaz de subir un piso de escaleras?
¿Es incapaz de caminar una manzana?
¿Tiene más de 5 enfermedades?
¿Ha perdido más del 5% de su peso en los últimos 6 meses?

*Respuesta afirmativa 1 a 2 = PREFRÁGIL; 3 o más = FRÁGIL

las intervenciones. Para muchos autores constituyen un instrumento fundamental en la valoración de la fragilidad y en la predicción de eventos adversos.[31]

Dentro de ellas, cabe destacar la velocidad de la marcha. Es el tiempo empleado en recorrer una distancia predeterminada, habitualmente, entre 4 y 8 metros. Se considera una buena herramienta para detectar fragilidad, eventos adversos y supervivencia.[32]

En la tabla 2-4 se resumen las medidas de capacidad funcional utilizadas en la práctica clínica, en estudios clínicos y/o epidemiológicos, y sus principales características.

Tabla 2-3. Cuestionarios estandarizados para el cribado de la fragilidad
FRAIL *elderly functional questionnaire*
Indicador de fragilidad Groningen
Indicador de fragilidad el Tillburg
Gerontopole Frailty Screening Tool
Tilburg Frailty Indicator
SHARE Frailty Index
EASY-Care Twostep Older people Screening (EASY-Care TOS)
Escala de Rasgo de Fragilidad (*Frailty Trait Scale*)

Tabla 2-4. Medidas de rendimiento o de capacidad funcional para valorar la fragilidad

Velocidad de la marcha:

- Es el tiempo empleado en recorrer una distancia predeterminada, habitualmente, entre 4 y 8 metros.
  - Es una buena herramienta para detectar fragilidad, eventos adversos y supervivencia.
  - Tiene utilidad, simplicidad y reproducibilidad en la práctica clínica diaria.
- Puntuación:
  - Velocidad de la marcha > 1,1 m/s: normal en ancianos comunitarios sin discapacidad.
  - Velocidad de la marcha < 0,8 m/s: problemas en la movilidad y predice caídas.
  - Velocidad de la marcha < 0,6 m/s: predice eventos adversos.
  - Un punto de corte menor de 1 m/s se considera buen marcador de fragilidad.

*Una ganancia de 0,1 s es clínicamente relevante.

SPPB (*Short Performance Battery Test*) (Guralnik):

- Combina mediciones de equilibrio (bipedestación, tándem y semitándem), marcha (velocidad de la marcha en 4 m), fuerza y resistencia (levantarse de la silla).
  - Su puntuación se correlaciona de forma significativa con institucionalización y mortalidad.
  - Está validada para detectar fragilidad; puede realizarse en el ámbito de la AP y tiene elevada fiabilidad para predecir discapacidad.
- Puntuación: < 10 indica fragilidad.

*Una ganancia del SPPB de un punto se considera clínicamente relevante.

***Time Up and Go* (D. Podsiadlo):**

- Valora:
  - Tiempo invertido en levantarse de la silla sin utilizar los brazos.
  - Tiempo invertido en caminar durante 3 metros, darse la vuelta y volver a la silla y sentarse.
- Puntuación:
  - inferior a 10 segundos: normal.
  - entre 10 y 20 segundos: marcador de fragilidad.
  - mayor de 20 segundos: elevado riesgo de caídas.

Fuerza de prensión en mano dominante (L. Fried):

- La pérdida de la fuerza de prensión se asocia con el envejecimiento.
- Es un potente predictor de discapacidad, morbilidad y mortalidad.
- Por sí solo es buen marcador de fragilidad.

HERRAMIENTAS DE CRIBADO 2.0

En la actualidad existen herramientas telemáticas relacionadas con la práctica de la Nutrición Clínica que facilitan el acceso a la atención nutricional.

Entre ellas destacan la R-MAPP (*Remote-Malnutrition APP*). Es una sencilla herramienta de detección nutricional (cribado nutricional y funcional) remota y una guía práctica, que está disponible como aplicación APP. Se elaboró para profesionales sanitarios durante la pandemia COVID-19 y ha demostrado ser útil en procesos de telemedicina y plataformas digitales de atención médica.[33]

El protocolo de actuación consta de dos cuestionarios clínicos simples, validados para identificar el riesgo nutricional y la pérdida de masa muscular: MUST y SARC-F, respectivamente; y de una guía práctica adicional sobre intervención nutricional para médicos no especializados en Nutrición Clínica.

Cabe mencionar también el APP HEN-Persan. Es una herramienta que fue desarrollada y validada en 2018 para pacientes de hospitalización a domicilio.[34] Una vez incluido el paciente solicita datos (antropométricos, dietéticos y analíticos) para hacer el cribado y la valoración nutricional. Con esa información la herramienta da un resultado sobre el tipo y grado de desnutrición del paciente, calcula los requerimientos energéticos mediante la ecuación de Harris-Benedict e indica un posible abordaje nutricional en base a la capacidad que tenga el paciente de alimentarse o no por vía oral. Todo ello según algoritmos definidos por los autores en base a una exhaustiva revisión de la literatura y de acuerdo a los consensos y parámetros definidos por las principales Sociedades Científicas.

Otras aplicaciones informáticas de interés vinculadas a la Nutrición Clínica se recogen en la tabla 2-5.

Para finalizar, debemos recordar que si la realización del cribado demuestra que el paciente no presenta riesgo de desnutrición, disfagia, sarcopenia o fragilidad, deberá ser reevaluado periódicamente,[35] teniendo en cuenta el tipo de enfermedad, las comorbilidades que presente la edad y el entorno sociosanitario en el que se encuentre.

Tabla 2-5. Aplicaciones informáticas vinculadas a la Nutrición Clínica
NutreAPP: aplicación que sirve de herramienta de diagnóstico nutricional y que incluye algoritmos de decisión, recomendaciones y consejos nutricionales para el paciente con Diabetes Mellitus. Dirigida a profesionales sanitarios.
We Are Nutrition (WAN): aplicación que incluye cuestionarios de cribado nutricional y de disfagia (EAT 10). Dirigida tanto para profesionales sanitarios como para pacientes.
SondaAPP: aplicación que sirve de guía para conocer la correcta administración de medicamentos por las sondas de nutrición enteral. Dirigida a profesionales sanitarios.
Medisonda: aplicación que sirve de guía de administración de fármacos por sonda. Dirigida a profesionales sanitarios.
Cuidaven: aplicación dirigida al cuidado de las personas con dispositivos venosos, tanto para profesionales sanitarios como para pacientes.

CONCLUSIONES

- El cribado nutricional permite identificar precozmente los sujetos desnutridos o que se encuentran en riesgo nutricional, para remitirlos a una valoración nutricional más específica y/o instaurar, si procede, un tratamiento nutricional. No hay una herramienta *gold standard* para el diagnóstico de desnutrición, asi que cada centro debe utilizar el método de cribado que considere factible.
- Así mismo, la capacidad de diagnosticar precozmente la sarcopenia es importante, ya que existen cada vez más pruebas de que las intervenciones terapéuticas sobre ella pueden mejorar su evolución. En este sentido el cuestionario SARC-F ha demostrado ser la herramienta de detección más válida y consistente.
- Además, sabemos que la fragilidad física puede prevenirse o tratarse con intervenciones específicas, por tanto, resulta fundamental su diagnóstico. Para ello se han desarrollado y validado cuestionarios de detección precoz, y cada vez se utilizan más como cribado inicial, medidas de la capacidad funcional, que nos permiten una mejor planificación y monitorización de las intervenciones.
- No debemos olvidar que existen herramientas telemáticas relacionadas con la práctica de la Nutrición Clínica, que facilitan el acceso a la atención nutricional.

REFERENCIAS BIBLIOGRÁFICAS

1. Kondrup J, Allison SP, Elia M, Vellas B, Plauth M. Guidelines for Nutrition Screening 2002. Clinical Nutrition. 2003;22(4):415-21.
2. García de Lorenzo A, Álvarez Hernández J, Planas M, Burgos R and Araujo K; the multidisciplinary consensus work-team on the approach to hospital malnutrition in Spain. Multidisciplinary consensus on the approach to hospital malnutrition in Spain. Nutr Hosp. 2011;26(4):701-10.
3. Ulíbarri JI, González-Madroño A, González Perez P. Nuevo procedimiento para la detección precoz y control de la desnutrición hospitalaria. Nutr Hosp. 2002;17:179-88.
4. Villalobos Gámez JL, García-Almeida JM, Guzmán de Damas JM, Rioja Vázquez R, Osorio Fernández D, *et al.* Proceso INFORNUT: validación de la fase de filtro -FILNUT- y comparación con otros métodos de detección precoz de desnutrición hospitalaria. Nutr Hosp. 2006;21(4):477-90.
5. Mueller C, Compher C, Druyan ME. ASPEN. clinical guidelines: Nutrition screening, assessment, and intervention in adults. JPEN J Parenter Enteral Nutr. 2011;35(1):16-24.
6. Sttratton RJ, Hackston A, Longmore D, Dixon R, Price S, Stroud M, King C, *et al.* Malnutrition in hospital outpatients and inpatients: prevalence, concurrent validity and ease of use of the "malnutrition universal screening tool" (MUST) for adults. Br J Nutr. 2004;92:799-808.
7. Kondrup J, Rasmussen HH, Hamberg O, Stanga Z, Ad Hoc ESPEN Working Group. Nutritional risk screening (NRS 2002): a new method based on an analysis of controlled clinical trials. Clin Nutr. 2003;22:321-36.
8. Rubestein LZ, Harper JO, Salva A, Guigoz Y, Vella B. Screening for undernutrition in geriatric practice: developing the short-form mininutritional assessment (MNA-SF). J Gerontol Ger A Biol Sci Med. 2001;56:M366-M372.
9. Bauer J, Capra S. Comparison of a malnutrition screening tool with subjective global assessment in hospitalized patients with cancer: sensitivity and specificity. Asia Pac J Clin Nutr. 2003;12:257-60.
10. Kruizenga HM, Seidell JC, de Vet HC, Wierdsma NJ, van Bokhorst-de van der Schueren MA. Development and validation of a hospital screening tool for malnutrition: the short nutritional assessment questionnaire (SNAQ). Clin Nutr. 2005;24(1):75-82.
11. Arribas L, Hurtós L, Sendrós MJ, Peiró I, Salleras N, Fort E, *et al.* NUTRISCORE: A new nutritional screening tool for oncological outpatients. Nutrition. 2017; 33:297-303.
12. http://www.alianzamasnutridos.es/metodos-de-cribado/

13. Consenso multidisciplinar sobre el abordaje de la desnutrición hospitalaria en España. Promovido por la Sociedad española de nutrición parenteral y enteral (SENPE). Disponible en: http://www.senpe.com/index.html.
14. Blackburn GL, Bristrian BR. Nutritional and metabolic assessment of the hospitalized patient. J Parenter Enter Nutr. 1977;1(1):11-22.
15. Burgos R, Sarto B, Segurola H, Romagosa A, Puiggrós C, Vázquez C, *et al.* Translation and validation of the Spanish version of the EAT-10 (Eating Assessment Tool-10) for the screening of dysphagia. Nutr Hosp. 2012;27(6):2048-54.
16. Cruz-Jentoft AJ, Bahat G, Bauer J, *et al.* Writing Group For The European Working Group On Sarcopenia In Older People 2 (Ewgsop2), And The Extended Group For Ewgsop2. Sarcopenia: revised European consensus on definition and diagnosis. Age and Ageing. 2018;0:1-16.
17. Cruz-Jentoft A, Landi F, Topinková E. Understanding sarcopenia as a geriatric syndrome. Curr Opin Clin Nutr Metab Care. 2010;13:1-7.
18. Ryan AM, Sullivan ES. Impact of musculoskeletal degradation on cancer outcomes and strategies for management in clinical practice. Proc Nutr Soc. 2021;80:73-91.
19. Jones SE, Maddocks M, Kon SS, Canavan JL, Nolan CM, Clark AL, *et al.* Sarcopenia in COPD: prevalence, clinical correlates and response to pulmonary rehabilitation. Thorax. 2015;70:213-8.
20. Carrero JJ, Johansen KL, Lindholm B, Stenvinkel P, Cuppari L, Avesani CM. Screening for muscle wasting and dysfunction in patients with chronic kidney disease. Kidney International. 2016;90:53-66.
21. Kirwan R, McCullough D, Butler T, Perez de Heredia F, Davies IG, Stewart C. Sarcopenia during COVID-19 lockdown restrictions: long-term health effects of short-term muscle loss. GeroScience. 2020;42:1547-78.
22. Wandrag L, Brett SJ, Frost GS, Bountziouka V, Hickson M. Exploration of muscle loss and metabolic state during prolonged critical illness: Implications for intervention? PLoS One. 2019;14(11):e0224565.
23. Vetrano DL, Pisciotta MS, Laudisio A, Lo Monaco MR, Onder G, Brandi V, *et al.* Sarcopenia in Parkinson Disease: Comparison of Different Criteria and Association With Disease Severity. J Am Med Dir Assoc. 2018;19(6):523-27.
24. Argilés JM, Campos N, Lopez-Pedrosa JM, Rueda R, Rodriguez-Mañas L. Skeletal Muscle Regulates Metabolism via Interorgan Crosstalk: Roles in Health and Disease. J Am Med Dir Assoc. 2016 Sep 1;17(9):789-96.
25. Malmstrom TK, Miller DK, Simonsick EM, Ferrucci L, Morley JE. SARC-F: a symptom score to predict persons with sarcopenia at risk for poor functional outcomes. J Cachexia Sarcopenia Muscle. 2016;7(1):28-36.
26. Sánchez-Rodríguez D, Marco E, Davalos-Yervi V, López-Escobar J, Messaggi-Sartor M, Barrera C, *et al.* Translation and Validation of the Spanish Version of the SARC-F Questionnaire to Assess Sarcopenia in Older People. J Nutr Health Aging. 2019;23(6):518-24.
27. Fried LP, Tangen CM, Walston J, Newman AB, Hirsch C, Gottdiener J, Seeman T, Tracy R, Kop WJ, Burke G, McBurnie MA; Cardiovascular Health Study Collaborative Research Group. Frailty in older adults: Evidence for a phenotype. J Gerontol A Biol Sci Med Sci. 2001;56A:M146-56.
28. Zugasti A, Casas A. Frailty syndrome and nutritional status: assessment, prevention and treatment. Nutr Hosp. 2019 Jul 1;36(Spec No2):26-37.
29. Morley JL, Vellas B, Abellan van Kan G, Anker SD, Bauer JM, Bernabei R, *et al.* Frailty consensus: a call to action. J Am Med Dir Assoc. 2013;14(6):392-7.
30. Clegg A, Rogers L, Young J. Diagnostic test accuracy of simple instruments for identifying frailty in community-dwelling older people: a systematic review. Age Ageing. 2015;44(1):148-52.
31. Casas A, Izquierdo M. Physical exercise as an efficient intervention in frail elderly persons. Anales del Sistem Sanit Navarra. 2012;35:69-85.
32. Abizanda Soler P, Rodriguez Manas L. Fragilidad en el anciano. En: Abizanda Soler P, Rodriguez Manas L (editores). Tratado de Medicina Geriátrica. Madrid: Elsevier, 2014: 383-91.
33. Krznarić Ž, Bender DV, Laviano A, Cuerda C, Landi F, Monteiro R, *et al.* A simple remote nutritional screening tool and practical guidance for nutritional care in primary practice during the COVID-19 pandemic. Clinical Nutrition. 2020;39:1983-7.
34. Wanden-Berghe C, Cases Alarcón C, Santacruz Carmona N, *et al.* Prevalencia de Desnutrición en los pacientes de Hospitalización a Domicilio. Hosp Domic. 2018;2(4):137-143.
35. Kruizenga HM, Van Tulder MW, Seidell JC, Thijs A, Ader HJ, Van Bokhorts-de van der Schueren MAE. Effectiveness and cost-effectiveness of early screening and treatment of malnourished patients. Am J Clin Nutr. 2005;82:1082-9.

Herramientas de valoración de la desnutrición relacionada con la enfermedad, la sarcopenia y la fragilidad

3

Miguel Civera Andrés y Ning Yun Wu Xiong

INTRODUCCIÓN

La valoración nutricional es fundamental para detectar el riesgo de desnutrición e iniciar un tratamiento nutricional adecuado. Para ello disponemos de métodos de cribado para una valoración inicial y herramientas de valoración nutricional que permiten una evaluación más exhaustiva.

La sarcopenia es la pérdida de masa muscular relacionada con el envejecimiento que junto a la fragilidad limitan el estado funcional del paciente de avanzada edad, por lo que es importante el empleo de protocolos que nos permita su detección.

HERRAMIENTAS DE VALORACIÓN DE LA DESNUTRICIÓN RELACIONADA CON LA ENFERMEDAD

Los **métodos de cribado** de la desnutrición se caracterizan por ser rápidos, sencillos, válidos y reproducibles. Pueden ser realizados por personal no especializado y su objetivo es identificar precozmente a los pacientes desnutridos o en riesgo de desnutrición. A diferencia de estos, las **herramientas de valoración nutricional** incluyen datos clínicos, exploración física, historia dietética y gravedad de la enfermedad que padece el paciente. Tienen como objetivo diagnosticar, clasificar y realizar un seguimiento evolutivo, valorando los efectos del tratamiento pautado. Se consideran métodos intermedios entre el cribado y la valoración integral del estado nutricional. Su formato está estructurado y para su realización no se requiere personal experto, pero sí entrenado adecuadamente.[1]

Las herramientas de valoración de la desnutrición relacionada con la enfermedad (DRE) más utilizadas son las siguientes:[2]

- Valoración Subjetiva Global (VSG).
- Valoración Subjetiva Global generada por el paciente (VSG-GP).
- *Mini Nutritional Assessment* (MNA).
- *Mini Nutritional Assessment Short Form* (MNA-SF).

Valoración subjetiva global

Se trata de un método desarrollado por Detsky *et al*. en 1987 en el Hospital General de Toronto.[3] Inicialmente fue utilizado para pacientes sometidos a cirugía gastrointestinal.

Se basa en los datos de la historia clínica y de la exploración física. En la historia clínica tiene en cuenta la pérdida ponderal durante los últimos seis meses, la ingesta dietética en el momento de la valoración en comparación con la habitual, la presencia de síntomas gastrointestinales, la capacidad funcional y el estrés metabólico. En la exploración física se valora la existencia de pérdida de grasa subcutánea (tríceps, tórax), la disminución de masa muscular (cuádriceps, deltoides), el edema maleolar y sacro, y la ascitis. Con los resultados obtenidos se clasifica al paciente en tres categorías: estado nutricional adecuado, riesgo de desnutrición o estado de desnutrición grave (Fig. 3-1).

A diferencia de otras herramientas, este método se caracteriza por no utilizar un sistema de puntuación numérica, sino que asigna al paciente a una de las tres categorías, basándose en la percepción subjetiva con los datos obtenidos. Debe ser realizado por personal sanitario cualificado y adecuadamente entrenado, y precisa, aproximadamente, 10 minutos; además, tiene gran reproducibilidad interobservador. Es una herramienta recomendada por la Sociedad Americana de Nutrición Enteral y Parenteral (ASPEN), al presentar buena correlación con datos objetivos, como los parámetros antropométricos, inmunológicos y bioquímicos, y con los indicadores de morbilidad (tasa de infecciones, uso de antibióticos y tiempo de estancia hospitalaria), además de la calidad de vida. Ha sido validada también en muchos tipos de poblaciones, por lo que para muchos autores es el "patrón oro" o de referencia para la validación de nuevos métodos de cribado o para el desarrollo de nuevas herramientas. Como inconveniente destaca una sensibilidad subóptima para reflejar alteraciones leves pero significativas que se beneficiarían del tratamiento nutricional.[4]

Valoración subjetiva global generada por el paciente

Es una modificación de la VSG, realizada por Ottery para pacientes oncológicos.[5] Involucra al paciente en la evaluación de la primera parte del cuestionario referida a la historia clínica y dietética. El resto, incluida la exploración física, se realiza por personal sanitario cualificado. Posteriormente, en el año 2000, se desarrolló la VSG-GP numérica, que cuantifica cada uno de los aspectos estudiados, por lo que además de las tres categorías, se obtiene una puntuación para orientar el protocolo de intervención nutricional. Varias sociedades científicas la consideran el estándar de la valoración nutricional para pacientes con cáncer.

Mini Nutritional Assessment (MNA)

Se trata de una herramienta objetiva y numérica diseñada por el departamento de Geriatría del Hospital Universitario de Toulouse y del Centro de Investigación de Nestlé de Suiza en 1994. Presenta una primera evaluación donde se valora el apetito, la pérdida de peso, la movilidad, los problemas neuropsicológicos, la presencia de situaciones de estrés y el índice de masa corporal (IMC). Si los parámetros tienen un resultado positivo, se continúa con la prueba, valorando la independencia del paciente, la polimedicación, la presencia de lesiones cutáneas, el consumo de alimentos y bebidas, la forma de alimentarse, la percepción del paciente de su propio estado nutricional y de salud, y la circunferencia braquial y de la pantorrilla. Con los resultados se establecen tres grupos: bien nutridos, en riesgo nutricional y malnutridos.[6]

HISTORIA

1. *Cambios de peso*
   - Pérdida en los últimos 6 meses:
     Peso actual_________kg. Peso habitual_________kg. Peso perdido_________kg.
     % pérdida de peso_______% ☐ < 5% ☐ 5-10% ☐ > 10%
   - Cambios en las 2 últimas semanas:
     Aumento de peso ☐ Sin cambios ☐ Pérdida de peso ☐
2. *Cambios en la ingesta dietética (comparados con la ingesta normal)*
   - Sin cambios ☐
   - Cambios: ☐ Duración:_____________ (Días, semanas)
   - Tipos: Ayuno ☐ Líquidos hipocalóricos ☐ Dieta líquida completa ☐ Dieta sólida insuficiente ☐
3. *Síntomas gastrointestinales (> 2 semanas de duración)*
   Ninguno ☐ Náuseas ☐ Vómitos ☐ Diarrea ☐ Anorexia ☐
4. *Capacidad funcional*
   - Sin disfunción (capacidad total) ☐
   - Disfunción ☐ Duración____________semanas
   - Tipos: Trabajo reducido ☐ Ambulatorio sin trabajar ☐ Encamado ☐
5. *Enfermedad y su relación con los requerimientos nutricionales*
   - Diagnóstico primario (específico)________________
   - Requerimientos metabólicos (estrés)
   - Sin estrés ☐ Estrés bajo ☐ Estrés moderado ☐ Estrés alto ☐

EXAMEN FÍSICO

Normal (0). Déficit ligero (1). Déficit moderado (2). Déficit severo (3)

- Pérdida de grasa subcutánea (tríceps, tórax)____________
- Pérdida de masa muscular (cuádriceps, deltoides)_______
- Edema maleolar________
- Edema sacro___________
- Ascitis________________

VALORACIÓN: A ☐ B ☐ C ☐

Se valora en A, B o C según el predominio de síntomas con especial atención a las siguientes variables: pérdida de peso, cambios en la ingesta habitual, pérdida de tejido subcutáneo y pérdida de masa muscular.

A = bien nutrido.

B = sospecha o malnutrición moderada (5-10% de pérdida de peso, reducción de la ingesta en las últimas semanas, pérdida de tejido subcutáneo).

C = malnutrición severa (grave pérdida de la masa muscular y tejido subcutáneo, edemas).

Figura 3-1. Valoración global subjetiva (VSG).[3]

Debe ser realizada por personal sanitario cualificado y entrenado, y la duración aproximada de 10-15 minutos. Presenta alta sensibilidad y especificidad, por lo que es recomendado por muchas sociedades, entre las que se encuentra la Sociedad Europea de Nutrición Clínica y Metabolismo (ESPEN) en personas mayores a todos los niveles (institucionalizadas o no). Ha demostrado ser eficaz en el seguimiento del tratamiento nutricional y algunos autores lo señalan como instrumento para detectar fragilidad y predecir mortalidad al año.[7]

Mini Nutritional Assessment Short Form (MNA-SF)

Fue publicada en 2002 y está basada en la versión larga del MNA®, seleccionando un grupo de variables en función de su simplicidad y correlación con el MNA®, y con la valoración integral del estado nutricional. En 2009[8] se revisó y validó, y se propuso la versión actual definitiva, con la posibilidad de sustituir el IMC por la circunferencia de pantorrilla para su utilización en personas que no mantienen bipedestación y no se puede obtener el peso y la talla. Sus resultados se asocian con indicadores de morbimortalidad y función social así como con la frecuencia de visitas al médico. La duración de la prueba es de aproximadamente 5 minutos. En la figura 3-2 se muestran las diferencias frente al MNA®.

MÉTODOS DE VALORACIÓN DE LA SARCOPENIA: CONSENSOS

En 1989, Irving Rosenberg creó el término sarcopenia, a partir de las palabras griegas *"sarx"* (carne) y *"penia"* (pérdida), para referirse a la pérdida de masa muscular que aparece con el envejecimiento. Inicialmente, se diagnosticaba sarcopenia midiendo la masa magra o la masa muscular y comparándola con una población de referencia. Posteriormente, diferentes estudios demostraron que la masa muscular no tiene buena

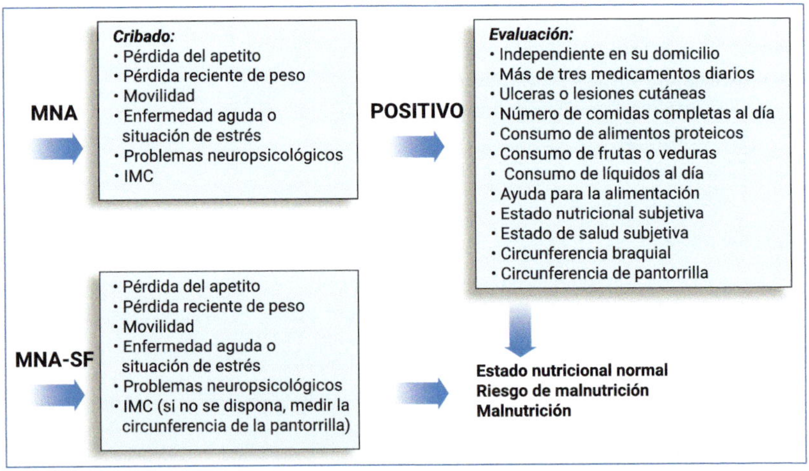

Figura 3-2. Diferencias entre el *Mini Nutritional Assessment* (MNA) y *Mini Nutritional Assessment Short Form* (MNA-SF).[6,8]

correlación con la función muscular y que, además, es no es un buen predictor de morbilidad, por lo que se le dio importancia a la determinación de la fuerza muscular para la valoración de la sarcopenia.

Actualmente, no hay unos criterios diagnósticos aceptados universalmente y varias sociedades científicas han publicados consensos. Por su relevancia haremos referencia al publicado por el *European Working Group on Sarcopenia in Older People* (EWGSOP), que representa a varias sociedades, entre ellas, la ESPEN, en el año 2010,[9] y su posterior revisión en 2018[10] (con una rectificación en 2019).[11]

En la primera publicación (EWGSOP) se considera la sarcopenia asociada al envejecimiento como un síndrome caracterizado por una disminución progresiva y generalizada de la masa muscular asociada a una alteración funcional (pérdida de fuerza o rendimiento físico) y relacionado con un mayor riesgo de resultados adversos, como discapacidad física, mala calidad de vida y muerte.

En su revisión (EWGSOP2) se señala que la pérdida de fuerza muscular es el principal determinante de la sarcopenia y se recomienda un nuevo algoritmo para su diagnóstico (Fig. 3-3). Se establece que la detección de fuerza muscular baja es suficiente para buscar

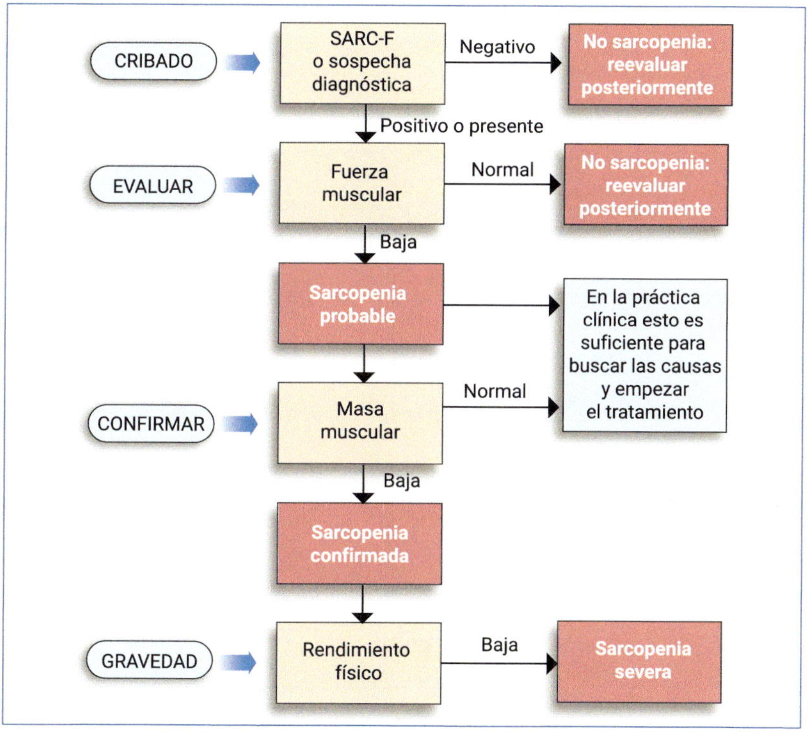

Figura 3-3. Algoritmo para el diagnóstico y determinación de la gravedad de la sarcopenia asociada al envejecimiento. Modificado del EWGSOP2.[11]

Tabla 3-1. Diagnóstico de sarcopenia: definiciones prácticas. Tomado del EWGSOP2[11]

Sarcopenia probable	↓ Fuerza muscular
Sarcopenia confirmada	↓ Fuerza muscular + ↓ Masa o calidad muscular
Sarcopenia grave	↓ Fuerza muscular + ↓ Masa o calidad muscular + ↓ Rendimiento físico

posibles causas e iniciar un tratamiento. La disminución de la masa muscular confirmará el diagnóstico y el deterioro del rendimiento físico servirá para establecer la gravedad. En función de estas tres variables se consideran tres definiciones prácticas: sarcopenia probable, confirmada y grave (Tabla 3-1).

Para la medición de la fuerza, la masa muscular y el rendimiento físico se aconseja la utilización de diferentes técnicas y puntos de corte (Tabla 3-2), aunque se recomienda establecer dichos valores a partir de muestras de adultos jóvenes sanos de poblaciones europeas. Además, se señala que la utilización de nuevas pruebas y herramientas para conocer la calidad muscular como resonancia magnética (RM), tomografía computarizada (TC), ecografía, ángulo de fase, etc., servirá para seleccionar el tratamiento y monitorizar la respuesta.

Tabla 3-2. Técnicas para la medición de la fuerza muscular, masa muscular y rendimiento físico en la práctica clínica. Resumido y modificado del EWGSOP2[11]

Variable	Técnica	Puntos de corte	
		Hombres	Mujeres
Fuerza muscular	Fuerza de prensión por dinamometría	< 27 kg	< 16 kg
	Prueba de levantarse de una silla 5 veces	> 15 s	
Masa muscular esquelética	Índice masa muscular esquelética apendicular obtenida por DXA* o BIA**	< 7 kg/m²***	< 5,5 kg/m²***
Rendimiento físico	Velocidad de la marcha	≤ 0,8 m/s	
	SPPB^	≤ 8 puntos	
	Prueba cronometrada de levantarse y andar	≥ 20 s	
	Prueba de caminar 400 m	No completar la prueba o ≥ 6 min	

* DXA: absorciometría de rayos X de doble energía; **BIA: análisis por bioimpedancia; *** valores obtenidos con DXA; ^SPPB *Short Physical Performance Battery*: serie corta de rendimiento físico.

Respecto a los puntos de corte, es interesante mencionar un estudio de prevalencia de sarcopenia en personas mayores sanas realizado en Barcelona. Tras medir el índice de masa muscular (IMM) por impedancia bioeléctrica en un grupo de referencia formado por personas jóvenes, establecen como puntos de corte de IMM para definir sarcopenia: < 8,31 kg/m^2 en varones y < 6,68 kg/m^2 en mujeres.[12] Respecto a la fuerza de prensión, señalar que disponemos de valores obtenidos del estudio de la población de Pizarra (Málaga).[13]

VALORACIÓN CLÍNICA DE LA FRAGILIDAD: MODELOS

La definición y el diagnóstico de fragilidad aún están en discusión. En general, se considera un síndrome geriátrico que aparece como consecuencia del deterioro de varios sistemas fisiológicos, lo que produce disminución de la capacidad de resistencia a factores estresantes (enfermedades o traumatismos), con incremento de la vulnerabilidad a resultados adversos (caídas, hospitalizaciones, institucionalizaciones y mortalidad) y es un factor de riesgo de discapacidad y dependencia.

Históricamente, se han utilizado dos enfoques o modelos para definir la fragilidad.[14] El primero se centra en el aspecto físico y, en este contexto, en 2001, el grupo de la Dra. Fried[15] definió un fenotipo de fragilidad, obtenido tras realizar el análisis secundario de un estudio de cohortes (*Cardiovascular Health Study*) que incluyó a 5.317 sujetos mayores de 65 años. El diagnóstico de fragilidad implica la presencia de tres de los siguientes criterios: pérdida de peso, estado de ánimo decaído, debilidad muscular, lentitud de la marcha y actividad física reducida. La positividad de uno o dos criterios conlleva el diagnóstico de prefragilidad (Tabla 3-3).

La segunda corriente, el modelo de déficits acumulativos, considera la fragilidad como un concepto muy amplio. Abarca tanto problemas físicos como aspectos psicológicos, cognitivos, sociales, discapacidad y comorbilidades. En este sentido, en 2005 un grupo de investigadores canadienses[16] diseñó, a partir del *Canadian Study of Health and Aging*, un índice de fragilidad que agrupa diferentes variables, que incluyen los componentes mencionados anteriormente.

Se han ido desarrollando diversas herramientas diagnósticas, pero ninguna integra la globalidad del modelo multidimensional con la sencillez que requiere la práctica clínica. A la espera de un cribado y diagnóstico operativo de amplio consenso, en el campo de la Nutrición Clínica, se utiliza fundamentalmente el fenotipo físico de fragilidad del grupo de la Dra. Fried que hemos comentado anteriormente. Dicho fenotipo valora aspectos como la debilidad muscular y la lentitud de la marcha, que también son incluidos como criterios en el diagnóstico de sarcopenia. Por ello, debemos recordar, que si bien fragilidad y sarcopenia se solapan en el aspecto físico, la fragilidad es un complejo y amplio síndrome multidimensional.

Tabla 3-3. Diagnóstico de fragilidad. Modificado del fenotipo físico de fragilidad de Fried *et al*[15]

Criterios	Medidas y puntos de corte	
Pérdida de peso	Pérdida > 4,5 kg o > 5% en el último año	
Estado de ánimo decaído	Preguntas de la escala de depresión CES-D. ¿Cuántas veces en la última semana: "Ha sentido en que todo lo que hace le supone un gran esfuerzo" o "Que no puede ponerse en marcha"? Nunca = 0; 1-2 días = 1; 3-4 días = 2; la mayoría de días = 3. Positivo si 2 o 3	
Actividad física	Gasto calórico (Cuestionario de actividad física en el tiempo libre de Minnesota) Hombres < 383 kcal/semana Mujeres < 270 kcal/semana	
Velocidad de la marcha		Tiempo en recorrer 15 pies (4,6 m)
	Hombres	
	Altura ≤ 1,73 m	≥ 7 s
	Altura > 1,73 m	≥ 6 s
	Mujeres	
	Altura ≤ 1,59 m	≥ 7 s
	Altura > 1,59 m	≥ 6 s
Fuerza de prensión		Fuerza de prensión (kg)
	Hombres	
	Altura ≤ 24	≤ 29
	Altura 24,1-26	≤ 30
	Altura 26,1-28	≤ 30
	Altura > 28	≤ 32
	Mujeres	
	Altura ≤ 23	≤ 17
	Altura 23,1-26	≤ 17,3
	Altura 26,1-29	≤ 18
	Altura > 29	≤ 21

CONCLUSIONES

- Las herramientas de valoración nutricional nos permiten diagnosticar, clasificar y realizar un seguimiento del paciente con riesgo de desnutrición, siendo las más utilizadas la Valoración Subjetiva Global y el *Mini Nutritional Assessment* y sus variantes.
- La sarcopenia se caracteriza por una disminución progresiva y generalizada de la masa muscular junto a la alteración funcional asociada al envejecimiento. Para su diagnóstico no hay unos criterios aceptados universalmente, pero hay publicados consensos que nos permiten su detección mediante las variables de fuerza muscular, masa muscular y deterioro del rendimiento físico.
- La fragilidad se considera un síndrome geriátrico debido al deterioro de varios sistemas fisiológicos que aumenta la vulnerabilidad a cualquier tipo de evento adverso. Para su detección y diagnóstico nos podemos basar en diferentes criterios establecidos.

REFERENCIAS BIBLIOGRÁFICAS

1. Rebollo Pérez MI. Diagnóstico de la malnutrición a pie de cama. Nutr Clin Med. 2007;1(2):87-108.
2. Xu YC, Vincent JI. Clinical measurement properties of malnutrition assessment tools for use with patients in hospitals: a systematic review. Nutr J. 2020;19(1):106.
3. Detsky AS, McLaughlin JR, Baker JP, Johnston N, Whittaker S, Mendelson RA, et al. What is subjective global assessment of nutritional status? JPEN J Parenter Enteral Nutr. 1987;11(1):8-13.
4. Barbosa-Silva MCG, Barros AJD. Indications and limitations of the use of subjective global assessment in clinical practice: an update. Curr Opin Clin Nutr Metab Care. 2006;9(3):263-9.
5. Ottery FD. Patient-Generated Subjective Global Assessment. In: PD McCallum & CG Polisena. The Clinical Guide to Oncology Nutrition. Chicago: The American Dietetic Association, 2000: 11-23.
6. Vellas B, Guigoz Y, Garry PJ, Nourhashemi F, Bennahum D, Lauque S, *et al.* The Mini Nutritional Assessment (MNA) and its use in grading the nutritional state of elderly patients. Nutr Burbank Los Angel Cty Calif. 1999;15(2):116-22.
7. Salvà Casanovas A. El Mini Nutritional Assessment. Veinte años de desarrollo ayudando a la valoración nutricional. Rev Esp Geriatría Gerontol. 2012;47(6):245-6.
8. Kaiser MJ, Bauer JM, Ramsch C, Uter W, Guigoz Y, Cederholm T, et al. Validation of the Mini Nutritional Assessment short-form (MNA-SF): a practical tool for identification of nutritional status. J Nutr Health Aging. 2009;13(9):782-8.
9. Cruz-Jentoft AJ, Baeyens JP, Bauer JM, Boirie Y, Cederholm T, Landi F, *et al.* Sarcopenia; European consensus on definition and diagnosis; Report of the European Working Group on Sarcopenia in Older People. Age Ageing. 2010;39:412-23.
10. Cruz-Jentoft AJ, Bahat G, Bauer JM, Boirie Y, Bruyere O, Cederholm T, *et al.* Sarcopenia: revised European consensus on definition and diagnosis. Age Ageing. 2018;0:1-16.
11. Cruz-Jentoft AJ, Bahat G, Bauer JM, Boirie Y, Bruyere O, Cederholm T, *et al.* Sarcopenia: revised European consensus on definition and diagnosis. Age Ageing. 2019;48:16-31.
12. Masanes F, Culla A, Navarro-Gonzalez M, Navarro-Lopez M, Sacanella F, Torres B, *et al.* Prevalence of sarcopenia in healthy community-dwelling elderly in an urban area of Barcelona (Spain). J Nutr Health Aging. 2012;16:184-7.
13. Sánchez Torralvo FJ, Porras N, Abuín Fernandez J, García Torres F, Tapia MJ, Lima F, *et al.* Normative reference values for hand grip dynamometry in Spain. Association with lean mass. Nutr Hosp. 2018;35:98-103.
14. Zugasti A, Casas A. Síndrome de fragilidad y estado nutricional: valoración, prevención y tratamiento. Nutr Hosp. 2019;36(N.º Extra. 2):26-37.

15. Fried LP, Tangen CM, Walston J, Newman AB, Hirsch C, Gottdiener J, *et al.* Frailty in older adults: evidence for phenotype. J Gerontol. 2001;56:146-56.
16. Rockwood K, Song X, MacKnight C, Bergman H, Hogan DB, McDowell I, *et al.* A global clinical measure of fitness and frailty in elderly people. CMAJ. 2005;173(5):489-95.

Diagnóstico de la desnutrición relacionada con la enfermedad

4

Miguel León Sanz y Mercedes Gutiérrez Oliet

INTRODUCCIÓN

A medio y largo plazo, una ingesta de nutrientes menor de los necesarios para un individuo conduce a una situación de desnutrición. Los signos objetivos más fácilmente reconocibles se deben primariamente a la disminución de ingesta calórica y, secundariamente, proteica, aunque su ingesta insuficiente se acompaña de la de múltiples micronutrientes.

Podría parecer que existe aprobación universal del concepto de desnutrición. Sin embargo, qué elementos deben considerarse en su definición y qué puntos de corte deben tener cada uno de ellos constituyen una materia de debate. En este capítulo se revisa el concepto de desnutrición en la práctica clínica y diversas propuestas para emplear una descripción aceptada de forma lo más universal posible.

DEFINICIÓN DE DESNUTRICIÓN

La asociación de desnutrición con la enfermedad ha sido observada de forma constante a lo largo de la Historia de la Medicina. En la década de los años setenta del pasado siglo se observa un auge del reconocimiento de la existencia de desnutrición en pacientes hospitalizados en países desarrollados. Desde entonces se han hecho variados intentos de definir la desnutrición.

La diferencia de las diversas propuestas se debe, en parte, a que los conceptos que hacen referencia a la desnutrición en la Clasificación Internacional de Enfermedades-9 (CIE 9) son los asociados a síndromes clásicos objetivados en países menos desarrollados, como el *kwashiorkor* (desnutrición proteica), el marasmo (desnutrición calórica) o la desnutrición mixta, dejando de lado la desnutrición relacionada con la enfermedad, que es la que podemos evaluar en nuestros pacientes a diario.

La desnutrición se pone de manifiesto mediante una gran variedad de características. Podemos encontrarnos ante pacientes con una desnutrición grave o una caquexia y, del mismo modo, atender a pacientes con una desnutrición moderada, no tan reconocible a simple vista, que puede progresar sin una intervención adecuada.[1] Además, existe desde hace un tiempo una preocupación creciente por la valoración de la posible desnutrición en los pacientes con sobrepeso u obesidad, en los que existe un desequilibrio entre la ingesta energética, el gasto calórico y la calidad de los nutrientes tomados.[2] Esto supone un importante problema de subjetividad del observador para identificar la desnutrición, por lo que, sumado a las limitaciones por sensibilidad y especificidad de las definiciones teóricas, las principales sociedades científicas consideran necesario establecer unos criterios que permitan realizar un diagnóstico más objetivo.

Criterios de desnutrición de la *American Society of Parenteral and Enteral Nutrition* (A.S.P.E.N.)

Las definiciones de desnutrición que tienen mayor relevancia en la actualidad se han ido formulando ya en el siglo XXI. En 2009, la Sociedad Americana de Nutrición Parenteral y Enteral (ASPEN) se une a la *American Academy of Dietetics* para elaborar un consenso en el que se propone la utilización de un conjunto estandarizado de características diagnósticas para identificar y documentar la desnutrición en adultos en la práctica clínica habitual. Se desarrolla una definición de desnutrición basada en la etiología, que incorpora el conocimiento del papel de la respuesta inflamatoria en la incidencia, progresión y resolución de la malnutrición.[1]

Según esto, se pueden establecer cuatro grupos que combinan la desnutrición relacionada con la enfermedad y la inflamación:[2]

- **Desnutrición relacionada con la enfermedad en presencia de inflamación crónica**. Se caracteriza por pérdida de peso, reducción del índice de masa corporal (IMC), y disminución de la masa y función muscular, en combinación con una enfermedad subyacente con actividad inflamatoria elevada y continua. Se observa con frecuencia en pacientes con enfermedades en fase avanzada, que desarrollan, además, una respuesta inflamatoria catabólica, como, por ejemplo, cáncer, enfermedad pulmonar obstructiva crónica (EPOC), enfermedad inflamatoria intestinal, insuficiencia cardíaca congestiva o enfermedad renal crónica.
- **Desnutrición producida por una enfermedad o evento agudo**. Generalmente, se observa en pacientes que ingresan en Unidades de Cuidados Intensivos o que son sometidos a procedimientos quirúrgicos importantes. Son pacientes con alto riesgo de desnutrición, debido a un metabolismo de estrés muy pronunciado. Existe un rápido consumo y liberación de energía y de nutrientes por la combinación de actividad proinflamatoria elevada, aumento de síntesis de corticoesteroides y catecolaminas junto con el reposo en cama y la ausencia o reducción de la ingesta.
- **Desnutrición relacionada con la enfermedad sin existencia de inflamación**. Es una forma de malnutrición desencadenada por la enfermedad en la que la inflamación no se encuentra entre los mecanismos etiológicos. Se observa, por ejemplo, en pacientes con disfagia, trastornos psiquiátricos, como la anorexia nerviosa y la depresión, o con malabsorción debida a trastornos intestinales, como en el síndrome del intestino corto.
- **Desnutrición que aparece en pacientes sin una enfermedad subyacente**. Se debe a la privación de alimentos o está en relación con otros factores socioeconómicos/psicológicos.

En cada una de estas categorías se proponen seis criterios diagnósticos con diferentes umbrales según el tipo de desnutrición: una ingesta energética insuficiente, pérdida de peso, pérdida de masa muscular, pérdida de grasa subcutánea, existencia de edemas localizados o generalizados y limitación del estado funcional.

Según este sistema diagnóstico, si un paciente presenta al menos dos de estos criterios, se podría establecer un diagnóstico de desnutrición.

Además, ASPEN propone la utilización de dos nuevos códigos diagnósticos para mejorar la identificación de la desnutrición en pacientes adultos. Con el número 262 se identificaría "otra malnutrición calórico-proteica grave" y con el 263.0 la "malnutrición de grado moderado".[3]

La definición de ASPEN cumple con los criterios de objetividad; sin embargo, no deja de ser una definición teórica, de difícil aplicación en la práctica clínica habitual. Es cierto que el uso universal de un único conjunto de criterios diagnósticos facilita el reconocimiento de la malnutrición y contribuye a realizar estimaciones más válidas sobre la prevalencia e incidencia de esta, pero, como señalan los autores del consenso, este es un trabajo en proceso sobre el que deberían realizarse revisiones periódicas con la evidencia más actualizada.

Criterios de desnutrición de la *European Society of Clinical nutrition and Metabolism* (ESPEN)

En 2015, la Sociedad Europea de Nutrición Clínica y Metabolismo (ESPEN) publica unos criterios diagnósticos basados en el riesgo de desnutrición, identificado por una herramienta de cribado nutricional, junto con una pérdida de peso o una diminución del IMC, en función de que el enfermo tenga una edad inferior o superior a setenta años. Estos criterios se sometieron a una votación entre los socios de ESPEN.[4]

Poco después, en 2017, con la premisa de alcanzar un consenso lo más amplio posible, la ESPEN publica unas guías que tienen como objetivo definir de la manera más precisa posible la terminología de los conceptos y los procedimientos nutricionales básicos. En ellas, la malnutrición se considera sinónimo de desnutrición y se define como el estado resultante de la falta de ingestión o de absorción de nutrientes que conduce a una alteración de la composición corporal (disminución de la masa libre de grasa) y de la masa celular. Esto ocasiona una disminución de la función física y mental y una peor evolución clínica de las enfermedades.[2]

Criterios de desnutrición según la *Global Leadership Initiative on Malnutrition* (GLIM)

De forma paralela, la ESPEN ha liderado también un consenso global para el establecimiento de unos criterios básicos de diagnóstico de la malnutrición en adultos en entornos clínicos, con Sociedades de Nutrición de Norteamérica, Latinoamérica, Sudeste asiático y Sudáfrica. Por esto invitó a formar un grupo de trabajo con representantes de esta Sociedades internacionales, bajo el nombre de Iniciativa de Liderazgo Global sobre Malnutrición (GLIM). Sus objetivos son la unificación del lenguaje y la definición de unos criterios diagnósticos de desnutrición universales e independientes de la etiología o el ámbito asistencial, para poder favorecer la comparación entre países y diferentes centros.[3]

El grupo GLIM seleccionó un enfoque de dos pasos para efectuar el diagnóstico, de forma similar a los criterios ESPEN ya mencionados. En primer lugar se debe realizar un cribado mediante el uso de alguna de las herramientas validadas para ello, con el objetivo de identificar el estado de riesgo de desnutrición. Posteriormente, se realiza la evaluación para el diagnóstico y la clasificación de la gravedad de la malnutrición.

Los cinco criterios diagnósticos mejor valorados son tres criterios fenotípicos (pérdida de peso no voluntaria, índice de masa corporal bajo y masa muscular reducida) y dos criterios etiológicos (reducción de la ingesta o asimilación de alimentos, e inflamación o carga de enfermedad). Se concluyó que para diagnosticar la malnutrición debían estar presentes al menos un criterio fenotípico y un criterio etiológico. Además, se propone que para clasificar la gravedad se utilicen los criterios fenotípicos, considerando la existencia de una desnutrición moderada o una desnutrición grave. Por su parte, los criterios etiológicos sirven para orientar la intervención nutricional.[5]

Pese a reconocerse el enorme valor del acuerdo sobre una base conceptual común a nivel universal para el diagnóstico de la desnutrición, tras la publicación de los Criterios GLIM se señalaron algunos problemas como son la utilización de los mismos criterios en el cribado y en el diagnóstico de desnutrición o el problema de aplicación de criterios GLIM en pacientes con obesidad. En estos individuos se ha propuesto resaltar el valor de la pérdida de masa libre de grasa para el diagnóstico. Sin embargo, esto exige la utilización de instrumentos fiables para la determinación de la composición corporal, no siempre disponibles.

Además, se ha señalado que pueden ser criterios excesivamente restrictivos, lo que puede perjudicar a pacientes que, necesitando un tratamiento nutricional, no lo vayan a tener financiado en ciertos lugares, por dejar de tener un diagnóstico de desnutrición según los criterios GLIM. Es decir, no cubren suficientemente el concepto de riesgo nutricional.

Por otro lado, existen dudas acerca de la universalidad de su aplicación. Muchos estudios que han evaluado estos criterios GLIM se han realizado en paciente de raza caucásica y tampoco se ha llegado a un consenso en cuanto a su aplicación en el paciente crítico.

No existe un Gold Standard con el que compararlos para comprobar su precisión y es necesaria su aplicación en distintas patologías y ámbitos para ver su validez, demostrando, además, si existe una mejoría tras una intervención nutricional en pacientes con diagnóstico de desnutrición por criterios GLIM.[3]

Por todo ello, se considera que el trabajo realizado debe reevaluarse periódicamente e implicar a las Sociedades científicas de la Nutrición para poder mejorar este consenso inicial con estos objetivos señalados como problemas actualmente.

CONCLUSIONES

- El diagnóstico de los casos extremos de desnutrición resulta evidente para la mayoría de los observadores. Sin embargo, alcanzar una definición consensuada de la desnutrición en todos sus grados de gravedad resulta más difícil. En este capítulo se han abordado las características de los criterios de desnutrición elaborados por Sociedades Científicas de rango internacional, ampliamente seguidos en numerosos países. Hasta ahora ningún sistema de definición de la desnutrición es perfecto. Puede ser poco pragmático o complicado de realizar por profesionales sanitarios no expertos en nutrición clínica, puede infra o supra estimar la presencia real de desnutrición, etc. Sin embargo, resulta clave compartir unos criterios consensuados y universales de desnutrición. Si se alcanza este consenso, la definición podría tomarse como una variable primaria para llevar a cabo estudios de intervención nutricional. Por falta de esta definición consensuada, los ensayos clínicos tienen a estudiar variables no relacionadas directamente con la nutrición, como pueden ser mortalidad, duración de la estancia hospitalaria, diagnóstico o curación de enfermedades infecciosas. Esto dificulta detectar el valor verdadero de la intervención nutricional. Por eso, será muy útil disponer de una definición comúnmente aceptada de desnutrición, con sus distintos grados y respuesta a los tratamientos nutricionales.

REFERENCIAS BIBLIOGRÁFICAS

1. White J, Guenter P, Jensen G, Malone A, Schofield M. Consensus Statement: Academy of Nutrition and Dietetics and American Society for Parenteral and Enteral Nutrition. Journal of Parenteral and Enteral Nutrition. 2012;36(3):275-83.
2. Cederholm T, Barazzoni R, Austin P, Ballmer P, Biolo G, Bischoff S, *et al.* ESPEN guidelines on definitions and terminology of clinical nutrition. Clinical Nutrition 2017;36(1):49-64.
3. León Sanz M. Revisión crítica de los criterios GLIM. Nutrición Hospitalaria 2021;38 (N.º Extra 1): 29-33.
4. Cederholm T, Bosaeus I, Barazzoni R, Bauer J, Van Gossum A, Klek S, *et al.* Diagnostic criteria for malnutrition - An ESPEN Consensus Statement. Clin Nutr 2015;34(3):335-40.
5. Cederholm T, Jensen G, Correia M, Gonzalez M, Fukushima R, Higashiguchi T, *et al.* GLIM criteria for the diagnosis of malnutrition -A consensus report from the global clinical nutrition community. Clinical Nutrition. 2019;38(1):1-9.

Codificación de la desnutrición relacionada con la enfermedad

5

Julia Álvarez Hernández, Viviana Pulgar Perera y Carmen Salido Campos

INTRODUCCIÓN

La desnutrición continúa siendo la causa más frecuente de mortalidad y uno de los principales problemas de salud en todo el mundo. Afecta de forma muy especial a un colectivo concreto, que son los sujetos hospitalizados, tomando entidad propia históricamente bajo la denominación de desnutrición hospitalaria. Su prevalencia se ha estimado clásicamente del 30-50% de los pacientes.[1,2]

En 2010 comenzó a acuñarse en la literatura el término de desnutrición relacionada con la enfermedad (DRE), poniendo en valor el papel que desempeña la inflamación en la etiopatogenia de la desnutrición para diferenciarla de la desnutrición derivada de las condiciones socioeconómicas desfavorables o de los cataclismos que desembocan en grandes hambrunas, principalmente, en el tercer mundo.[3]

Se calcula que la DRE en Europa afecta a más de 30 millones de personas y supone un coste extra derivado de 170.000 millones de euros al año.[4] Es importante recordar que la DRE se relaciona con un aumento de morbilidad (infecciones, dehiscencia de suturas, retraso en la consolidación de fracturas, etc.), prolonga la estancia hospitalaria, aumenta la tasa de reingresos, la mortalidad y los costes asociados. Su detección precoz y su prevención parecen esenciales en el pronóstico del paciente y en el adecuado consumo de recursos que se traduce en un ahorro de costes sociosanitarios.[5-7] Sin embargo, a pesar de su elevada prevalencia, sigue siendo un problema de salud poco visible como consecuencia de diversos factores. Merece la pena hacer una reflexión detenida sobre el papel que juega la falta de detección, diagnóstico y registro en la historia clínica, por ende, la dificultad de su codificación en nuestros informes de alta. No podemos olvidar que *"lo que no se registra no existe"* y *"lo que no se mide no se puede mejorar"*; dos máximas relevantes y de gran vigencia actual.[8]

Nadie duda de que la codificación es una de las herramientas de mayor interés de los sistemas de información epidemiológicos y de gestión clínica. La codificación de enfermedades es una forma de indizar toda la información que contienen las historias clínicas para facilitar su almacenamiento y recuperación, con una utilidad añadida de aportar conocimiento y clasificar a los pacientes. Contamos con distintos sistemas de clasificación de pacientes según distintos criterios, por ejemplo, si el criterio es de seguridad contamos con clasificaciones como el *AP Score* o el *APACHE*, entre otros, y si utilizamos un criterio de equivalencia en el consumo de recursos nos estamos refiriendo al sistema de clasificación de los GRD (Grupos Relacionados con el Diagnóstico). Pues bien, la codificación no es otra cosa que la clasificación de pacientes por criterios equivalentes de enfermedad.

Así, la CIE (Clasificación Internacional de Enfermedades y Problemas Relacionados con la Salud) es un sistema de clasificación de eje variable que utilizamos en la codificación. Se trata de una herramienta para registrar, notificar y agrupar afecciones y factores que influyen en la salud. Contiene categorías para enfermedades, afecciones y trastornos relacionados con la salud y causas externas de enfermedad o muerte.[9] Su estructura se ha desarrollado a partir de la propuesta por William Farr en la época en que comenzaron las discusiones internacionales sobre la estructura de una clasificación.[10] El propósito de la CIE es permitir el registro sistemático, el análisis, la interpretación y la comparación de los datos de mortalidad y morbilidad recolectados en diferentes países o áreas, y en diferentes momentos. La clasificación permite la conversión de los términos diagnósticos y de otros problemas de salud en palabras a códigos alfanuméricos, que facilitan su almacenamiento y posterior recuperación para el análisis de la información.[9,10]

La CIE se ha convertido en la clasificación internacional estándar de diagnósticos para todos los fines epidemiológicos generales y muchos propósitos de gestión de la salud.[9] Para llevar a cabo la codificación sanitaria se precisa la normalización del lenguaje clínico, unos criterios consensuados y la adopción de clasificaciones aceptadas y válidas para sus diferentes finalidades y mucho de trabajo en equipo. No podemos olvidar que la fuente documental básica para la codificación es la historia clínica; especialmente, los informes clínicos de alta. De ahí la importancia de que sean completos y de buena calidad. Su utilidad real es el fruto del entendimiento entre clínicos y documentalistas/codificadores que condiciona el éxito del registro.

ANTECEDENTES HISTÓRICOS

Para entender mejor algunos detalles de la codificación es importante hacer un breve recorrido histórico, remontándonos al origen de la Clasificación Internacional de Enfermedades (CIE). En la actualidad, disponemos de la Clasificación Internacional de Enfermedades y Problemas Relacionados con la Salud, Décima Revisión (CIE-10), que fue respaldada por la 43 Asamblea Mundial de la Salud en mayo de 1990 y se empezó a usar en los Estados Miembros de la Organización Mundial de la Salud (OMS) a partir de 1994. La creación de la CIE-10 tiene sus orígenes en el año 1850. Hay que recordar que la primera edición fue conocida como la Lista Internacional de las Causas de Muerte, siendo adoptada por el Instituto Internacional de Estadística en 1893. La clasificación internacional de enfermedades nació en el año 1950 en el Servicio de Salud Pública de EE.UU. y en la Administración de Veteranos de Guerra, para clasificar las patologías contenidas en la información clínica contenida en los archivos hospitalarios. En 1951, el *Columbia Presbyterian Medical Center* de New York desarrolló la CIE-6. Posteriormente, en 1959, la Asociación de Hospitales Americanos (AHA) y la de Médicos de EE.UU. desarrollaron la CIE-7. Y fue en 1968 cuando el Servicio de Salud Pública de EE.UU. publica la CIE-8, realizando una codificación de datos diagnósticos y poniendo especial énfasis en la morbilidad y la mortalidad. En ese mismo año, la Comisión sobre actividades profesionales y hospitalarias (CPHA) de Ann Arbor en Michigan publica la adaptación hospitalaria de la ICDA basada en la CIE-8 y en la ICDA-8 y luego, en 1973 la CPHA pública el H-ICDA-2. Y en el año 1977 se publica el CIE-9 MC respaldado por diversas asociaciones médicas americanas. Es entonces cuando, esta herramienta, creada con fines de control epidemiológico, se aprovecha para crear un sistema de clasificación de isorrecursos, los mencionados GRD, y se establecen normas de financiación de centros sanitarios americanos.

En el año 1989, el Ministerio de Sanidad español publicó la 1.ª edición en castellano de la CIE-9-MC, que ha estado vigente durante 30 años. Esta primera publicación fue sustituida por la CIE-10-ES, el 1 de enero de 2016, coincidiendo con la implantación de un nuevo modelo de recogida de datos de Conjunto Mínimo Básico de Datos (CMBD) (RD 69/2015) (Fig. 5-1). Esta evolución supuso un importante cambio cualitativo y cuantitativo en la codificación clínica, que ha implicado un periodo de aprendizaje y adaptación para la adopción de la nueva metodología. Sin embargo, a pesar de la evolución y el enorme trabajo de revisión realizado, en ambas clasificaciones la aproximación y

Desnutrición E46 [-]
• después de cirugía gastrointestinal K91.2
• falta de cuidado o negligencia (niño) (infante) T76.02
• grado [-]
• • leve (proteica) E44.1
• • moderada (proteica) E44.0
• • primera E44.1
• • segunda E44.0
• • severa E44.0
• • severa (proteico-energética) E43
• • • forma intermedia E42
• • • • con
• • • • • kwashiorkor (y marasmo) E42
• • • • • marasmo E41
• • tercera E43
• intrauterina
• maligna E40
• proteica E46
• • calórica E46
• • energía E46
• • severa (proteico-energética) E43
• • con
• • • kwashiorkor (y marasmo) E42
• • • marasmo E41

E40-E46 Desnutrición (E40-E46)
Excluye 1
• malabsorción intestinal (K90.-)
• secuelas de desnutrición calórico-proteica (E64.0)
Excluye 2
• anemias nutricionales (D50-D53)
• inanición (T73.0)

E40 kwashiorkor
Desnutrición severa con edema nutricional con despigmentación de piel y cabello
Excluye 1
• kwashiorkor marásmico (E42)

E41 Marasmo nutricional
Desnutrición severa con marasmo
Excluye 1
• kwashiorkor marásmico (E42)

E42 kwashiorkor marasmático
Forma intermedia de desnutrición calórico-proteica severa
Malnutrición calórico-proteica grave con signos combinados de kwashiorkor y marasmo

E43 Malnutrición calórico-proteica grave no especificada
Edema de hambre

E44 Malnutrición calórico-proteica de grado moderado y leve

E45 Retraso del desarrollo secundario y malnutrición calórico-proteica
Baja estatura nutricional
Retraso de crecimiento nutricional
Retraso de desarrollo físico debido a desnutrición

E43 Malnutrición calórico-proteica no especificada
Desequilibrio calórico-proteico NEOM
malnutrición NEOM
Excluye 1
• carencia nutricional NEOM (E63.9)

Figura 5-1. Códigos de desnutrición incluidos en la CIE-10-ES.

nivel de detalle de los diagnósticos de desnutrición están bastante alejados de la desnutrición real que observamos en nuestros centros sanitarios y sociales (hospitales, centros de atención primaria y residencias).

Desde el punto de vista clínico, tras el establecimiento de los conceptos de kwashiorkor y marasmo en la década de los años sesenta, se continuó matizando el concepto de malnutrición diez años después, sobre todo, a partir de la desnutrición observada en los hospitales de los países desarrollados que estaba ocasionada por una combinación de desequilibrio energético y proteico. En cualquier caso, las codificaciones establecidas en la CIE acogen términos relacionados más con la desnutrición en la infancia en países en desarrollo, periodos de hambruna, grandes catástrofes naturales, pobreza que condicionan la ingesta de alimentos de forma crónica que con la DRE (Fig. 5-2).

En el año 2008, SENPE (Sociedad Española de Nutrición Clínica y Metabolismo) y SEDOM (Sociedad Española de Documentación Médica) elevaron a la Comisión Técnica del Ministerio de Sanidad de la CIE-9MC sus conclusiones de un trabajo de revisión entre clínicos y codificadores para unificar criterios de clasificación, atendiendo a la realidad de los casos de desnutrición que se registraban en los centros hospitalarios.[11] Estas conclusiones fueron recogidas en el boletín de la comisión y difundido para ser implementadas por los codificadores de todo el país.[12]

El diagnóstico de desnutrición se encuentra en casi la totalidad de los episodios como diagnostico secundario. A partir de 2009 aumentó exponencialmente el número de diagnósticos agrupados bajo el término de carencias nutricionales, sobre todo, en hospitales con una dotación entre 100 y 200 camas (Fig. 5-3). Desde el consenso, y tras dictar la normativa, se estabilizó la codificación de nutrición enteral (NE) y nutrición parenteral (NP) como procedimiento, siendo considerada por los expertos en codificación como una forma de codificación más correcta (Fig. 5-4).

Las dificultades para la interpretación de términos han seguido existiendo en relación con la CIE-10. En Estados Unidos se han liderado iniciativas similares para poder optimizar la clasificación de enfermedades, adaptándola a la realidad hospitalaria.[13,14]

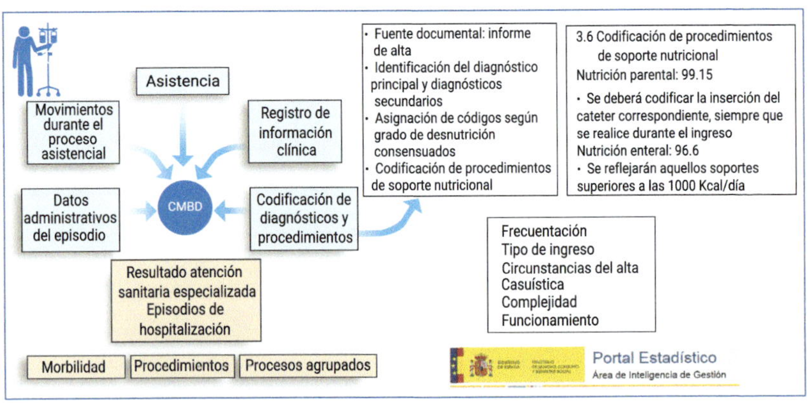

Figura 5-2. Importancia de la desnutrición y del soporte nutricional en la elaboración del CMBD (conjunto mínimo básico de datos).

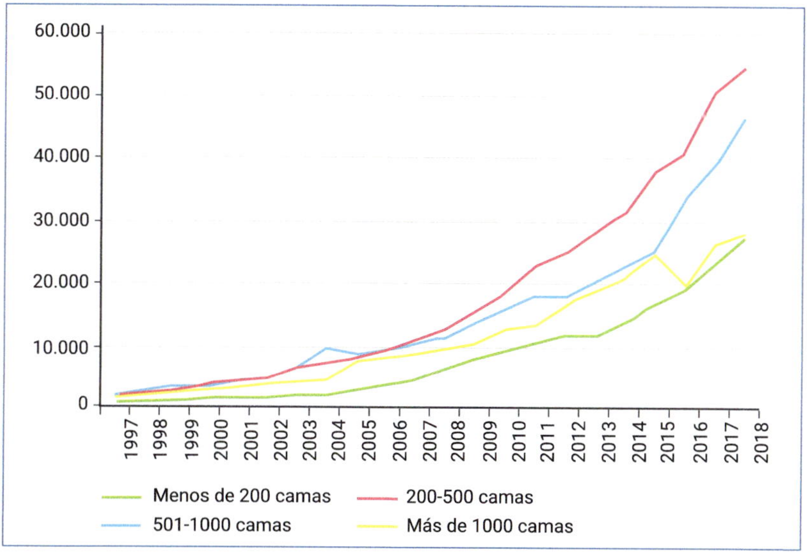

Figura 5-3. Codificación de carencias nutricionales. Fuente: https://pestadistico.inteligenciadegestion.mscbs.es.

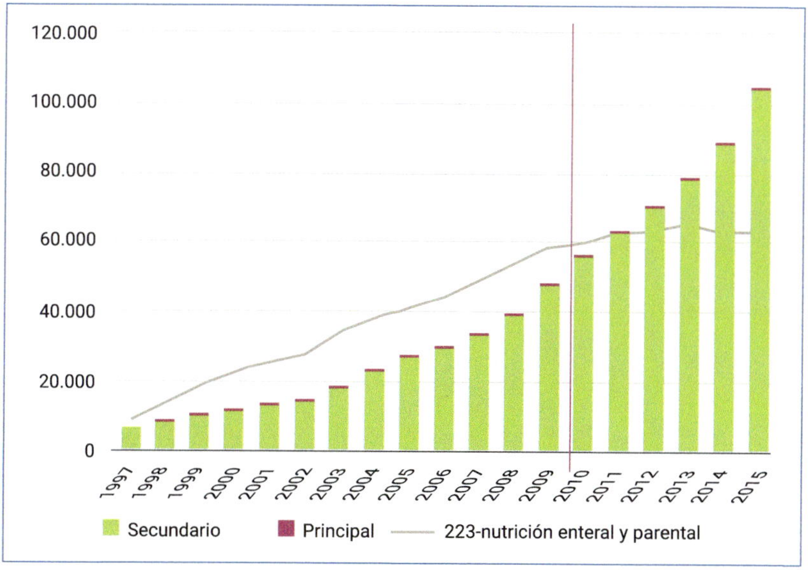

Figura 5-4. Número de diagnósticos principales y secundarios de desnutrición (carencias nutricionales) y procedimientos de nutrición enteral y nutrición parenteral.

CODIFICACIÓN Y CRITERIOS GLIM (LIDERAZGO GLOBAL SOBRE DESNUTRICIÓN)

Definir la desnutrición tiene sus dificultades y, a pesar del interés de los clínicos, la comunidad científica llegó a tildar esta circunstancia de "misión imposible".[15]

Varios centros hospitalarios y servicios de Endocrinología y Nutrición han intentado establecer una relación entre diagnóstico clínico y la severidad de la desnutrición y los códigos propuestos por la CIE-10. A pesar de las carencias ya comentadas de CIE-10, el objetivo de establecer estas relaciones es facilitar la codificación de dicha información en los informes alta por parte de los codificadores. La tabla 5-1 muestra la propuesta del Hospital Universitario Virgen de la Victoria de Málaga.

En los últimos años, distintas aproximaciones han permitido llegar a consensos que han ido un poco más allá de la mera definición y han identificado características para intentar incluirlas en la CIE. Así, los criterios GLIM, publicados en 2019, que están en proceso continuo de validación en distintos ámbitos de la comunidad científica, contemplan establecer dos códigos para la clasificación de la desnutrición relacionada con la enfermedad, según los criterios de gravedad (Tabla 5-2),[16] simplificando y acercando a nuestra realidad la Clasificación Internacional de Enfermedades.

La CIE-11, que ha sido actualizada para el siglo XXI, refleja avances científicos y médicos fundamentales y puede integrarse bien con las aplicaciones sanitarias electrónicas y los sistemas de información. Esta nueva versión es totalmente electrónica, permite registrar más detalles y es mucho más fácil de usar y aplicar, lo que reducirá el número de errores y los costes, y hará que sea mucho más accesible, especialmente, en entornos con bajos recursos. Se presentó oficialmente en la OMS el 18 de marzo de 2018, dejando un periodo abierto de espacio de apelaciones, sugerencias, preguntas etc., con el objetivo de mejorar este documento y mejorar así la información a recoger. A fecha de hoy desconocemos si han sido aceptadas las sugerencias propuestas por el grupo GLIM y otros similares relativas a la desnutrición. Estaba previsto que la CIE-11 arrancara en

Tabla 5-1. Codificación en CIE10 del diagnóstico de desnutrición

PROTEICA \ CALÓRICA	Normal	Moderado	Grave	
Normal	Sin desnutrición	Desnutricón calórica-proteica (E-44.0)	Desnutrición calórica (E-41)	Datos indirectos de desnutrición CP (≤ 23,5 y alteración analítica: colesterol, albúmina y linfocitos bajos)
Moderada	Desnutrición proteica (E-40)	Desnutricón calórica-proteica (E-44.0)	Desnutrición calórica-proteica (E-42)	
Grave	Desnutrición proteica (E-40)	Desnutrición calórica-proteica (E-42)	Desnutrición calórica-proteica (E-42)	DESNUTRICIÓN NO ESPECIFICADA (E-46)

Tabla 5-2. Propuesta de criterios GLIM de gravedad para la codificación en CIE-11

	Criterios fenotipicos		
	% Pérdida peso	**IMC bajo (kg/m²)**	**Reducción de masa muscular**
Estadio 1. Desnutrición moderada (requiere 1 criterio fenotípico que cumplen con este grado)	5%-10% en los últimos 6 meses O 10%-20% en más de 6 meses	< 20 si < 70 años < 22 si ≥ 70 años	Déficit Leve o Moderada (Puntos de corte establecidos para Dexa y BIA)
Estadio 2. Desnutrición grave(requiere 1 criterio fenotípico que cumplen con este grado)	>10% en los últimos 6 meses O > 20% en más de 6 meses	< 18,5 si < 70 años < 20 si ≥ 70 años	Déficit grave (Puntos de corte establecidos para Dexa y BIA)

distintos países de nuestro entorno en 2022, pero la pandemia COVID19 ha retrasado su implementación y en España parece que no podrá producirse hasta 2025.

LA CODIFICACIÓN DE LA DESNUTRICIÓN RELACIONADA CON LA ENFERMEDAD Y SU VÍNCULO EN LA GESTIÓN

Como hemos visto a lo largo de este capítulo, parece que la codificación sanitaria es una herramienta imprescindible para el sistema de información del Sistema Nacional de Salud. Proporciona datos homologables y fácilmente comparables sobre la salud, a nivel nacional e internacional. Permite facilitar la comunicación entre sanitarios, usuarios, gestores, epidemiólogos, investigadores y responsables políticos, permitiendo la monitorización y seguimiento de los problemas de salud, así como la elaboración de estadísticas nacionales e internacionales, que permitan comparar, evaluar y mejorar la sanidad. Sin olvidar que resulta adecuada para estudios de aspectos financieros de un sistema de salud, como la facturación o la asignación de recursos.[17-20]

En España, desde finales de los años noventa, el Ministerio de Sanidad elabora periódicamente los pesos y costes de los procesos de hospitalización para el sistema de clasificación de pacientes en las versiones en vigor de las familias del sistema de clasificación de pacientes por GRD. Estos pesos y costes son utilizados como referencia para, entre otros, establecer tarifas de compensación para el Fondo de Cohesión del SNS, elaborar precios de tarificación a terceros o para contratación de centros concertados y sirven como estándares de resultados de coste en el ámbito de la gestión sanitaria.

Codificar la desnutrición modifica el GRD de un episodio de hospitalización del paciente, cambiando a un GRD de mayor peso y confirmando el mayor uso de recursos que acompaña siempre a este proceso. La DRE complica la enfermedad de base y el tratamiento de las complicaciones asociadas; aumenta el coste del episodio (reintervenciones, tratamientos antibióticos, reingresos etc.). En las figuras 5-5 y 5-6 se recogen algunos

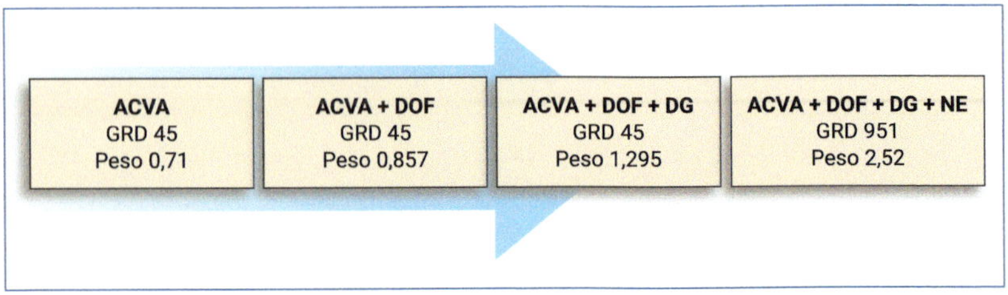

Figura 5-5. Modificación del peso de los Grupos Relacionados con el Diagnóstico (GRD) según la codificación de la CIE-10 en un episodio de accidente cerebrovascular agudo (ACVA) complicado con disfagia orofaríngea (DOF) y desnutrición grave (DG) que precisa nutrición enteral (NE) por sonda nasogástrica.

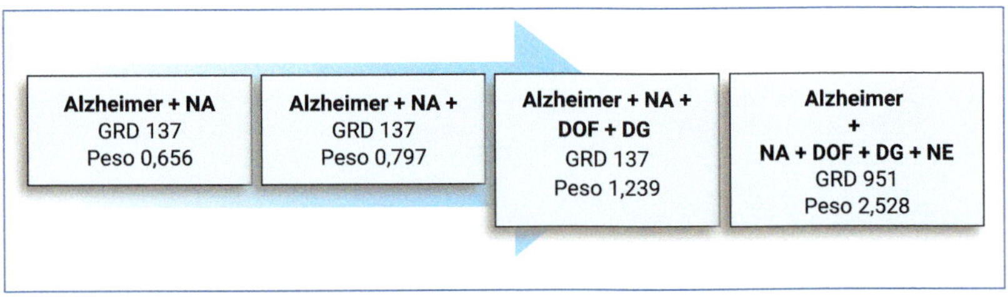

Figura 5-6. Modificación del peso de los grupos relacionados con el diagnóstico (GRD) según la codificación de la CIE-10 en un episodio de neumonía por aspiración (NA) en un paciente con enfermedad de Alzheimer, complicada con disfagia orofaríngea (DOF) y desnutrición grave (DG), que precisa nutrición enteral (NE) por sonda nasogástrica.

ejemplos que ilustran esta consideración. Un episodio de ACVA (accidente cerebrovascular agudo) corresponde a un GRD que tiene asignado un peso medio de 0,71. Este peso se puede modificar si el paciente tiene disfagia orofaríngea (DOF) y desnutrición grave y, por supuesto, si como consecuencia de DOF precisa NE. El peso medio establecido pasa de 0,71 a 2,52. Otro ejemplo que ilustramos es el de un episodio de Alzheimer por aspiración. Se le asigna el GRD 137 con un peso medio de 0,656 cuando añadimos el diagnostico de DOF, que suele ser la causa de la neumonía en este tipo de pacientes; así, el peso sube 0,141 puntos y si le añadimos desnutrición grave, sigue aumentando el peso, duplicándose el inicial. Si definitivamente añadimos el procedimiento de NE, con el que seguro deben ser tratados un importante número de pacientes, el peso pasa de 0,656 a 2,52.

En el contexto actual de la pandemia, desde junio de 2020, se ha indicado clasificar la neumonía COVID con los códigos que se indican en el gráfico, correspondiéndole el GRD 137, asignándole una estancia media de casi 5 días y un peso de 0,7973, que, cuando se le añade la DRE, aumenta el estadio de gravedad y la estancia en 2 días y, en consecuencia, el peso del GRD pasa de 0,797 a 1,2396 (Fig. 5-7). La codificación de la DRE modifica el Case MIX de un centro hospitalario, aumentando la complejidad y permite reconocer la eficiencia de los centros.

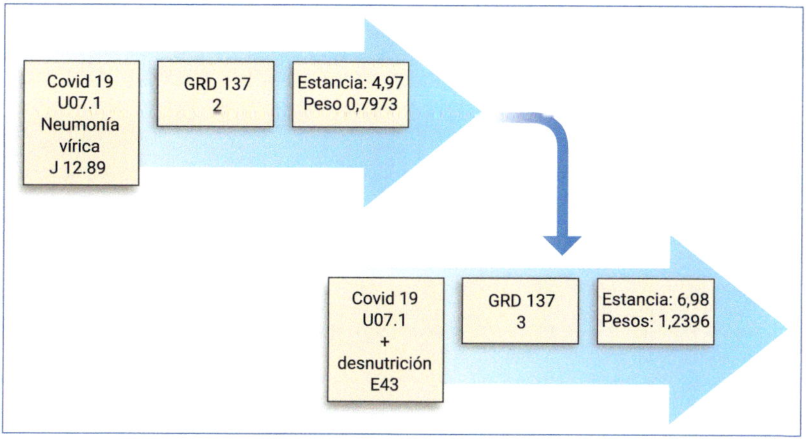

Figura 5-7. Codificación de COVID con desnutrición en la CIE-10. Modificación de los grupos relacionados con el diagnóstico (GRD) y estancia hospitalaria.

CONCLUSIONES

- La Codificación es una herramienta de gran utilidad en los Sistemas de Información.
- Si detectamos la presencia o riesgo de DRE e incluimos esta información en los registros clínicos e informes de alta, podemos facilitar la codificación de los episodios de los pacientes.
- La codificación permite tener información epidemiológica y, además, es esencial para la construcción de los GRD y, por tanto, en la gestión de los centros.
- Los códigos establecidos para la Desnutrición en la CIE-9 MC y CIE-10-ES no se ajustan a la realidad clínica de la DRE. Los criterios GLIM proponen ajustes en la CIE-11.
- Los Clínicos y Documentalistas/Codificadores necesitamos trabajar para mejorar las herramientas de registro de información clínica de que disponemos y mejorar la calidad de los sistemas de información.

REFERENCIAS BIBLIOGRÁFICAS

1. Bistrian BR, Blackburn GL, Vitale J, Cochran D, Naylor J. Prevalence of malnutrition in general medical patients. JAMA. 1976;235(15):1567-70.
2. Waitzberg DL, Ravacci GR, Raslan M. Desnutrición hospitalaria. Nutr Hosp. 2011;26:254-64.
3. Jensen GL, Mirtallo J, Compher C, Dhaliwal R, Forbes A, Grijalba RF, *et al.* Adult starvation and disease-related malnutrition: a proposal for etiology-based diagnosis in the clinical practice setting from the International Consensus Guideline Committee. J Parenter Enteral Nutr. 2010;34(2):156-9.
4. Ljungqvist O, Man F de. Under nutrition: a major health problem in Europe. Nutr Hosp. 2009;24(3):369-70.
5. Alvarez-Hernandez J, Planas Vila M, Leon-Sanz M, Garcia de Lorenzo A, Celaya-Perez S, Garcia-Lorda P, *et al.* Prevalence and costs of malnutrition in hospitalized patients; the PREDyCES Study. Nutr Hosp. 2012;27(4):1049-59.

6. Leon Sanz M, Brosa M, Planas M, Garcia de Lorenzo A, Celaya -Pérez S. PREDyCES study; the cost of hospital malnutrition in Spain. Nutrition. 2015;31:1096-103.
7. Palma Milla S, Meneses D, Valero M, Calso M, Garcia Vazquez N, Ruiz Garrido M. Costes asociados a la desnutrición relacionada con la enfermedad y su tratamiento: revisión de la literatura. Nutr Hosp. 2018;35(2):442-60.
8. Álvarez Hernández J, García de Lorenzo A. Codificación de la desnutrición hospitalaria; la vigencia de una frase. Nutr Hosp. 2008;23(6):529-30.
9. Clasificación Internacional de Enfermedades para Estadísticas de Mortalidad y Morbilidad. Undécima Revisión. Guía de referencia (CIE-11). Disponible en: https://icd.who.int/es/docs/Guia%20de%20Referencia%20(version%2014%20nov%202019).pdf
10. Organización Panamericana de Salud. Clasificación Internacional de Enfermedades (CIE). Disponible en: https://www3.paho.org/hq/index.php?option=com_content&view=article&id=3561:2010-clasificacion-internacional-enfermedades-cie&Itemid=2560&lang=es
11. Álvarez J, Del Río J, Planas M, García Peris P, García de Lorenzo A, Calvo V, Olveira G, Irles JA, Piñeiro G; Grupo de Documentación de SENPE. Documento SENPE-SEDOM sobre la codificación de la desnutrición hospitalaria. Nutr Hosp. 2008;23(6):536-40.
12. Instituto de Información Sanitaria. Codificación clínica con la CIE-9-MC. Unidad Técnica de la CIE-9-MC para el Sistema Nacional de Salud. Complicaciones de Cirugía y Cuidados Médicos. Codificación de la Desnutrición Hospitalaria. Boletín número 29. Año XII. Junio, 2008 Disponible en: https://www.mscbs.gob.es/estadEstudios/estadisticas/normalizacion/clasifEnferm/boletines/Codificacion_clinica_n29_08.pdf.
13. Giannopoulos GA, Merriman LR, Rumsey A, Zwiebel DS. Malnutrition coding 101: financial impact and more. Nutr Clin Pract. 2013 Dec;28(6):698-709.
14. Doley J, Phillips W. Coding for Malnutrition in the Hospital: Does It Change Reimbursement? Review Nutr Clin Pract. 2019 Dec;34(6):823-31.
15. Meijers JM, van Bokhorst-de van der Schueren MA, Schols JM, Soeters PB, Halfens RJ. Defining malnutrition: mission or mission impossible? Nutrition. 2010 Apr;26(4):432-40.
16. Cederholm T, Jensen GL, Correia MITD, Gonzalez MC, Fukushima R, Higashiguchi T, *et al.* GLIM criteria for the diagnosis of malnutrition - A consensus report from the global clinical nutrition community. Clin Nutr Edinb Scotl. 2019;38(1):1-9.
17. Barcina Pérez P, Mercader Ros T, Abellán Aynes O, Cayuela García JM, Góngora Hervás J, Hernández Jiménez P, *et al.* Desnutrición relacionada con la enfermedad, parámetros funcionales y costes asociados en un hospital general. Nutr Hosp. 2021;38(4):765-72.
18. Villalobos Gámez JL, González Pérez C, García-Almeida JM, Martínez Reina A, del Río Mata J, Márquez Fernández E, *et al.* INFORNUT® Process; improves accessibility to diagnosis and nutritional support for the malnourished hospitalized patient; impact on management indicators; two-year assessment. Nutr Hosp. 2014;29(6):1210-23.
19. Ballesteros Pomar MD, Suárez Gutiérrez A, Calleja Fernández A, Pintor de la Maza B, Urioste Fondo A, Vidal Casariego A, *et al.* Impacto de una adecuada codificación de la desnutrición relacionada con la enfermedad en los índices hospitalarios. Nutr Hosp. 2016;33(1):86-90.
20. Morán López JM, Piedra León M, Beneítez Moralejo B, Enciso Izquierdo FJ, Luengo Pérez LM, Amado Señaris JA. Efficiency, cost-effectiveness and need of inversion in nutritional therapy. Importance of detecting and documenting undernutrition. Clin Nutr ESPEN. 2016 Jun;13:e28-e32.

VALORACIÓN MORFOFUNCIONAL DE LA DESNUTRICIÓN RELACIONADA CON LA ENFERMEDAD: MÉTODOS CLÁSICOS Y EMERGENTES

II

Valoración y diagnóstico morfofuncional del músculo

6

Daniel A de Luis Román, Juan José López Gómez y Olatz Izaola Jáuregui

INTRODUCCIÓN

La Desnutrición Relacionada con la Enfermedad (DRE) es un problema de primer orden en todo el mundo. En nuestro país, el trabajo más importante que evaluó por primera vez este problema fue el estudio PREDyCES, realizado en 31 hospitales españoles.[1] En este estudio, la prevalencia de DRE fue del 23,7% en el momento del ingreso hospitalario. La desnutrición se asoció a un incremento de la estancia hospitalaria, especialmente, en aquellos pacientes que ingresaron sin desnutrición y que presentaron desnutrición al alta. En nuestra Comunidad Autónoma, un estudio multicéntrico transversal demostró una prevalencia de DRE, valorada por el *Mini Nutritional Assessment* (MNA),[2] del 23,9% de los pacientes ingresados en servicios de Medicina Interna, presentando, además, un 50,2% de los pacientes riesgo de desnutrición.[3] Este problema también se observa en servicios quirúrgicos.[4] Esta DRE afecta a la función muscular incluso antes de que se perciban los cambios en la propia masa muscular; por tanto, la alteración en la ingesta, digestión o absorción de nutrientes puede tener un impacto significativo en la salud muscular, independientemente de los cambios en la masa muscular.[5]

EL PAPEL DEL MÚSCULO EN EL CONTEXTO DE LA DESNUTRICIÓN RELACIONADA CON LA ENFERMEDAD

En estos momentos, la redefinición del músculo como un órgano secretor que libera péptidos anabólicos y catabólicos (mioquinas), expresados y producidos por las propias fibras musculares,[6] ha proporcionado una base conceptual para comprender cómo se comunica el músculo esquelético con otros órganos o tejidos.[7] Esto nos demuestra que además de las funciones relacionadas con el movimiento, generación de energía y mantenimiento postural, el músculo tiene una función metabólica e incluso endocrina,[8] por lo que desempeña un papel muy importante en los efectos beneficiosos del ejercicio físico sobre la salud y como mecanismo de regulación en la fisiopatología de diversas enfermedades, como la obesidad, la sarcopenia y la *diabetes mellitus*.

Es necesario tener en cuenta que durante la estancia hospitalaria se producen cambios importantes en el paciente por alteración de la ingesta de nutrientes, inmovilización e inflamación. Por lo tanto, en ausencia de contracción muscular, se produce atrofia tanto en el tamaño como en la función del músculo, disminuyendo no solo el grosor de las fibras, sino también la densidad capilar y la actividad metabólica muscular.[9] Para compensar esta situación, el organismo desarrolla una respuesta adaptativa. Debido a la capacidad de plasticidad del músculo, este tejido es uno de los primeros en actuar como defensa contra la desnutrición. La plasticidad muscular implica un cambio en el flujo y en la utilización de carbohidratos y proteínas como sustratos metabólicos. Los cambios relacionados con la plasticidad incluyen no solo la exportación y el uso de proteínas musculares (como fuente de energía para apoyar funciones principales), sino también una disminución en la disponibilidad de aminoácidos en todo el cuerpo (principalmente, glutamina), lo que afecta a las funciones metabólicas, a la respuesta oxidativa, al recambio de proteínas, a la masa muscular y a la fuerza. Si la DRE se mantiene en el tiempo y no se trata adecuadamente, la capacidad amortiguadora del músculo puede anularse de manera crítica. En estas condiciones, y como consecuencia del deterioro general del organismo, los pacientes pueden entrar en un círculo vicioso de complicaciones que afectan a la calidad de vida, prolongan la hospitalización y aumentan el riesgo de reingreso y los gastos sanitarios.[10-12]

Por otra parte, en la actualidad se ha comenzado a utilizar unos criterios de diagnóstico y valoración de la DRE, conocidos como criterios GLIM (Liderazgo Global sobre Desnutrición).[13] Esta iniciativa GLIM se basa en criterios fenotípicos (básicamente, clínicos) y criterios etiológicos (Tabla 6-1), en los que desempeña un papel muy importante la valoración de la masa muscular.

Tabla 6-1. Clasificación de la gravedad de la desnutrición según los criterios GLIM, siendo la masa muscular un parámetro de primer nivel

	Criterios fenotípicos		
	Pérdida de peso (%)	**Bajo índice de masa corporal (kg/m²)**	**Masa muscular reducida***
Etapa 1. Desnutrición moderada (Requiere 1 criterio fenotípico que cumpla con este grado)	5-10% en los últimos 6 meses o 10-20% después de 6 meses	< 20 en < 70 años < 22 en ≥ 70 años	Déficit leve a moderado (según métodos de evaluación validados)
Etapa 2. Desnutrición grave (Requiere 1 criterio fenotípico que cumpla con este grado)	> 10% en los últimos 6 meses o > 20% después de 6 meses	< 18,5 en < 70 años < 20 en ≥ 70 años	Déficit grave (por métodos de evaluación validados)

*Por ejemplo, el índice de masa magra apendicular (MMA, kg/m²) por absorciometría dual de energía o estándares correspondientes utilizando otros métodos de composición corporal, como análisis de impedancia bioeléctrica, TC o RM. Cuando no esté disponible o por preferencia regional, se puede usar un examen físico o medidas antropométricas estándar, como las circunferencias de la mitad del músculo del brazo o de la pantorrilla. Las evaluaciones funcionales, como la dinamometría, pueden usarse como una medida de soporte.

CRITERIOS FENOTÍPICOS Y ETIOLÓGICOS PARA EL DIAGNÓSTICO DE LA DESNUTRICIÓN RELACIONADA CON LA ENFERMEDAD (CRITERIOS GLIM)

Criterios fenotípicos

- Pérdida de peso (%): > 5% en los últimos 6 meses o > 10% a los 6 meses.
- Bajo índice de masa corporal (kg/m^2): < 20 en < 70 años, o < 22 en > 70 años. Asia: < 18,5 en < 70 años o < 20 en > 70 años.
- Reducción de la masa muscular: determinada mediante técnicas validadas de medición de la composición corporal.

Criterios etiológicos

- Reducción de la ingesta o asimilación de alimentos: ≤ 50% de requerimientos energéticos > 1 semana o cualquier reducción durante > 2 semanas, o cualquier enfermedad gastrointestinal crónica que tenga un impacto adverso en la asimilación o absorción de alimentos.
- Inflamación: enfermedad/lesión aguda o relacionada con la enfermedad crónica.

VALORACIÓN NUTRICIONAL CLÁSICA

En la *evaluación antropométrica clásica* de un paciente se utilizan diferentes medidas físicas, y algunos pliegues y perímetros. Son métodos no invasivos, de fácil obtención (peso, talla, pliegues y circunferencias), pero que presentan inconvenientes, como, por ejemplo, que en algunas situaciones sufren modificaciones no relacionadas con los hábitos nutricionales (por ejemplo, la talla puede alterarse por osteoporosis y el peso por la presencia de una descompensación hidrópica)[12] (Tabla 6-2). La estandarización de

Tabla 6-2. Problemas de interpretación de los parámetros clásicos de valoración nutricional

Parámetros clásicos	Problemas
Peso	Es variable en pacientes con descompensación hidrópica y deshidratación; hay problemas en los registros en historias clínicas, problemas de recuerdo del paciente sobre el peso habitual, etcétera.
Índice de masa corporal	Poco sensible a los cambios precoces de la desnutrición. Sobrestima la masa grasa en personas con mayor masa corporal y la infraestima a la inversa. Mal parámetro en pacientes con obesidad sarcopénica.
Pliegues, perímetros y circunferencias	Variabilidad interobservador e intraobservador, difícil reproductibilidad. Interferencias en pacientes con descompensación hidrópica. Problemas de medida en pacientes obesos.
Parámetros bioquímicos	Interferencias por procesos agudos (cirugías, infecciones, etc.). La albúmina no identifica a individuos con malnutrición calórica y se altera con modificaciones oncóticas.

estos métodos es uno de los problemas existentes, por lo que se han desarrollado algunas iniciativas para realizar una formación adecuada en su obtención e interpretación (https://ienva.org/es/material-educacional-videos-de-valoracion-nutricional).

De manera adicional a los datos obtenidos con la antropometría clásica, se pueden utilizar otras técnicas más avanzadas de evaluación de la composición corporal para calcular los compartimentos magro y graso. Estos compartimentos reflejan, respectivamente, el estado proteico y la reserva energética del organismo. Son herramientas diagnosticas de diversa accesibilidad en la consulta y de coste variable, siendo la más extendida en la práctica clínica real la impedanciometría bioeléctrica, pero ninguna está exentas de problemas (Tabla 6-3). Se han empleado, por ejemplo, *métodos isotópicos*, que, mediante la utilización de elementos isotópicos, permiten determinar diferentes compartimentos, como el agua corporal total y la masa celular corporal. Se utiliza la radiación natural que emite el potasio (catión intracelular) para medir la masa magra. También se han empleado *métodos densitométricos*,[13] que se usaban clásicamente para calcular la densidad corporal en función de su masa y su volumen. Estos son la hidrodensitometría y los métodos pletismográficos. También se usan *métodos basados en la conductancia eléctrica*, como la impedancia bioeléctrica[14] y *métodos basados en el diagnóstico por imagen*, como la absorciometría dual de rayos X (DEXA), la tomografía computarizada (TC) y la resonancia magnética (RM).

Por último, no debemos olvidar la *valoración nutricional funcional*, que está adquiriendo cada vez más importancia. Se utiliza ampliamente en esta área la dinamometría, mediante la cual se obtiene la fuerza de prensión isométrica de la mano, infiriéndose con ella la fuerza muscular. Otro método empleado es *el test de velocidad de la marcha*, en el que se mide la velocidad del paciente en recorrer determinada distancia y cuando está disminuida (menor de 1 metro por segundo), se relaciona con la fragilidad del individuo.[15] También se utiliza el SPPB (*Short Physical Performance Battery*) con sus tres pruebas: test de equilibrio, test de caminar y test de levantarse.[16]

Ecografía nutricional® en la nueva era de la valoración nutricional

En este capítulo "bisagra" de este manual, en el que intentamos poner en valor el cambio de paradigma de los métodos clásicos de valoración nutricional y esta nueva aproximación a una valoración nutricional más funcional, desempeña un papel muy importante la ecografía nutricional®. La ecografía nutricional® puede facilitarnos información relativa a la valoración funcional, metabólica y morfométrica del músculo. Desde el *punto de vista funcional*, las propiedades biomecánicas del músculo pueden determinarse con el ángulo de peneación, el cual está formado por el ángulo que generan los fascículos y la aponeurosis interna y refleja la orientación de las fibras musculares en relación al tejido conectivo/tendón; también son útiles en la valoración la longitud del fascículo o la elastografía.[17] En relación a la valoración metabólica es importante destacar la información sobre la infiltración grasa (mioesteatosis), que se manifiesta como un aumento de la ecogenicidad, los cambios degenerativos de la edad (esclerosis senil), que también muestran un aspecto hiperecogénico del músculo y la mionecrosis en pacientes graves. Otra imagen patológica es la presencia de áreas de edema perimuscular como zonas hipoecoicas.

Desde el punto de vista morfométrico es importante tener una serie de medidas de posición del paciente, localización de estructuras anatómicas y sistematización de cortes

Tabla 6-3. Problemas con diferentes técnicas de valoración nutricional

Técnicas	Problemas
Impedanciometría	• Son necesarias fórmulas ajustadas para cada patología y población de estudio. • No determina directamente la masa muscular. • El estado de hidratación del paciente es un aspecto clave para su interpretación. • Es necesaria una estandarización en las condiciones de medida.
Densitometría	• Genera radiación ionizante. • Se obtiene una estimación regional de la masa muscular. • La hidratación y el contenido de glucógeno condicionan los resultados y la interpretación de la técnica. • Existe una limitación en número de aparatos en los Sistemas de Salud, por lo que hay listas de espera. • Es dependiente de los servicios de Radiodiagnóstico.
Tomografía computarizada	• Genera radiación ionizante. • Hay diferencias entre modelos. • Se obtiene una estimación regional de la masa muscular. • Existe una limitación en número de aparatos en los Sistemas de Salud, por lo que hay listas de espera. • Es dependiente de los servicios de Radiodiagnóstico.
Resonancia magnética	• Influyen los movimientos respiratorios del paciente. • No sirve para estimar la densidad muscular. • Hay múltiples protocolos de captura de imagen y múltiples cortes. • Existe una limitación en número de aparatos en los Sistemas de Salud, por lo que hay listas de espera. • Es dependiente de los servicios de Radiodiagnóstico.
Pletismografía	• Estima la masa libre de grasa, No determina directamente la masa muscular. • La infraestructura es muy costosa. • Su implantación en el Sistema Sanitario es escasa.
Dinamometría	• Hay problemas en la estandarización de la forma de medir. • Las tablas de referencia son escasas. • Las personas mayores pueden tener problemas con los dinamómetros de Collins. • Pierde correlación con masa muscular cuando mejora la forma física.

de medida estandarizados. La localización más extendida en la práctica clínica es la zona del tercio inferior de la extremidad inferior. Existen otras localizaciones de medida de interés para evaluar la masa muscular, como gemelos, bíceps, masetero y un largo etcétera que pueden estandarizarse siguiendo las referencias ya publicadas.[18] Por ejemplo, en la extremidad inferior están estandarizadas dos medidas: transversal y longitudinal. Existe una revisión sistemática sobre la utilidad que puede tener la medición en tiempo real de ultrasonidos para evaluar el músculo esquelético en humanos, indicando la importancia de realizar más estudios y determinar puntos de corte y validación de las técnicas de medida.[19] Recientemente, el grupo SARCUS ha actualizado la aplicación de los ultrasonidos para medir la sarcopenia. Las recomendaciones del grupo se enfocan en la evaluación de la masa muscular en diversos puntos de referencia anatómicos en 39 músculos diferentes, al menos, indicando la localización de los puntos proximales y distales, la demarcación exacta del área del punto exacto de medida y la posición del paciente.[18] De esta forma, se abre un amplio abanico de posibilidades de acceder a determinados grupos musculares para su evaluación ecográfica nutricional en diferentes contextos clínicos de pacientes ingresados y ambulatorios. Esta es una técnica con enormes ventajas, como la no invasividad, seguridad, fácil acceso y aparataje portátil, con un coeficiente de R de 0,83 con la TC y una concordancia en recto anterior de test-retest de 0,97.[20]

CONCLUSIONES

- La DRE es muy prevalente y el músculo es uno de los órganos más afectados.
- El músculo es un órgano metabólicamente activo y además es un órgano endocrino, ya que en él se produce la síntesis de miocinas, que influye en las diferentes vías del metabolismo intermediario.
- Es necesario modificar el paradigma de valoración nutricional, situando la valoración del músculo en el centro.
- Las técnicas clásicas de valoración nutricional, como antropometría convencional, impedanciometría, TC, RM, DEXA y plestimografía permiten valorar la masa muscular, pero no están exentas de limitaciones y no siempre son aplicables en la rutina asistencial.
- La ecografía muscular puede ser una herramienta fácil y económica para valorar el compartimento muscular, siendo necesario estandarizar la técnica en diferentes grupos musculares y obtener tablas de referencia poblacionales y por patologías.

REFERENCIAS BIBLIOGRÁFICAS

1. Alvarez-Hernandez J, Planas Vila M, Leon-Sanz M, Garcia de Lorenzo A, Celaya-Perez S, Garcia-Lorda P, *et al.* PREDyCES researchers. Prevalence and costs of malnutrition in hospitalized patients; the PREDyCES Study. Nutr Hosp. 2012;27:1049-59.
2. Vellas B, Guigoz Y, Garry PJ, Nourhashemi F, Bennahum D, Lauque S, Albarede JL, *et al.* The Mini Nutritional Assessment (MNA) and its use in grading the nutritional state of elderly patients. Nutrition. 1999;15(2):116-22.
3. De Luis D, Lopez Guzman A; Nutrition Group of Society of Castilla-Leon (Endocrinology, Diabetes and Nutrition). Nutritional status of adult patients admitted to internal medicine departments in public hospitals in Castilla y Leon, Spain -A multi-center study. Eur J Intern Med. 2006;17:556-60.
4. Torres Torres B, Ballesteros-Pomar M, Garcia Calvo S, Castro Lozano M, de la Fuente Salvador B, Izaola Jauregui O, *et al.* Clinical and economic implications of disease-related malnutrition in a surgical service. N Hospitalaria. 2018;35(2):384-91.
5. Saunders J, Smith T. Malnutrition: Causes and consequences. Vol. 10. Clinical Medicine. Journal of the Royal College of Physicians of London, 2010: 624-7.
6. Pratesi A, Tarantini F, Bari M Di. Skeletal Muscle Is an Endocrine Organ. Clin Cases Min Bone Metab. 2013;10(1):11-4.

7. Ahima RS, Park HK. Connecting Myokines and Metabolism. Endocrinol Metab (Seoul, Korea). 2015;30(3):235-45.
8. Terrados N. Metabolismo energético durante la actividad física. En: Fisiología de la Actividad Física y del Deporte. En: Gonzalez-Gallego J, editor. Madrid: McGraw Hill Interamericana, 1992: 75-94.
9. Terrados N, Sanchez Sotomayor F. Obtención de energía por la célula. El metabolismo anaeróbico. En: Valoración del rendimiento del deportista en el laboratorio. En: Naranjo Orellana J, Santalla Hernández A, Manonelles Marqueta P, editores. Barcelona: Editorial Esmon, 2013.
10. García Almeida JM, Bascuñana Ambrós H, Terrados Cepeda N, Sanz Barriuso R, López Pedrosa JM, Campos Gorgona N, *et al.* The role of muscle in disease related malnutrition. Decalogue of good practices Progress in Nutrition. 2008;20(3):447-54.
11. Cederholm T, Jensen GL, Correia MITD, Gonzalez MC, Fukushima R, Higashiguchi T, Baptista G, Barazzoni R, Blaauw R, Coats A, Crivelli A, Evans DC, Gramlich L, Fuchs Tarlovsky V, Keller H, Llido L, Malone A, Mogensen KM, Morley JE, Muscaritoli M, Nyulasi I, Pirlich M, Pisprasert V, de van der Schueren MAE, Siltharm S, Singer P, Tappenden K, Velasco N, Waitzberg D, Yamwong P, Yu J, Van Gossum A, Compher C; GLIM Core Leadership Committee; GLIM Working Group. GLIM criteria for the diagnosis of malnutrition –A consensus report from the global clinical nutrition community. Clin Nutr. 2019;38(1):19.
12. Esquius M, Schwartz S, López Hellín J. Anthropometric reference parameters for the aged population. Med Clin (Barc). 1993;100(18):692-8.
13. Heymsfield SB, Pietrobelli A, Wang Z, Saris WH. The end of body composition methodology research? Curr Opin Nutr Metab Care. 2005;8(6):591-4.
14. Kyle UG, Bosaeus I, De Lorenzo AD. Bioelectrical impedance analysis -part I: review of principles and methods. Clin Nutr. 2004; 23(5): 1226 43) (Kyle UG, Bosaeus I, De Lorenzo AD. Bioelectrical impedance analysis part II: utilization in clinical practice. Clin Nutr. 2004;26(6):1430-53.
15. Varela Pinedo L, Ortiz Saavedra PJ, Chávez Jimeno H. Velocidad de la marcha como indicador de fragilidad en adultos de la comunidad en Lima, Perú. Rev Esp Geriatr Gerontol. 2010;45(1):22-5.
16. Pavasini R, Guralnik J, Brown JC, di Bari M, Cesari M, Landi F, *et al.* Short Physical Performance Battery and all cause mortality: systematic review and meta-analysis. BMC Med. 2016;14(1):215.
17. Mourtzakis M, Parry S, Connolly B, Puthucheary Z. Skeletal Muscle Ultrasound in Critical Care: A Tool in Need of Translation. Ann Am Thorac Soc. 2017;14(10):1495-503.
18. Perkisas S, Bastijns S, Baudry S, Bauer J, Beaudart C, Beckwée D, *et al.* Application of ultrasound for muscle assessment in sarcopenia: 2020 SARCUS update. Eur Geriatr Med. 2021;12(1):45-59.
19. Paris MT, Mourtzakis M, Day A, Leung R, Watharkar S, Kozar R, *et al.* Validation of Bedside Ultrasound of Muscle Layer Thickness of the Quadriceps in the Critically Ill Patient (VALIDUM Study). JPEN J Parenter Enteral Nutr. 2017;41(2):171-80.
20. Bastijns S, De Cock AM, Vandewoude M, Perkisas S. Usability and Pitfalls of Shear Wave Elastography for Evaluation of Muscle Quality and Its Potential in Assessing Sarcopenia: A Review. Ultrasound Med Biol. 2020;46(11):2891-907.

Valoración del estado de hidratación

7

Isabel Cornejo-Pareja, Virginia Bellido Castañeda y Cristina García-García

INTRODUCCIÓN

El agua es el componente principal de nuestro organismo; además, se considera un nutriente esencial, dada su baja producción endógena y que debe ser incorporado al organismo a través del consumo de alimentos o bebidas.[1] Además, en el estudio de los estados de salud y enfermedad, el estudio del estado de hidratación aporta tanto información diagnóstica como pronóstica de la situación del paciente.[2] Por tanto, en la evaluación global del paciente con DRE conocer el estado de hidratación es fundamental, al constituir un componente que influye tanto en el medio interno como externo celular.

El agua cumple funciones esenciales en nuestro organismo. Forma parte del sistema de transporte interno –tanto de nutrientes esenciales como vehiculizando productos de desecho–, constituye un componente fundamental para el bienestar celular, proporciona soporte estructural a tejidos y articulaciones, y es importante en la recuperación y adaptación funcional. Además, las reacciones bioquímicas del organismo tienen lugar en medio acuoso y es este medio es básico para la termorregulación.[3]

FISIOLOGÍA DEL ESTADO DE HIDRATACIÓN

El agua es un componente dinámico, del que no disponemos reserva en nuestro organismo, existiendo un balance hídrico con constantes entradas y salidas basadas en las necesidades individuales: edad, estado fisiológico, actividad física, condiciones climáticas y estados de salud-enfermedad. La variabilidad en este balance puede hacer que, en cuestión de horas, se observen cambios en la composición corporal, mientras que en la nutrición ocurrirían en días/semanas si evaluamos masa magra o en semanas/meses en relación a la reserva energética.[4-6]

El metabolismo del agua se regula a través de un sistema complejo, en el que se integran diversos sistemas (nervioso, cardiovascular y riñones) y mediadores endo, para y autocrinos. Además, existen sensores a lo largo del organismo, los barorreceptores, que son capaces de detectar pequeños cambios de presión favoreciendo el equilibrio hidroelectrolítico constante del medio interno. Los cuadros clínicos debidos a la alteración de este equilibrio van desde estados de depleción a hiperhidratación. Sin embargo, cuando evaluamos el estado nutricional, no solemos hacer foco en la composición hídrica o en su distribución.[7]

COMPOSICIÓN HÍDRICA DEL ORGANISMO

El agua corporal total (TBW) se puede definir como el porcentaje de agua del peso corporal magro. Varía con la edad, produciéndose una disminución con el envejecimiento, a causa de la pérdida muscular.[8] En condiciones normales y en sujetos con normopeso, el contenido medio de agua constituye aproximadamente el 60% del peso corporal en hombres y el 50% en mujeres adultas.[7] Sin embargo, cuando no existe normopeso, la proporción TBW/peso corporal no supone una buena medida de la hidratación (factor de confusión), al verse influenciada por la grasa. Mientras que el contenido de TBW principalmente se alberga en la masa libre de grasa (FFM) (73,3%), el contenido del tejido adiposo es muy inferior, acogiendo hasta el 20%, que es enteramente agua extracelular (ECW), fruto del metabolismo de la grasa.[9,10]

La TBW está dividida por la membrana celular en dos compartimentos, intracelular y extracelular. Este último se correlaciona directamente con los estados de hiper y deshidratación, pudiendo albergar una variabilidad mayor del 30% de TBW.[11] Por otra parte, el agua intracelular (ICW) realmente está muy relacionada con la masa celular (BCM) y su variabilidad es mínima, en torno al 2%.[11] Así, las medidas de hidratación y nutrición se entremezclan, siendo en muchos casos difícil diferenciar los límites de variación de los estados de hidratación en relación con el estado nutricional (Fig. 7-1). Se han publicado diferentes fórmulas para el cálculo de TBW. En la tabla 7-1 se describen algunas de las más precisas; sin embargo el error estándar de estimación varía entre 1,8 y 3,8 L;[12] la fórmula que mejor predice el TBW es H2/R, que explica hasta el 99% de las variaciones.[13]

TÉCNICAS DE EVALUACIÓN

El interés por el estudio de la distribución de la TBW no es algo nuevo. Se han desarrollado diferentes enfoques para evaluar el estado de hidratación, como son los métodos clásicos dilucionales con isótopos –son el *gold standard* y se utilizan en situaciones experimentales controladas–, la impedanciometría, los cambios en el peso, la osmolaridad urinaria y plasmática, los balances hídricos, las características de la saliva, el cateterismo, la evaluación de sed autoinformada, las técnicas de imagen –radiografía o ecografía–, el examen físico y la presión venosa central, entre otros. Diferentes revisiones sistemáticas han evaluado esta cuestión. Las evaluaciones simples son técnicas habitualmente incluidas en la práctica clínica, pero no son estándares y carecen de sensibilidad, frente a los métodos invasivos que tendrían mayor sensibilidad, pero son inviables en la práctica clínica habitual. Además, la concentración de fluidos es dinámica, por lo que ninguna técnica es válida en todas las situaciones y su interpretación debe realizarse con cautela (Fig. 7-2).[14-16]

Entre las diversas técnicas estudiadas para medir composición corporal y evaluar los estados de hidratación, el análisis de bioimpedanciometría ha despertado un gran interés como método prometedor, dadas sus características, inocuidad, bajo coste, reproductibilidad y validez (preciso y sensible), y porque permite realizar un seguimiento de los cambios en el largo y corto plazo.[16] La especificidad y sensibilidad de la bioimpedancio-

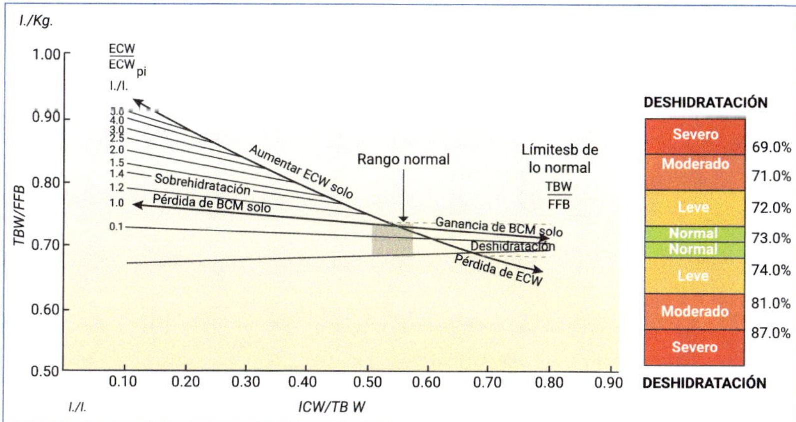

Figura 7-1. Límites teóricos de la hidratación de la masa libre de grasa. Nuevas escalas de medición del estado de hidratación.
Adaptación del gráfico de Moore realizado en 1962. Este gráfico ilustra muy bien la comprensión de estos límites, y es la base donde se fundamentan las escalas de hidratación de las nuevas técnicas de impedanciometría. El cuadrado representa el intervalo normal del estado de hidratación. Cuando se produce un incremento del ECW, tendríamos un incremento de la relación TBW/FFM, con la correspondiente sobrehidratación, mientras que si ocurre una pérdida de ECW, bajaría la relación TBW/FFM con deshidratación. Sin embargo, cuando se producen cambios en el BCM, se producen cambios paralelos de la TBW –la variación de la masa muscular hace variar de forma global la TBW.
BCM: masa celular. ECW: agua extracelular. FFM: masa libre de grasa. TBW: agua corporal total.

Tabla 7-1. Ecuaciones publicadas para predecir el TBW

Autores	Ecuaciones para valorar el TBW
Lukaski LH, Bolonchuk WW[44]	TBW = 0,372 * H2/R + 3,05 * sexo + 0,142* peso – 0,069 * edad Donde sexo es 1 si es hombre y 0 si es mujer
Kushner RF, Schoeller DA[45]	TBW = 8,399 + 0,396 * H2/R + 0,143 * peso
Kushner R, Schoeller DA, Fjeld CR *et al.*[13]	TBW = 0,5 * H2/R + 0,065 * peso + 0,04
Deurenberg P, Kusters CS, Smit HE[46]	TBW = 6,53 + 0,36740 * H2/impedancia + 0,17531 * peso – 0,11 + edad + 2,83 * sexo Donde sexo es 1 si es hombre y 0 si es mujer
Morgenstern BZ, Mahoney DW, Warady BA[47]	TBW = 0,0758 * 0,84 [si es mujer] * (H * peso)^{0,69}
Sun SS, Chumlea WC, Heymsfield SB *et al.*[48]	TBW= 1,20 + 0,45 * H/R + 0,18 * peso

H: altura.

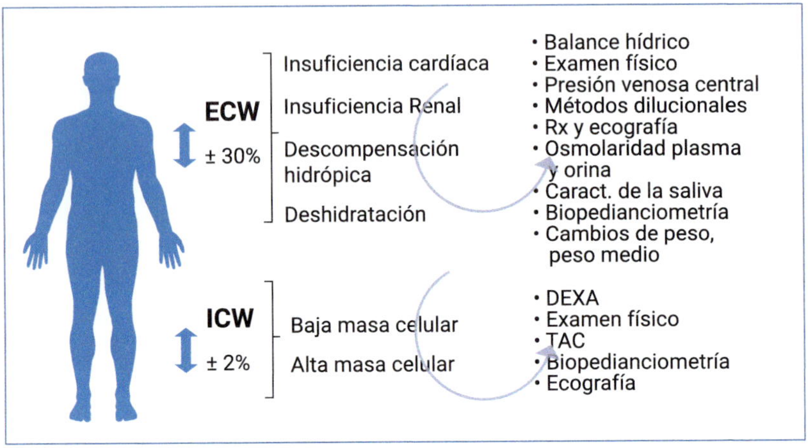

Figura 7-2. Técnicas de evaluación de la composición corporal. Estado de hidratación-nutrición.

metría en el estado de hidratación ha sido estudiada y validada en diferentes patologías (insuficiencia renal, cardiaca y paciente crítico).[2]

PARÁMETROS DE EVALUACIÓN DEL ESTADO DE HIDRATACIÓN

Existen diferentes técnicas de impedanciometría en función del método de medida (mono o multifrecuencia) o interpretación de la misma (convencional, vectorial).[16] Existen dos modelos de evaluación del estado de hidratación, un modelo cuantitativo basado en las ecuaciones de predicción y un modelo cualitativo basado en los modelos bioeléctricos (Fig. 7-3).

Parámetros cuantitativos

La asunción del valor constante del 73% de hidratación de la FFM en el modelo bicompartimental de la biompedancia supone una limitación en pacientes con desequilibrio de la proporción de líquido o la desnutrición. Además, la relación TBW/peso no clasifica correctamente el estado de hidratación en pacientes con obesidad.[17]

El estado de hidratación se describe como la relación ECW/TBW ajustada por edad y sexo:[18]

Hombres:

$$\frac{ECW}{TBW\ ratio} = \frac{40{,}20 + 0{,}0714 * Edad}{100}$$

Mujeres:

$$\frac{ECW}{TBW\ ratio} = \frac{43{,}28 + 0{,}0470 * Edad}{100}$$

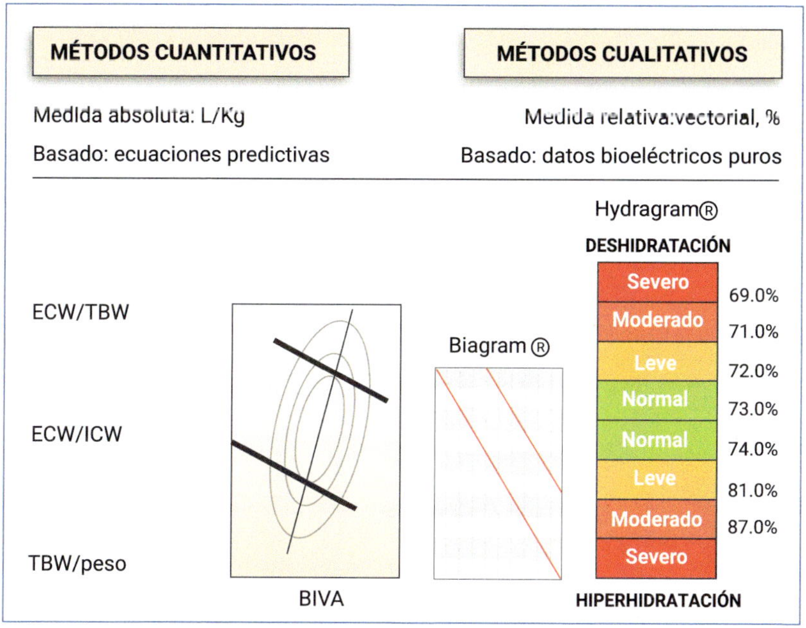

Figura 7-3. Clasificación de los parámetros de evaluación del estado de hidratación.

En estados de salud, la relación ECW/TBW debe estar en un rango de 0,360-0,390. El cociente ECW/TBW es menor en mujeres que en hombres y en sujetos sanos se relaciona inversamente con el índice de masa corporal (IMC).[19]

Las técnicas de bioimpedanciometría, que utilizan estimaciones cuantitativas de la hidratación, se relacionan con imprecisión en el estudio de estos parámetros, con errores predictivos de hasta 3-4 L.[14] De este modo, resulta más interesante para evaluar el estado de hidratación su clasificación mediante medidas relativas, tanto respecto a la situación individual como a la población de referencia, siendo un adecuado método para su clasificación el modelo vectorial (BIVA).

Parámetros cualitativos

El modelo BIVA, mediante una evaluación directa, no invasiva y sencilla, permite monitorizar y clasificar los cambios del estado de hidratación y BCM sin artefactuarse por el peso y, además, emprender medidas correctivas con la consiguiente aplicabilidad clínica. BIVA enfatiza la posición del vector, derivado de valores bioeléctricos crudos –resistencia (R) y reactancia (Xc)– normalizados por la altura (H), permitiendo una fácil interpretación mediante el gráfico RXc en relación con las elipses de tolerancia –generadas a partir de una población de referencia caucásica sana y en función del sexo–.[20] Usa patrones de distribución sin necesidad de usar ecuaciones de predicción y puede detectar cambios en la hidratación tisular de 500 mL a tiempo real, con un error de aproximación y reproductividad ≤ 2%. Además, está normalizada con grandes estudios epidemiológicos.[21,22]

Hydragram® (TBW/FFM, %) es una medida clínica obtenida a partir del análisis del vector de impedancia bioléctrica, que nos permite abandonar el error clásico del 73% y proporciona valores expresados en porcentaje del estado de hidratación (Fig. 7-4).

Biagram® evalúa la proporción entre masa extracelular y masa celular, permitiendo identificar el desequilibro entre líquidos y/o la desnutrición. Ilustra la distribución de mediciones directas Xc y ángulo de fase (PhA) del individuo. Por tanto, es aparamétrica e independiente de altura o peso. Los puntos individuales en diferentes regiones del

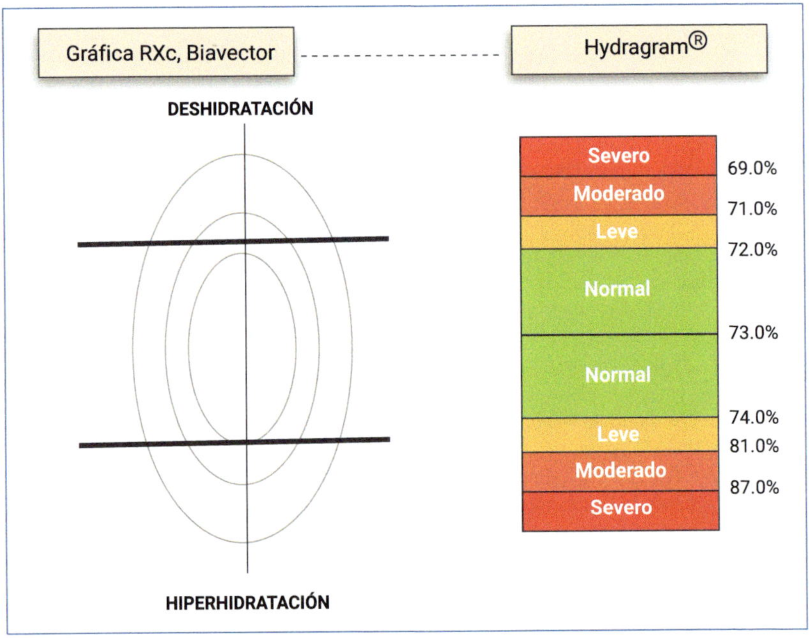

Figura 7-4. Medidas relativas del estado de hidratación mediante Biavector e Hydragram®.
Gráfica Hydragram®: interpretación monodimensional del estado de hidratación. Método ilustrativo que muestra el estado de hidratación del sujeto en comparación con el grupo poblacional. La euhidratación se corresponde con 72,7-74,3%, los estados de sobrehidratación exceden el 74,3% ± 1 DE y los estados de deshidratación son inferiores a 72,7% ± 1 DE.
Gráfica Biavector: interpretación bidimensional del estado de hidratación. Los vectores dentro de la elipse de tolerancia del 50% representan un estado de hidratación normal, mientras que el alargamiento del vector del 51-75% o mayor del 76% indican deshidratación moderada o grave, respectivamente. Por el contrario, el acortamiento de los vectores del 51-75% o mayor del 76% de las elipses de referencia indican una sobrecarga de fluido moderada o grave, respectivamente.

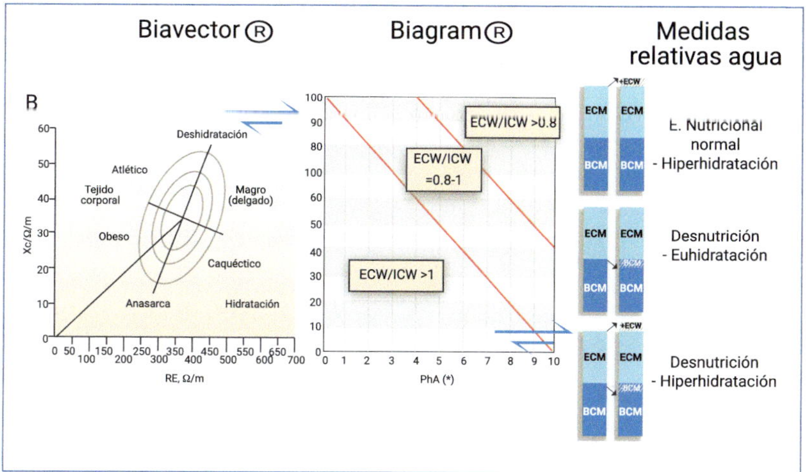

Figura 7-5. Representación gráfica de los modelos distribución del agua corporal, medidas cualitativas.
Gráfica Biagram®: los estados clínicos anormales del estado de hidratación, la proporción entre la masa extracelular y la proporción de la masa celular constituyen una herramienta que permite identificar el desequilibrio entre líquidos o la desnutrición. La desviación de esta proporción por encima de la unidad se debe a la erosión de la masa celular o a la expansión de líquidos del espacio extracelular.

gráfico Biagram® tienen interpretaciones específicas de los espacios de distribución del agua: los puntos por debajo de la línea inferior se relacionan principalmente con la vía de conducción extracelular, debido a expansión de ECW o erosión de la masa celular y sus membranas capacitivas. Los puntos por encima de la línea superior se asocian predominantemente con deshidratación (pérdida de ECW) y los puntos entre líneas generalmente indican una proporción extra/intracelular normal (Fig. 7-5).[23]

OTROS PARÁMETROS CLÍNICOS Y ANALÍTICOS PARA LA EVALUACIÓN DEL ESTADO DE HIDRATACIÓN

Existen parámetros analíticos que se utilizan para orientar la evaluación del estado de hidratación. El NT-ProBNP, propéptido natriurético cerebral N-terminal, es un parámetro que se relaciona con el estrés de la pared del ventrículo y que se utiliza para el diagnóstico de la insuficiencia cardiaca.[24]

La relación BUN (nitrógeno urémico sanguíneo)/creatinina es un marcador emergente de congestión venosa y constituye un factor de mal pronóstico. La mediana del cociente BUN/creatinina para la población general es 15,0 (IQR: 12,9-17,6).[25]

El cociente PCR/prealbúmina también puede ser un parámetro efectivo en la predicción de complicaciones y un nuevo índice de inflamación que nos informa de desequilibrio en la homeostasis de los líquidos.[26]

Asimismo, también se han desarrollado fórmulas para estimar el TBW, usando las medidas antropométricas del sujeto. Alguna de ellas son las fórmulas de Watson y de Hume-Weyers, desarrolladas en poblaciones sanas sin alteración clínica evidenciable del balance hídrico. Estas fórmulas antropométricas tienden a sobreestimar el agua corporal total en pacientes con sobrepeso u obesidad y a subestimarla en sujetos delgados. La fórmula de Hume-Weyers es la que ha demostrado mayores ventajas, incluso en situaciones de sobrepeso y obesidad.[27,28]

EVALUACIÓN DEL ESTADO DE HIDRATACIÓN EN SITUACIONES CLÍNICAS

La enfermedad renal y las alteraciones hemodinámicas son las principales condiciones en las que destaca el uso de técnicas para evaluar el estado de hidratación encaminadas al ajuste terapéutico, permitiendo un conocimiento más adecuado de la situación del paciente respecto a los enfoques tradicionales: signos clínicos de edema o deshidratación, cambios de peso o presión arterial.

Insuficiencia renal. Existen diferentes fórmulas para estimar el TBW en pacientes en hemodiálisis/diálisis peritoneal, con el objetivo de ajustar los balances hídricos en estas técnicas. Mediante la ecuación de Chamney *et al.*, el peso seco se evalúa como la intersección entre las pendientes normo e hipervolémicas.[29] Como alternativas se han utilizado proporciones de los compartimentos de fluidos, incluido el cociente ECW/TBW, peso corporal o superficie corporal.[30] En el modelo BIVA, el cambio en el vector tras la eliminación de líquido mediante hemodiálisis, además de discriminar entre exceso de líquido y estado nutricional del paciente –identificando déficit de BCM en pacientes desnutridos–, permite predecir la supervivencia.[31] En líneas generales, tras la hemodiálisis se objetiva el alargamiento del vector de forma paralela al vector de adultos sanos, debido al aumento en R/H para pacientes con nutrición normal, lo que indica la eliminación de líquidos con aumentos proporcionales en Xc/H. Por el contrario, el vector en desnutridos se aplana (hacia la derecha del eje principal) con un cambio menor en R/H asociado con menor eliminación de líquido y un cambio insignificante en Xc/H consistente con BCM reducida.[32] Este patrón desvela a pacientes con desnutrición y elevada mortalidad (Fig. 7-6).[31]

Insuficiencia cardiaca (IC). Estos pacientes presentan sobrecarga de volumen con congestión pulmonar y periférica. Habitualmente, se evalúan mediante datos analíticos (NT-ProBNP) junto a impresiones clínicas de la exploración. Si bien, el estudio del estado de hidratación basado en BIVA permite predecir mal pronóstico, siendo estudiado como un buen marcador de mortalidad.[33] Además, muchos pacientes con IC crónica desarrollan caquexia cardiaca, que es un factor robusto de mal pronóstico, relacionado con un antecedente de pérdida de peso. La evaluación del estado nutricional sobre la base del peso corporal puede ser engañosa si no se tiene en cuenta el contenido de líquidos corporales, como hemos comentado. En esta situación es particularmente interesante realizar mediciones objetivas del cambio direccional del vector con el modelo BIVA.

DRE. La desnutrición afecta a la evaluación del estado de hidratación de forma directa por el descenso del BCM y, por tanto, del ICW, identificándose mediante alteración de parámetros de hidratación, como ECW/TBW o TBW/FFM. El modelo vectorial permite ver la pérdida de BCM o el aumento de ECW en los cuadros inflamatorios relacionados con la desnutrición, lo que se ha relacionado con mal pronóstico.[34] Los consensos

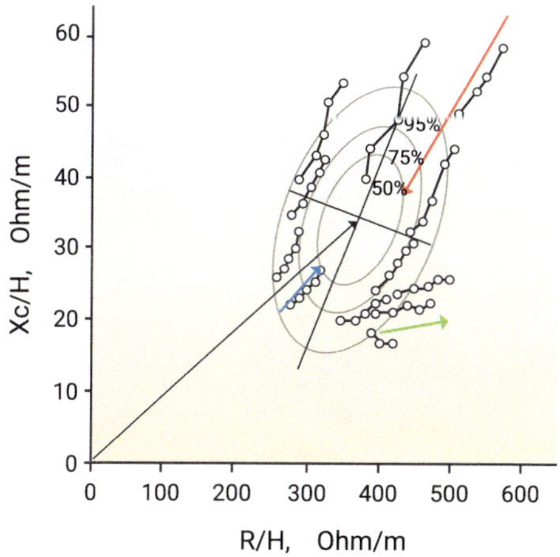

Figura 7-6. Desplazamientos del vector BIVA en pacientes con insuficiencia renal y hemodiálisis.
Gráfico RXc. Se representa el movimiento del vector con los cambios de fluidos.[32]
El movimiento de los vectores siempre es lineal (cada línea que une los puntos representa los cambios del vector de un paciente). Los vectores largos identifican a los sujetos deshidratados. Vemos como retroceden hacia la elipse de tolerancia del 50% (flecha roja) cuando se reduce el volumen de ultrafiltración, mientras que los vectores cortos (hiperhidratación) se desplazan hacia arriba (flecha azul) cuando se incrementa el volumen de ultrafiltración. En los pacientes con desnutrición vemos cómo se incrementa la R con la hemodiálisis, formando trayectorias planas (flecha verde).

internacionales de DRE enfatizan el papel de los procesos inflamatorios asociados a la mayoría de las enfermedades que causan descensos en la ingesta o incremento de requerimientos nutricionales.[26,35-38] La respuesta inflamatoria en sí misma tiene una serie de efectos sobre la hidratación de los tejidos y la permeabilidad vascular y/o celular, que provoca, por ejemplo, hipoalbuminemia, que solo raramente es consecuencia de la desnutrición.[39] La evaluación del agua por BIVA no es capaz de discernir entre el efecto de la inflamación y las alteraciones hemodinámicas de sobrecarga de volumen. Sin embargo, la visión conjunta del PhA aúna ambos elementos bajo un valor pronóstico desfavorable, como se ha objetivado en pacientes con COVID-19.[40] En pacientes geriátricos también se ha demostrado la utilidad de valorar el estado de hidratación y nutrición de manera conjunta.[8,41] Los cambios de peso en el proceso de terapia nutricional deben considerarse de acuerdo con los cambios de ECW/ICW que pueden orientarnos en el estado nutricional del paciente y la eficacia de las aproximaciones terapéuticas. En situaciones de desnutrición e inflamación aguda, como en pacientes críticos, la evaluación del estado de hidratación es fundamental por su correlación con la mortalidad y por permitirnos el ajuste de balances hídricos y soporte nutricional individualizado a los requerimientos reales de la masa celular (metabólicamente activa).[2] Se necesitan

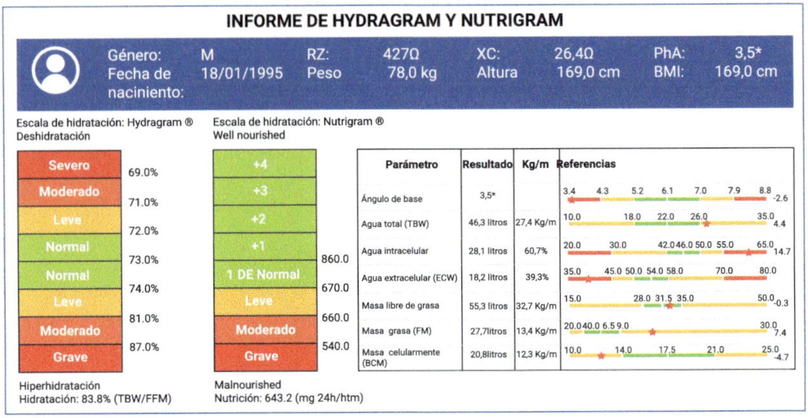
INFORME DE HYDRAGRAM Y NUTRIGRAM

Género: M | RZ: 427Ω | XC: 26,4Ω | PhA: 3,5*
Fecha de naciniento: 18/01/1995 | Peso 78,0 kg | Altura 169,0 cm | BMI: 169,0 cm

Escala de hidratación: Hydragram ®
Deshidratación

Severo | 69.0%
Moderado | 71.0%
Leve | 72.0%
Normal | 73.0%
Normal | 74.0%
Leve | 81.0%
Moderado | 87.0%
Grave

Hiperhidratación
Hidratación: 83.8% (TBW/FFM)

Escala de hidratación: Nutrigram ®
Well nourished

+4
+3
+2
+1 | 860.0
1 DE Normal | 670.0
Leve | 660.0
Moderado | 540.0
Grave

Malnourished
Nutrición: 643.2 (mg 24h/htm)

Parámetro	Resultado	Kg/m	Referencias
Ángulo de base	3,5*		3.4 4.3 5.2 6.1 7.0 7.9 8.8 -2.6
Agua total (TBW)	46,3 litros	27,4 Kg/m	10.0 18.0 22.0 26.0 35.0 4.4
Agua intracelular	28,1 litros	60,7%	20.0 30.0 42.0 46.0 50.0 55.0 65.0 14.7
Agua extracelular (ECW)	18,2 litros	39,3%	35.0 45.0 50.0 54.0 58.0 70.0 80.0
Masa libre de grasa	55,3 litros	32,7 Kg/m	15.0 28.0 31.5 35.0 50.0 -0.3
Masa grasa (FM)	27,7litros	13,4 Kg/m	20.0 40.0 6.5 9.0 30.0 7.4
Masa celularmente (BCM)	20,8litros	12,3 Kg/m	10.0 14.0 17.5 21.0 25.0 -4.7

Figura 7-7. Informe del tipo de evaluación de la composición corporal: estado nutrición-hidratación.

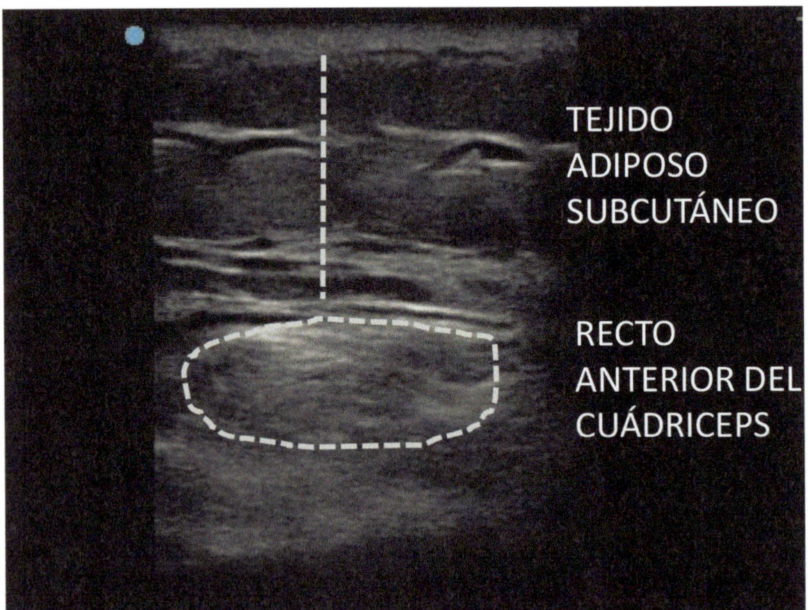

Figura 7-8. Ecografía Nutricional®.
Corte transversal del tercio distal del miembro inferior derecho en paciente ingresado en Unidad de Cuidados Intensivos. La imagen muestra importante edema del tejido adiposo subcutáneo, y pérdida de definición del área muscular del recto anterior del cuádriceps por el edema.

estudios futuros para valorar el valor predictivo de los cambios de hidratación en el pronóstico de la desnutrición.[2] Dentro de la valoración morfofuncional,[42] los parámetros de hidratación son importantes en la evaluación conjunta del estado nutrición-hidratación (Fig. 7-7). Además, existen otras medidas morfológicas, como la ecografía nutricional®, que pueden ayudarnos a correlacionar los valores de hidratación y nutrición procedentes de la bioimpedancia, como se ha evaluado en pacientes críticos desnutridos mediante la presencia o ausencia de edema en tejido celular subcutáneo y líquido intramuscular e intrafascial (Fig. 7-8).[43]

Obesidad. La representación vectorial del sujeto con obesidad aparece en el cuadrante inferior-izquierdo. Los cambios del vector tras la pérdida de peso identifican la eliminación del exceso de líquido intersticial asociado al tejido adiposo del paciente, mediante la prolongación/alargamiento del vector (aumento R/H) de forma paralela al vector de adultos sanos, con aumentos proporcionales en Xc/H para los pacientes que mantienen una adecuada BCM. Por el contrario, el vector de pacientes con déficit de BCM (sarcopenia) se aplana (hacia la derecha del eje principal) con un cambio banal en Xc/H consistente en una BCM proporcionalmente reducida (Fig. 7-9).[9,10]

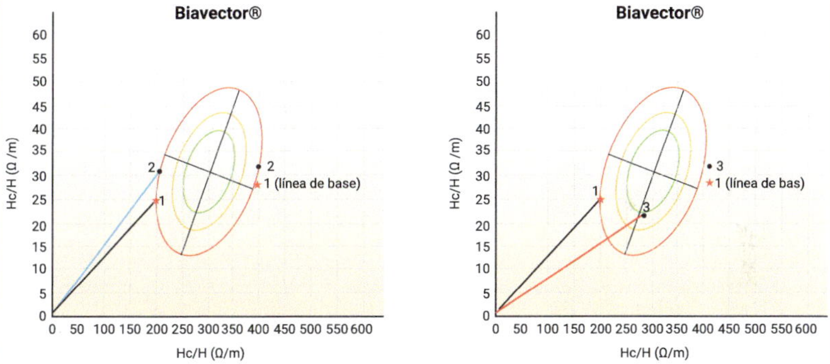

Situación basal: Peso 132 Kg., talla 168 cm, IMC 46.8, PhA 7.1°, R335Ω, Xc 42 Ω, TBW 63L, ECW 25.8L, ICW 37.2L, FM 46.5Kg, FFM 85.5Kg, BCM 50.3Kg, (/h 17.8Kg/m²)

Supuesto 2: Peso 112Kg talla 168 cm, IMC 39.7, PhA 8.4°, R 353 Ω, Xc 52 Ω, TBW 57.9L, ECW 21.3L, ICW 36.6L, FM 33Kg, FFM 79Kg, BCM 50.4Kg (/h 17.9Kg/m²

Supuesto 3: Peso 112Kg talla 168 cm, IMC 39.7, PhA 4.4°, R 469 Ω, Xc 36 Ω, TBW 48.8L, ECW 26.6L, ICW 22.2L, FM 47.7Kg, FFM64.3Kg, BCM 28.6Kg (/h 10.1Kg/m²

Figura 7-9. Representación mediante BIVA. Pacientes con obesidad.
Se representan, mediante el modelo vectorial, los cambios de composición corporal en sujetos con obesidad y pérdida de peso. En pacientes que mantienen la masa muscular (supuesto 2, vector azul), el vector de impedancia se prolonga de forma paralela al vector de sujeto sano; mientras que en sujetos con pérdida de masa celular activa (supuesto 3, vector rojo), el vector se desplaza hacia la derecha.

CONCLUSIONES

- En la evaluación del estado de hidratación, las herramientas de que disponemos hoy en día están limitadas, no están 100% estandarizadas y validadas para todas las situaciones clínicas, y en muchos casos es difícil poder discernir entre alteraciones puras del estado nutricional frente a la homeostasis de la hidratación. Sin embargo, existe un interés creciente por establecer puntos de referencia y valor pronóstico de las medidas de hidratación. Es importante, por tanto, avanzar en la sistematización de las medidas del estado de hidratación, trabajar en la elaboración, de modelos predictivos a partir de medidas bioeléctricas puras, que como sabemos no se artefactúan por factores de confusión, como el peso, y que nos permitan obtener información sobre la distribución del agua corporal y la matriz celular. Actualmente, el análisis de las variaciones de impedancia sensible a fase es una técnica no invasiva capaz de evaluar específicamente los cambios de hidratación en diferentes condiciones clínicas independientemente del peso.

Agradecimientos

A Antonio Talluri, por su enorme sabiduría y su apoyo en la elaboración de este capítulo. Ha sido un placer compartir contigo tu experiencia y conocimiento en esta área.

REFERENCIAS BIBLIOGRÁFICAS

1. Aranceta-Bartrina J, Gil Á, Marcos A, Pérez-Rodrigo C, Serra-Majem L, Varela-Moreiras G. Conclusions of the II International and IV Spanish Hydration Congress. Toledo, Spain, 2nd -4th December, 2015. Nutr Hosp [Internet]. 2016 Jul 7 [cited 2022 Jan 13];33(3). Available from: http://revista.nutricionhospitalaria.net/index.php/nh/article/view/308.
2. da Silva AT, Hauschild DB, de Almeida Oliveira LD, de Fragas Hinnig P, Franco Moreno YM, Wazlawik E. Association of hyperhydration evaluated by bioelectrical impedance analysis and mortality in patients with different medical conditions: Systematic review and meta-analyses. Clin Nutr ESPEN. 2018 Dec 1;28:12–20.
3. Jéquier E, Constant F. Water as an essential nutrient: the physiological basis of hydration. Eur J Clin Nutr. 2010;64(2):115-23.
4. de-Mateo-Silleras B, de-la-Cruz-Marcos S, Alonso-Izquierdo L, Camina-Martín MA, Marugán-de-Miguelsanz JM, Redondo-del-Río MP. Bioelectrical impedance vector analysis in obese and overweight children. PLoS ONE. 2019 Jan 24;14(1):e0211148.
5. Piccoli A, Brunani A, Savia G, Pillon L, Favaro E, Berselli M, *et al.* Discriminating between body fat and fluid changes in the obese adult using bioimpedance vector analysis. International Journal of Obesity. 1998;22:97-104.
6. Perales-García A, Estévez-Martínez I, Urrialde R. Hidratación: determinados aspectos básicos para el desarrollo científico-técnico en el campo de la nutrición. Nutr Hosp [Internet]. 2016 Jul 12 [cited 2022 Jan 13]; Available from: http://revista.nutricionhospitalaria.net/index.php/nh/article/view/338.
7. Manzanera MJ, Rossello MG, Castelbón-Fernández FJ. Trastornos hidroelectrolíticos. Manual de Diagnóstico y Terapéutica Médica. Hospital 12 de Octubre MSD, 2012: 779-95.
8. Cesari M, Penninx BWJH, Pahor M, Lauretani F, Corsi AM, Rhys Williams G, *et al.* Inflammatory markers and physical performance in older persons: the InCHIANTI study. J Gerontol A Biol Sci Med Sci. 2004 Mar;59(3):242–8.
9. Chamney PW, Wabel P, Moissl UM, Müller MJ, Bosy-Westphal A, Korth O, *et al.* A whole-body model to distinguish excess fluid from the hydration of major body tissues. Am J Clin Nutr. 2007 Jan;85(1):80-9.

10. Wang J, Pierson RN. Disparate hydration of adipose and lean tissue require a new model for body water distribution in man. J Nutr. 1976 Dec;106(12):1687-93.
11. Moore FD, Olsen KH, McMurrey JD, Parker HV, Ball MR, Boyden CM. The body cell mass and its supporting environment. Body Composition its Health and Disease. The body cell mass and its supporting environment. Body Composition its Health and Disease. Philadelphia-London: W.B. Saunders Company, 1963: 25-535.
12. Campa F, Gobbo LA, Stagi S, Cyrino LT, Toselli S, Marini E, *et al.* Bioelectrical impedance analysis versus reference methods in the assessment of body composition in athletes. Eur J Appl Physiol [Internet]. 2022 Jan 24 [cited 2022 Feb 1]; Available from: https://link.springer.com/10.1007/s00421-021-04879-y.
13. Kushner R, Schoeller DA, Fjeld CR, Danford L. Is the Impedance index (ht2/R) significant in predicting total body water? Am J Clin Nutr. 1992 Nov 1;56(5):835-9.
14. Armstrong LE. Assessing hydration status: the elusive gold standard. J Am Coll Nutr. 2007 Oct;26(5 Suppl):575S-584S.
15. Thibault R, Genton L, Pichard C. Body composition: why, when and for who? Clin Nutr Edinb Scotl. 2012 Aug;31(4):435-47.
16. Lukaski HC, Vega Diaz N, Talluri A, Nescolarde L. Classification of Hydration in Clinical Conditions: Indirect and Direct Approaches Using Bioimpedance. Nutrients. 2019 Apr 10;11(4).
17. Wang Z, Deurenberg P, Wang W, Pietrobelli A, Baumgartner RN, Heymsfield SB. Hydration of fat-free body mass: review and critique of a classic body-composition constant. Am J Clin Nutr. 1999 May;69(5):833-41.
18. Lindley E, Devine Y, Hall L, Cullen M, Cuthbert S, Woodrow G, *et al.* A ward-based procedure for assessment of fluid status in peritoneal dialysis patients using bioimpedance spectroscopy. Perit Dial Int J Int Soc Perit Dial. 2005 Feb;25 Suppl 3:S46-48.
19. Pérez-Morales R, Donate-Correa J, Martín-Núñez E, Pérez-Delgado N, Ferri C, López-Montes A, *et al.* Extracellular water/total body water ratio as predictor of mortality in hemodialysis patients. Ren Fail. 2021 Dec;43(1):821-9.
20. Piccoli A, Rossi B, Pillon L, Bucciante G. A new method for monitoring body fluid variation by bioimpedance analysis: the RXc graph. Kidney Int. 1994 Aug;46(2):534-9.
21. Piccoli A, Nigrelli S, Caberlotto A, Bottazzo S, Rossi B, Pillon L, *et al.* Bivariate normal values of the bioelectrical impedance vector in adult and elderly populations. Am J Clin Nutr. 1995 Feb;61(2):269-70.
22. De Palo T, Messina G, Edefonti A, Perfumo F, Pisanello L, Peruzzi L, *et al.* Normal values of the bioelectrical impedance vector in childhood and puberty. Nutr Burbank Los Angel Cty Calif. 2000 Jun;16(6):417-24.
23. Talluri A, Maggia G. Bioimpedance analysis (BIA) in hemodialysis: technical aspects. Int J Artif Organs. 1995 Nov;18(11):687-92.
24. Ponikowski P, Voors AA, Anker SD, Bueno H, Cleland JGF, Coats AJS, *et al.* 2016 ESC Guidelines for the diagnosis and treatment of acute and chronic heart failure: The Task Force for the diagnosis and treatment of acute and chronic heart failure of the European Society of Cardiology (ESC). Developed with the special contribution of the Heart Failure Association (HFA) of the ESC. Eur Heart J. 2016 Jul 14;37(27):2129-200.
25. Matsue Y, van der Meer P, Damman K, Metra M, O'Connor CM, Ponikowski P, *et al.* Blood urea nitrogen-to-creatinine ratio in the general population and in patients with acute heart failure. Heart Br Card Soc. 2017 Mar;103(6):407-13.
26. Lu J, Xu B-B, Zheng Z-F, Xie J-W, Wang J-B, Lin J-X, *et al.* CRP/prealbumin, a novel inflammatory index for predicting recurrence after radical resection in gastric cancer patients: post hoc analysis of a randomized phase III trial. Gastric Cancer Off J Int Gastric Cancer Assoc Jpn Gastric Cancer Assoc. 2019 May;22(3):536-45.
27. Gallardo Castro JA, Zapata Negreiros JA, Lluncor Vásquez JO, Cieza Zevallos JA. Evaluación del agua corporal medida por bioimpedancia eléctrica en adultos jóvenes sanos y su correlación estimada según formulaciones convencionales. Rev Medica Hered. 2016 Jul;27(3):146-51.
28. Zapata Negreiros JA, Gallardo Castro JA, Lluncor Vásquez JO, Cieza Zevallos JA. El agua corporal medida por impedancia eléctrica y su estimación según fórmulas convencionales y en función del peso ideal y sexo, en adultos con sobrepeso u obesidad. Rev Medica Hered. 2016 Oct 8;27(3):162.
29. Chamney PW, Krämer M, Rode C, Kleinekofort W, Wizemann V. A new technique for establishing dry weight in hemodialysis patients via whole body bioimpedance. Kidney Int. 2002 Jun;61(6):2250-8.
30. Park JH, Jo Y-I, Lee J-H. Clinical usefulness of bioimpedance analysis for assessing volume status in patients receiving maintenance dialysis. Korean J Intern Med. 2018;33(4):660-9.
31. Nescolarde L, Piccoli A, Román A, Núñez A, Morales R, Tamayo J, *et al.* Bioelectrical impedance vector analysis in haemodialysis patients: relation between oedema and mortality. Physiol Meas. 2004;25(5):1271-80.

32. Piccoli A. Bioelectric impedance measurement for fluid status assessment. Contrib Nephrol. 2010;164:143-52.
33. Núñez J, Mascarell B, Stubbe H, Ventura S, Bonanad C, Bodí V, *et al.* Bioelectrical impedance vector analysis and clinical outcomes in patients with acute heart failure. J Cardiovasc Med Hagerstown Md. 2016 Apr;17(4):283-90.
34. Lukaski HC, Kyle UG, Kondrup J. Assessment of adult malnutrition and prognosis with bioelectrical impedance analysis: phase angle and impedance ratio. Curr Opin Clin Nutr Metab Care. 2017 Sep;20(5):330-9.
35. Thibault R, Abbasoglu O, Ioannou E, Meija L, Ottens-Oussoren K, Pichard C, *et al.* ESPEN guideline on hospital nutrition. Clin Nutr Edinb Scotl. 2021 Dec;40(12):5684-709.
36. Weimann A, Braga M, Carli F, Higashiguchi T, Hübner M, Klek S, *et al.* ESPEN practical guideline: Clinical nutrition in surgery. Clin Nutr Edinb Scotl. 2021 Jul;40(7):4745-61.
37. Muscaritoli M, Arends J, Bachmann P, Baracos V, Barthelemy N, Bertz H, *et al.* ESPEN practical guideline: Clinical Nutrition in cancer. Clin Nutr Edinb Scotl. 2021 May;40(5):2898-913.
38. Jensen GL, Cederholm T, Correia MITD, Gonzalez MC, Fukushima R, Higashiguchi T, *et al.* GLIM Criteria for the Diagnosis of Malnutrition: A Consensus Report From the Global Clinical Nutrition Community. JPEN J Parenter Enteral Nutr. 2019 Jan;43(1):32-40.
39. Jensen GL, Compher C, Sullivan DH, Mullin GE. Recognizing malnutrition in adults: definitions and characteristics, screening, assessment, and team approach. JPEN J Parenter Enteral Nutr. 2013 Nov;37(6):802-7.
40. Cornejo-Pareja I, Vegas-Aguilar IM, García-Almeida JM, Bellido-Guerrero D, Talluri A, Lukaski H, *et al.* Phase angle and standardized phase angle from bioelectrical impedance measurements as a prognostic factor for mortality at 90 days in patients with COVID-19: A longitudinal cohort study. Clin Nutr Edinb Scotl. 2021 Feb 17;S0261-5614(21)00091-1.
41. Volkert D, Beck AM, Cederholm T, Cruz-Jentoft A, Goisser S, Hooper L, *et al.* ESPEN guideline on clinical nutrition and hydration in geriatrics. Clin Nutr Edinb Scotl. 2019 Feb;38(1):10-47.
42. García Almeida JM, García-García C, Vegas Aguilar IM, Bellido Castañeda V, Bellido Guerrero D. Morphofunctional assessment of patient´s nutritional status: a global approach. Nutr Hosp. 2021 Jun 10;38(3):592–600.
43. Hernández-Socorro CR, Saavedra P, López-Fernández JC, Ruiz-Santana S. Assessment of Muscle Wasting in Long-Stay ICU Patients Using a New Ultrasound Protocol. Nutrients. 2018 Dec 1;10(12):1849.
44. Lukaski HC, Bolonchuk WW. Estimation of body fluid volumes using tetrapolar bioelectrical impedance measurements. Aviat Space Environ Med. 1988 Dec;59(12):1163-9.
45. Kushner RF, Schoeller DA. Estimation of total body water by bioelectrical impedance analysis. Am J Clin Nutr. 1986 Sep;44(3):417-24.
46. Deurenberg P, Kusters CS, Smit HE. Assessment of body composition by bioelectrical impedance in children and young adults is strongly age-dependent. Eur J Clin Nutr. 1990 Apr;44(4):261-8.
47. Morgenstern BZ, Mahoney DW, Warady BA. Estimating Total Body Water in Children on the Basis of Height and Weight: A Reevaluation of the Formulas of Mellits and Cheek. J Am Soc Nephrol. 2002 Jul 1;13(7):1884-8.
48. Sun SS, Chumlea WC, Heymsfield SB, Lukaski HC, Schoeller D, Friedl K, *et al.* Development of bioelectrical impedance analysis prediction equations for body composition with the use of a multicomponent model for use in epidemiologic surveys. Am J Clin Nutr. 2003 Feb;77(2):331-40.

Valoración antropométrica

8

Irene Bretón Lesmes, Marta Motilla de la Cámara y Clara Serrano Moreno

INTRODUCCIÓN

Denominamos antropometría al conjunto de mediciones corporales destinadas a la valoración del estado nutricional, como peso, talla, pliegues, perímetros y circunferencias. Estas técnicas se utilizan desde hace años y recientemente están siendo revalorizadas por muchos autores.[1-4] Son técnicas sencillas, asequibles y no invasivas, que se pueden realizar en la cabecera del paciente y fáciles de repetir si se considera necesario, si bien requieren personal entrenado.[5]

La valoración de las medidas antropométricas exige la comparación con unas tablas de referencia, que, de manera ideal, deben estar realizadas en una población de referencia similar a la población o el sujeto de estudio.[6] También se han descrito fórmulas que permiten estimar la composición corporal a partir de medidas antropométricas.[4]

PESO, TALLA E ÍNDICES PONDERALES

El peso y la talla y los índices que se derivan de ellos son la forma más sencilla de evaluar el estado nutricional y medidas obligadas en la valoración clínica de cualquier paciente. La talla se debe medir con un tallímetro homologado, en bipedestación, con los pies juntos, la espalda recta y la cabeza ajustada a una línea horizontal que pase por el conducto auditivo y la parte inferior de la órbita ocular. En pacientes que no puedan mantenerse en bipedestación se pueden utilizar fórmulas en las que se realiza una estimación de la talla a partir de las mediciones de huesos largos, como la tibia o el cúbito (Fig. 8-1), empleando ecuaciones o calculadoras específicas, como la que se encuentra en la web de la SEEN: https://www.seen.es/herramientasClinicas/calculadoras/calculadoraDistanciaCubital.aspx

La medida del peso corporal se realizará con en una báscula calibrada, con el paciente sin ropa y sin calzado o con ropa ligera. Para poder realizar un control evolutivo, se recomienda valorar el peso, aproximadamente, a la misma hora del día.

Se han descrito diversos índices que relacionan el peso con la talla. El más utilizado es el índice de masa corporal (IMC), que se define como el peso (kg)/talla(m)^2. El IMC se relaciona con la grasa corporal total, pero no es un parámetro suficientemente sensible en sujetos con aumento de la grasa abdominal o en personas con aumento de la masa

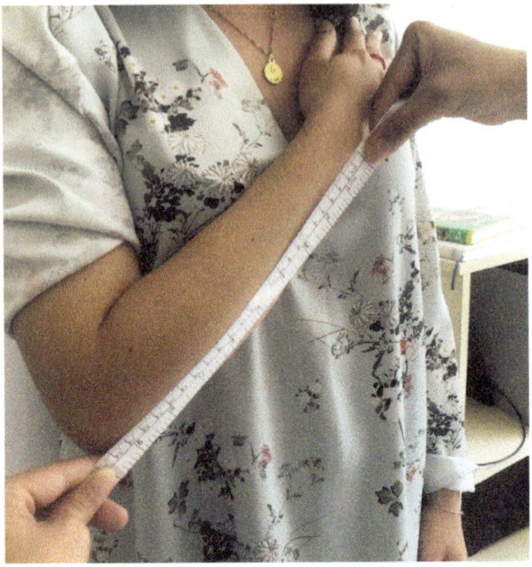

Figura 8-1. Medida de la longitud cubital para estimar la talla.

muscular. La tabla 8-1 muestra la clasificación de obesidad y de desnutrición de acuerdo con la OMS y con los criterios GLIM, respectivamente. El porcentaje de pérdida de peso es un parámetro especialmente relevante en la evaluación del estado nutricional y se define como: (peso habitual-peso actual/peso habitual) x 100. Los criterios GLIM emplean también este parámetro como criterio fenotípico.

ANTROPOMETRÍA: MEDIDA DE PLIEGUES Y CIRCUNFERENCIAS CORPORALES

La medida de pliegues y circunferencias permite estimar la masa muscular y el tejido adiposo en diferentes localizaciones y es especialmente útil en la evaluación de pacientes con obesidad y con desnutrición.

La medida de las circunferencias se realiza utilizando una cinta métrica no extensible de suficiente longitud, cuya precisión debe comprobarse periódicamente. La circunfe-

Tabla 8-1. Referencias anatómicas para las medidas de los pliegues cutáneos

Pliegue tricipital	En la parte posterior del brazo a nivel del músculo tríceps, en el punto medio entre la proyección lateral del proceso acromial de la escápula y el margen inferior del olécranon del cúbito.
Pliegue subescapular	Un centímetro por debajo del ángulo inferior de la escápula. El pliegue sigue un ángulo de 45° hacia abajo y lateral.
Pliegue bicipital	Pliegue vertical en la parte anterior del brazo, sobre el músculo bíceps, opuesto directamente al pliegue tricipital.
Pliegue suprailíaco	Sobre la cresta ilíaca, a nivel de la línea media axilar.

rencia de la cintura se relaciona con la adiposidad abdominal y con las complicaciones metabólicas secundarias a la obesidad, como diabetes, dislipemia, enfermedad metabólica hepática por depósito de grasa etc. Los puntos de corte en nuestro medio son 102 cm en varones y 88 en mujeres.[7]

La medida de los pliegues cutáneos permite estimar el tejido adiposo total y es especialmente útil en la evaluación de los pacientes con riesgo de desnutrición. Requiere una técnica cuidadosa y debe realizarse siempre por personal entrenado (Tabla 8-1). Esta evaluación emplea un instrumento específico, caliper o lipocaliper, y se realiza ejerciendo una compresión de un pliegue de tejido adiposo subcutáneo en una localización concreta. Se recomienda emplear un caliper de alta precisión (Holtain o Harpenden), que ejerza una compresión constante de 10 g/cm^2 e intervalos de medida de 0,5-1 mm. El pliegue tricipital (PTC) es que mejor se correlaciona con la grasa corporal total: se mide en la parte posterior del brazo, con la extremidad relajada y con dirección del pliegue paralelo en el punto medio entre la proyección lateral del proceso acromial de la escápula y el margen inferior del olécranon del cúbito en el brazo no dominante (Fig. 8-2). Se recomienda realizar la lectura del grosor del pliegue pasados unos 4 segundos después de haber aplicado el caliper. Se tomará el valor medio de 2-3 determinaciones. Es importante emplear la misma técnica que se utilizó en las tablas de referencia o en la fórmula para estimar el porcentaje de grasa. También es posible medir los pliegues cutáneos en otras localizaciones:[1] subescapular, bicipital, suprailíaca, abdominal, pierna, etc. Se han descrito ecuaciones que permiten estimar la adiposidad total en base a las medidas de cuatro pliegues: tricipital, bicipital subescapular y suprailíaco.[8]

La circunferencia media del brazo (CMB), en el mismo punto del pliegue tricipital, permite calcular la circunferencia media muscular del brazo (CMMB), mediante la siguiente fórmula:[9]

$$CMMB_{cm} = CMB_{cm} - (PCT_{mm} \times 0{,}3142).$$

El área media muscular del brazo (AMMB) se calcula utilizando la siguiente fórmula:[9]

$$AMMB_{cm} = (CMB_{cm} - 3{,}14 \times PCT_{mm})^2 / (4 \times 3{,}14)$$

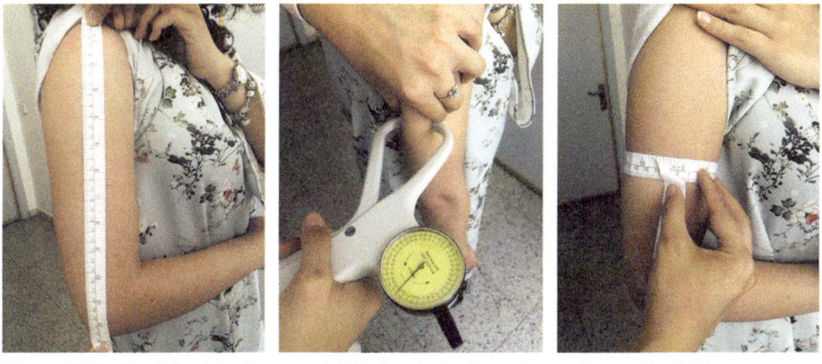

Figura 8-2. Medida del pliegue tricipital y de la circunferencia media del brazo.

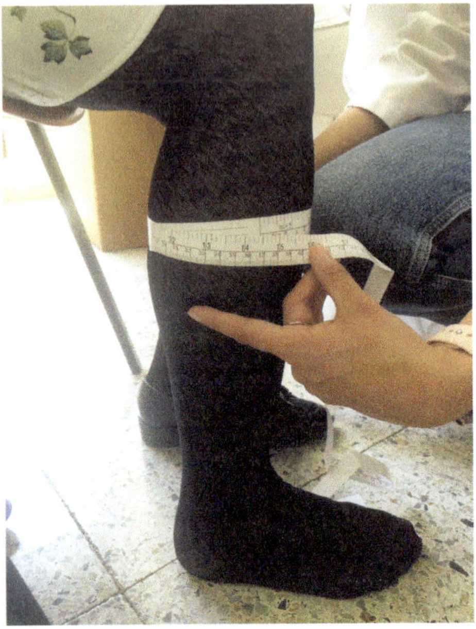

Figura 8-3. Medida de la circunferencia de la pantorrilla.

El contenido corporal de tejido muscular es mayor en la región inferior del cuerpo. Por este motivo, las medidas antropométricas en los miembros inferiores (MMII) pueden predecir mejor la masa muscular total y se relacionan mejor con la funcionalidad.[4] La circunferencia de la pantorrilla (CC: *calf circumference*) es la más empleada (Fig. 8-3), especialmente, en las personas mayores. Se evalúa en el punto de máxima circunferencia, en sedestación, con el pie apoyado en el suelo y una flexión de la rodilla de 90°. Esta medida antropométrica, muy sencilla y accesible en distintos entornos asistenciales, se asocia con la masa apendicular total, con la funcionalidad y con el pronostico clínico de los pacientes. Los puntos de corte no están bien establecidos. La herramienta de cribado MNA emplea un punto de corte de 31 cm, independientemente del género.[10] En general, los más utilizados son los que propone Barbosa-Silva TG *et al.*[11] (34 cm para varones y 33 cm para mujeres). Recientemente, se han propuesto unos puntos de corte de la CC moderadamente descendida y muy descendida, respectivamente, basados en los datos del NHANES: 34 cm y 32 cm para varones y 33 cm y 31 cm para mujeres, puntos de corte que se deben ajustar para las personas con sobrepeso y obesidad o con peso bajo.[12]

Se han descrito asimismo ecuaciones que permiten estimar la masa muscular apendicular a partir de la circunferencia de la pantorrilla.[13]

Utilidad clínica de la antropometría

La antropometría es una técnica que permite estimar la composición corporal y contribuir a la evaluación del estado nutricional. Diversos estudios han puesto en evidencia que la medida de los pliegues y, especialmente, de las circunferencias, como la circunferencia media muscular del brazo, tiene valor pronóstico y permite identificar a los pacientes con mayor riesgo de mortalidad y complicaciones. Los pacientes con cirrosis hepática, con enfermedad renal en diálisis, pacientes hospitalizados o críticos son algunos de los grupos en los que se ha evaluado el valor pronóstico de la antropometría en la evaluación del estado nutricional.

Limitaciones de la antropometría

Las limitaciones de las técnicas antropométricas derivan en gran medida de las dificultades técnicas y de la reproductibilidad. La compresibilidad de los tejidos aumenta con la edad, lo que puede llevar a infravalorar la masa grasa a partir de los pliegues cutáneos. En las personas con obesidad, el pliegue puede sobrepasar la amplitud de los brazos del lipocaliper. Por otro lado, existen limitaciones derivadas de las asunciones que se emplean para estimar la composición corporal global en base a unas mediciones realizadas en localizaciones concretas. La estimación de la masa grasa parte de la asunción de que el tejido adiposo subcutáneo constituye el 50% del tejido adiposo total, lo que no siempre es cierto. Las técnicas antropométricas no son suficientemente sensibles como para detectar cambios pequeños en la composición corporal, por lo que no resultan útiles el seguimiento a corto plazo. La tabla 8-2 recoge las limitaciones más relevantes de la antropometría.

Tabla 8-2. Limitaciones de la antropometría

- Importante variabilidad interobservadores.
- Poco sensible para detectar cambios pequeños en la composición corporal.
- La grasa subcutánea no siempre refleja la adiposidad total.
- La interfase grasa-músculo no siempre está bien definida.
- En personas muy delgadas, el grosor de la piel puede constituir un porcentaje no despreciable del pliegue medido.
- En personas con obesidad, los pliegues pueden superar la apertura de los brazos del caliper.
- En personas con obesidad o pérdida reciente de peso se pueden perder las referencias anatómicas.
- No es útil si existe edema local.

CONCLUSIONES

- Las técnicas antropométricas son herramientas sencillas que se emplean en la valoración del estado nutricional, permiten estimar la masa muscular y el tejido adiposo, y contribuyen a identificar a pacientes con mayor riesgo de mortalidad y de complicaciones relacionadas con la desnutrición. Sus principales limitaciones están relacionadas con las dificultades técnicas, la necesidad de entrenamiento del evaluador y la baja reproductibilidad. Algunas medidas antropométricas, como la cincunferencia de la pantorrilla, permiten estimar la masa muscular apendicular, que posee un importante valor pronóstico, de una manera sencilla.

REFERENCIAS BIBLIOGRÁFICAS

1. Reber E, Gomes F, Vasiloglou MF, Schuetz P, Stanga Z. Nutritional Risk Screening and Assessment. J Clin Med. 2019;8(7). doi:10.3390/jcm8071065
2. García Almeida JM, García-García C, Bellido Castañeda V, Bellido Guerrero D. Nuevo enfoque de la nutrición. Valoración del estado nutricional del paciente: función y composición corporal. Nutr Hosp. 2018;35(3). doi:10.20960/nh.2027
3. Heymsfield SB, Adamek M, Gonzalez MC, Jia G, Thomas DM. Assessing skeletal muscle mass: Historical overview and state of the art. J Cachexia Sarcopenia Muscle. 2014;5(1). doi:10.1007/s13539-014-0130-5.
4. Madden AM, Smith S. Body composition and morphological assessment of nutritional status in adults: A review of anthropometric variables. J Hum Nutr Diet. 2016;29(1). doi:10.1111/jhn.12278.
5. Arija V, Rodrigo CP, de Vitoria EM, Ortega RM, Serra-Majem L, Ribas L, *et al.* Dietary intake and anthropometric reference values in population studies. Nutr Hosp. 2015;31 Suppl 3:157-67. doi: 10.3305/nh.2015.31.sup3.8763.
6. Fryar CD, Carroll MD, Gu Q, Afful J, Ogden CL. Anthropometric Reference Data for Children and Adults: United States, 2015-2018. Vital Health Stat 3. 2021;(36):1-44.
7. García-Luna PP, Goday A, Casanueva FF. Prevention, diagnosis, and treatment of obesity. 2016 position statement of the Spanish Society for the Study of Obesity. Endocrinol Diabetes y Nutr (English ed). 2017. doi:10.1016/j.endien.2017.03.007.
8. Durnin JVGA, Womersley J. Body fat assessed from total body density and its estimation from skinfold thickness: measurements on 481 men and women aged from 16 to 72 Years. Br J Nutr. 1974;32(01). doi:10.1079/bjn19740060.
9. Frisancho AR. New norms of upper limb fat and muscle areas for assessment of nutritional status. Am J Clin Nutr. 1981;34(11). doi:10.1093/ajcn/34.11.2540.
10. Tosato M, Marzetti E, Cesari M, Savera G, Miller RR, *et al.* Measurement of muscle mass in sarcopenia: from imaging to biochemical markers. Aging Clin Exp Res. 2017;29(1):19-27. doi:10.1007/s40520-016-0717-0.
11. Barbosa-Silva TG, Bielemann RM, Gonzalez MC, Menezes AMB. Prevalence of sarcopenia among community-dwelling elderly of a medium-sized South American city: Results of the COMO VAI? Study. J Cachexia Sarcopenia Muscle. 2016;7(2):136-43. doi:10.1002/jcsm.12049.
12. Gonzalez MC, Mehrnezhad A, Razaviarab N, Barbosa-Silva TG, Heymsfield SB. Calf circumference: Cutoff values from the NHANES 1999-2006. Am J Clin Nutr. 2021;113(6):1679-87. doi:10.1093/ajcn/nqab029.
13. Santos LP, Gonzalez MC, Orlandi SP, Bielemann RM, Barbosa-Silva TG, Heymsfield SB. New Prediction Equations to Estimate Appendicular Skeletal Muscle Mass Using Calf Circumference: Results From NHANES 1999–2006. JPEN J Parenter Enteral Nutr. 2019;43(8):998-1007. doi:10.1002/jpen.1605

Valoración de la ingesta

9

Juan José López Gómez, David Primo Martín y Daniel A. de Luis Román

INTRODUCCIÓN

La valoración de la ingesta permite evaluar el modo de alimentación de un individuo o de un colectivo, mediante el conocimiento de sus hábitos alimentarios y su ingesta de nutrientes. La historia nutricional estudiada a través de este tipo de cuestionarios nos permite conocer dos partes importantes de la alimentación. Por un lado, nos permite conocer los patrones dietéticos de los pacientes para detectar conductas patológicas y prevenir enfermedades, como obesidad, patología cardiovascular y patología osteometabólica. Por otra, estos patrones definen excesos o defectos en el contenido calórico, macronutrientes y micronutrientes de la dieta. En pacientes malnutridos, o con alto riesgo nutricional, con estos métodos de valoración podemos determinar la reducción del contenido de la dieta y la desviación respecto a los objetivos nutricionales del paciente. Esto nos permite orientar el tratamiento nutricional de una manera más adecuada.[1]

Existen dos maneras de valorar la ingesta de los pacientes: en primer lugar, mediante cuestionarios estructurados, que valoran el tipo, cantidad y frecuencia de los distintos alimentos. En segundo lugar, mediante pruebas de valoración nutricional con apartados que valoran la ingesta de determinados alimentos o el cambio de la cantidad de ingesta en el tiempo.

Los registros de ingesta aportan una gran cantidad de información, pero no están exentos de problemas logísticos, dado que requieren un gasto elevado de tiempo y no han demostrado un beneficio claro en la bibliografía.[2]

Por tanto, en la práctica clínica habitual y, sobre todo, en pacientes con riesgo nutricional pueden resultar útiles métodos de valoración de la ingesta que se encuentren integrados en test más complejos con preguntas sencillas sobre la ingesta con mayor facilidad de medición y validación. Algunas de estas pruebas se recomiendan para categorizar el riesgo de desnutrición o el diagnóstico de malnutrición en distintas guías clínicas.[3]

En cualquiera de los casos, en el paciente con desnutrición relacionada con la enfermedad (DRE) es necesario un adecuado conocimiento de la ingesta del paciente para poder relacionarla con la valoración morfofuncional del mismo y poder orientar las medidas nutricionales más adecuadas y de manera más personalizada.

MÉTODOS DE VALORACIÓN DE LA INGESTA

Cuestionarios para la valoración de la ingesta

Los cuestionarios de valoración de la ingesta utilizados habitualmente en la consulta pueden ser de dos tipos: evaluación de la cantidad de ingesta (recordatorio 24 horas – historia dietética, registro/diario dietético) o evaluación de la frecuencia de consumo de determinados alimentos (Tabla 9-1).[4]

Cuestionarios retrospectivos

Los cuestionarios de evaluación de cantidad de ingesta se pueden realizar de manera retrospectiva por parte del profesional sanitario (recordatorio de 24 horas o encuesta de frecuencias) evaluando la cantidad de alimentos, los tipos de alimento consumidos y los métodos de cocinado. Se pueden utilizar métodos visuales para calcular las porciones, y la dificultad en su realización dependerá del tiempo dedicado al mismo y del profesional encargado de realizarlo.

Recordatorio de 24 horas

Es el método más sencillo y consiste en preguntar al paciente sobre las distintas comidas realizadas, el tipo de alimentos y la cantidad consumida el día antes de la consulta. Los principales problemas que plantea es su dependencia de la memoria del paciente, que no recoge la variabilidad intraindividual, que plantea olvidos selectivos (tóxicos), que es difícil estimar las raciones y que requiere personal adiestrado.

Evaluación de la frecuencia de consumo de los alimentos

Se realiza mediante cuestionarios, habitualmente, predeterminados, que se pueden realizar por el paciente o por el profesional sanitario. Sirven para evaluar patrones alimentarios y dificultan el conocimiento de la cantidad y, por tanto, la carga calórica diaria del paciente. Estos cuestionarios pueden ayudar en la consulta para conocer patrones de ingesta no saludables y corregirlos con la educación dietética. Están validados en distintos estudios poblacionales para conocer la adherencia a un patrón dietético (por ejemplo, dieta mediterránea).[1] Es un cuestionario poco útil en micronutrientes, limitado

Tabla 9-1. Pruebas de valoración de la ingesta (de manera aislada o integradas con otros parámetros de valoración nutricional)

	Cuestionarios retrospectivos	Cuestionarios mixtos	Cuestionarios prospectivos
Valoración de la ingesta	Recordatorio de 24 horas Encuesta de frecuencias	Historia dietética	Registro dietético
Valoración nutricional (con valoración de la ingesta)	*Mini-Nutritional Assessment* (MNA) Valoración subjetiva global (VSG)		

por el tipo de test realizado (depende de la población de estudio a la que se dirige) y se ve muy influido por la dieta reciente.[4]

Cuestionarios prospectivos

Otro tipo de registros se pueden realizar de manera prospectiva (registro dietético e historia dietética), recogiendo los alimentos consumidos por parte del paciente durante varios días.[4]

Registro o diario dietético

Es una prueba que recoge los alimentos consumidos por el paciente durante varios días: 3-4 días (nos permite estimar el consumo de macronutrientes) y 7-14 días (nos ayuda a estimar, además, el consumo de micronutrientes). A diferencia de la encuesta de 24 horas, el paciente apunta los datos conforme va realizando las ingestas. Estas pruebas utilizan medidas caseras o pesajes para medir la cantidad de alimento y pueden ayudar de manera más fiable a obtener la cantidad de ingesta del paciente, dado que no dependen de la memoria del paciente, sino que puede ir rellenándolo en función de la realización de las distintas ingestas.[1] Esta prueba exige mucha colaboración por parte del paciente, personal especializado para su interpretación y puede inducir un cambio de hábitos por observación por parte del paciente.

Historia dietética

Es un método mixto que incluye la encuesta de frecuencia, el registro dietético (normalmente, 3-5 días) y la encuesta de 24 horas. Se intenta conseguir los puntos más rentables de cada una de las pruebas, ayudándonos a tener una visión global del patrón alimentario del paciente. Como principales problemas que presenta es que se necesita personal entrenado y bastante tiempo para su realización; es difícil de estandarizar y depende de la memoria del paciente en algunos casos.

En general, estas pruebas necesitan una participación importante por parte del paciente y están sometidas a un sesgo de observación. Además, existe dificultad para la comparabilidad de los datos, dado que los tamaños de las raciones y los métodos de cocinado dependen de la perspectiva del paciente y puede existir una sobre o infraestimación de la ingesta.[2]

Todos estos cuestionarios se suelen realizar en algunos estudios observacionales y en estudios de intervención nutricional.[5] Idealmente, estas herramientas deberían realizarse en la consulta, pero el tiempo que es necesario dedicarlas a veces y el tipo de profesionales que requiere (dietistas-nutricionistas, médicos especialistas en endocrinología y nutrición) no lo hace posible, más allá del recordatorio de 24 horas (Tabla 9-2).

Pruebas de valoración nutricional (con métodos de evaluación de la ingesta)

Los tests de valoración nutricional que contienen preguntas relacionadas con la ingesta (cantidad, tipo, patrón) son dos: valoración subjetiva global (VSG) y Mini-Nutritional Assessment (MNA).

Tabla 9-2. Selección del cuestionario para la valoración de la ingesta

	Paciente capaz y/o colaborador	Paciente no capaz y/o no colaborador
Tiempo disponible adecuado	Historia dietética Registro dietético	Encuesta de frecuencias Recordatorio de 24 horas
Tiempo disponible no adecuado	Registro dietético Encuesta de frecuencias	Recordatorio de 24 horas

Mini-Nutritional Assessment

El Mini Nutritional Assessment es un cuestionario sencillo y práctico creado por Nestlé-Healthcare y validado en varios idiomas.[6,7] Es el test recomendado por ESPEN para la evaluación del estado nutricional en los ancianos tanto en ámbito hospitalario como ambulatorio.[8] Consta de seis preguntas de cribado nutricional y 12 preguntas con datos de antropometría, ingesta dietética (número de comidas estructuradas que hace en el día, frecuencia de consumo y autonomía para la alimentación), valoración global y autoevaluación del paciente. Se da una estratificación del estado nutricional en tres rangos (estado nutricional normal, riesgo de desnutrición y mal estado nutricional). Entre los evaluados, es el que contiene más preguntas relacionadas con la ingesta (6 de 18 preguntas), por lo que es el que mejor puede evaluar el consumo alimentario en los pacientes.

Valoración subjetiva global (VSG)

La valoración subjetiva global es una herramienta desarrollada inicialmente para pacientes pendientes de intervención de cirugía gástrica y que fue validada para la mayor parte de la población como prueba de valoración del estado nutricional, con gran valor predictivo si se realiza por personal especializado y alta validez interobservador.[9] Es la herramienta recomendada por la *American Society of Enteral and Parenteral Nutrition* (ASPEN) para la valoración nutricional en el paciente con nutrición enteral y parenteral, así como una de las que recomienda la ESPEN para pacientes institucionalizados o ambulatorios.[3,10] Esta herramienta combina información de la historia clínica y dietética del paciente como pérdida ponderal en los últimos 6 meses, cambios en la ingesta habitual (normalmente, cambios cualitativos en relación con la textura [sólidos, líquidos…]), síntomas gastrointestinales y funcionalidad; por otra parte, presenta una exploración física de la presencia de edemas, masa grasa y masa muscular. El paciente se clasifica en tres grupos (bien nutrido, desnutrición moderada y desnutrición grave). Es una herramienta adecuada para categorizar la ingesta en el paciente desnutrido, pero, al igual que el resto de los descritos se ve influido por todas las variables medidas en el agregado final.

Pruebas de cribado nutricional

Otros tests que realizan preguntas más sencillas sobre ingesta y apetito son los de cribado nutricional: *Nutritional Risk Screening 2002* (NRS-2002), *Malnutrition Screening Tool* (MST), *Malnutrition Inflamation Score* (MIS) y *Short Nutritional Assessment Question-*

narie (SNAQ). Estas pruebas, en su mayoría, utilizan una sola pregunta sobre la ingesta para intentar simplificar su desarrollo y acortar su duración. Estas preguntas suelen referirse a la disminución de la ingesta de manera absoluta, la pérdida de apetito o ambas. Proporcionan una información escasa pero útil para su objetivo de cribado nutricional.

UTILIDAD CLÍNICA DE LA VALORACIÓN DE LA INGESTA EN LA DESNUTRICIÓN RELACIONADA CON LA ENFERMEDAD

Los métodos de valoración de la ingesta nos aportan una valiosa información sobre los patrones de consumo y los déficits nutricionales en el paciente con DRE. No obstante, a la hora de relacionar los valores alterados en estas pruebas con la morbimortalidad, la evidencia es limitada y, normalmente, se encuentra en pruebas que engloban variables diferentes a la ingesta como el MNA y VSG. La prueba más utilizada es el MNA que posee un tercio de las preguntas (6 de 18 preguntas) relacionadas con el consumo alimentario.

La mayor parte de los estudios han demostrado una relación entre los valores alterados de estas pruebas y la morbimortalidad. No obstante, al evaluar la relación de la ingesta alterada con la morbimortalidad en pacientes con DRE dependemos de distintos factores, como la patología de base y el método utilizado durante una hospitalización o en el entorno ambulatorio. Por tanto, es necesaria una adecuada selección de la prueba de valoración nutricional o de la ingesta en función de la patología y la situación del paciente.[7,8,11,12]

CONCLUSIONES

- En el paciente con DRE es necesario conocer de forma adecuada la ingesta del paciente para poder relacionarla con su valoración morfofuncional.
- Las herramientas de valoración de la ingesta dependen del tiempo disponible, del entrenamiento del personal sanitario que las realiza y de la colaboración del paciente para su realización.
- Las herramientas que integran la valoración de la ingesta con otros parámetros nutricionales (MNA, VSG) son las que han demostrado más influencia en el pronóstico de morbimortalidad en la DRE.

REFERENCIAS BIBLIOGRÁFICAS

1. Bellido Guerrero D, Porca Fernández C, García Almeida JM. Valoración de la ingesta. Encuestas nutricionales. Dietoter Nutr Clínica Metab (3ª edición). Barcelona: Aula Médica, 2017.
2. Aranceta Bartrina J, Pérez Rodrigo C, Alberdi Aresti G, Varela Moreiras G, Serra-Majem L. Controversies about population, clinical or basic research studies related with food, nutrition, physical activity and lifestyle. Nutr Hosp. 2015;31(3):15-21. https://doi.org/10.3305/nh.2015.31.sup3.8746.
3. Cederholm T, Barazzoni R, Austin P, Ballmer P, Biolo G, Bischoff SC, *et al.* ESPEN guidelines on definitions and terminology of clinical nutrition. Clin Nutr. 2017;36:49-64. https://doi.org/10.1016/j.clnu.2016.09.004.
4. Olveira Fuster G, Gonzalo Martín M, García Almeida JM. Dietoterapia I: Requerimientos nutricionales. Valoración de Ingesta. Man Endocrinol Nutr. 2015.
5. Elmadfa I, Meyer AL. Developing suitable methods of nutritional status assessment: a continuous challenge. Adv Nutr Bethesda Md. 2014;5:590S-598S.

6. Guigoz Y, Vellas B, Garry PJ. Assessing the nutritional status of the elderly: The Mini Nutritional Assessment as part of the geriatric evaluation. Nutr Rev. 1996; 54:559-65. https://doi.org/10.1111/j.1753-4887.1996.tb03793.x.
7. Campos del Portillo R, Palma MiIla S, García Váquez N, Plaza López B, Bermejo López L, Riobó Serván P, *et al.* Assessment of nutritional status in the healthcare setting in Spain. Nutr Hosp. 2015;31 Suppl 3: 196-208. https://doi.org/10.3305/nh.2015.31.sup3.8767.
8. Guigoz Y, Lauque S, Vellas BJ. Identifying the elderly at risk for malnutrition. The Mini Nutritional Assessment. Clin Geriatr Med. 2002;18:737-57.
9. Detsky AS, McLaughlin JR, Baker JP, Johnston N, Whittaker S, Mendelson RA, *et al.* What is subjective global assessment of nutritional status? JPEN J Parenter Enteral Nutr. 1987;11:8-13. https://doi.org/10.1177/014860718701100108.
10. ASPEN Board of Directors and the Clinical Guidelines Task Force. Guidelines for the use of parenteral and enteral nutrition in adult and pediatric patients. JPEN J Parenter Enteral Nutr. 2002;26:1SA-138SA.
11. Wang JY, Tsai AC. The short-form mini-nutritional assessment is as effective as the full-mini nutritional assessment in predicting follow-up 4-year mortality in elderly Taiwanese. J Nutr Health Aging. 2013;17:594-8. https://doi.org/10.1007/s12603-013-0048-1.
12. Sanz París A, García JM, Gómez-Candela C, Burgos R, Martín Á, Matía P, *et al.* Malnutrition prevalence in hospitalized elderly diabetic patients. Nutr Hosp. 2013;28:592-9. https://doi.org/10.3305/nh.2013.28.3.6472.

Parámetros bioquímicos

10

Rosa Burgos Peláez, Fiorella Palmas Candía y Alba Zabalegui Eguinoa

INTRODUCCIÓN

A lo largo de la historia de la nutrición clínica se han intentado encontrar marcadores nutricionales que pudiesen servir de ayuda para el diagnóstico de la desnutrición o del riesgo nutricional.[1,2]

Características de un hipotético marcador nutricional "ideal":

- Debería ser suficientemente sensible como para detectar alteraciones en estadios precoces.
- Debería ser suficientemente específico, es decir, no alterarse debido a otros factores no nutricionales.
- Su alteración debería corregirse con una intervención nutricional.
- La corrección del marcador nutricional alterado debería mejorar el pronóstico.

Desafortunadamente, no existe un marcador nutricional "ideal". Históricamente, se han utilizado los valores séricos de albúmina y prealbúmina como marcadores del estado nutricional, que difieren en su sensibilidad a la hora de detectar cambios precoces, en su capacidad para demostrar la presencia de desnutrición y en evaluar la respuesta a una adecuada intervención nutricional. Algunos autores han propuesto la evaluación de albúmina y/o prealbúmina junto con las concentraciones de proteína C reactiva (PCR).[3]

La **albúmina** es la proteína más abundante en el plasma humano. Se sintetiza en el hígado y circula en el plasma en forma libre o unida a diversos ligandos (hormonas tiroideas, ácidos grasos libres, bilirrubina, etc.). Su vida media es de 20 días y se cataboliza fundamentalmente en el endotelio vascular. La albúmina tiene numerosas funciones fisiológicas, entre las que destacan el mantenimiento de la presión oncótica y el transporte de ácidos grasos, ácidos biliares, colesterol, iones metálicos y fármacos. Además, ejerce una cierta función antioxidante gracias a múltiples sitios de unión y a su habilidad para atrapar radicales libres de oxígeno.

La **prealbúmina** o transtiretina es una proteína transportadora de las hormonas tiroideas y circula unida a esta, formando el complejo retinol-prealbúmina. Su vida media es más corta que la de albúmina (2,5 días). Se sintetiza en el hígado y se cataboliza parcialmente en el riñón.

La **PCR** es una proteína plasmática que se comporta como reactante de fase aguda y sus concentraciones aumentan en respuesta a la inflamación. Forma parte de la inmunidad innata y su síntesis es inducida como respuesta al daño tisular por infecciones, inflamación o neoplasias. Es sintetizada por hepatocitos y células del endotelio vascular y su expresión está regulada por citocinas, particularmente, por la interleucina 6 (IL-6), en menor grado, la interleucina 1 (IL-1) y el factor de necrosis tumoral α (TNF-α). La PCR se une a numerosos ligandos, tanto endógenos como extrínsecos, activando el sistema del complemento, por la vía del complejo C1Q.

Algunos autores han recomendado utilizar el **cociente PCR/albúmina** para evaluar el riesgo de mortalidad en algunas patologías, como la pancreatitis,[4] pero el número de pacientes analizados fue escaso y los resultados, no concluyentes. Igualmente sucede con otras fórmulas, como el *Glasgow Prognostic Score*[5,6] o el *Prognostic Inflammatory Nutritional Index*.[7] La dificultad de estos cocientes es que no disponemos de valores de referencia sólidos y que los que están publicados son de grupos pequeños de pacientes quirúrgicos.

En la actualidad sabemos que las concentraciones de albúmina, prealbúmina y PCR no son útiles como medidas del componente proteico corporal o de la masa muscular total y, por ello, no son buenos marcadores nutricionales. Estos parámetros no son realmente marcadores nutricionales, sino marcadores inflamatorios y, en consecuencia, se asocian a situaciones de riesgo nutricional, más que a desnutrición *per se*.[8,9]

Tanto la albúmina como la prealbúmina se comportan como proteínas reactantes de fase aguda negativas y sus concentraciones disminuyen en cuando existe una situación inflamatoria, ya sea aguda y grave o crónica e intermitente.[10] Las causas de la disminución de las proteínas viscerales[11] durante la respuesta de fase aguda son: disminución de la síntesis, con redireccionamiento de la síntesis proteica hacia reactantes de fase aguda positivos, incremento de la permeabilidad capilar y extravasación al espacio intersticial, incremento del catabolismo tisular e incremento de las pérdidas renales o gastrointestinales.

La PCR, por otra parte, se comporta como un reactante de fase aguda positivo, incrementando sus concentraciones ante numerosas situaciones inflamatorias, infecciosas, y situaciones de riesgo cardiovascular.

Recientemente, la ASPEN ha publicado un documento de posicionamiento en el que se destaca que las concentraciones de albúmina y prealbúmina no pueden considerarse marcadores nutricionales, sino que son marcadores inflamatorios, asociados a riesgo nutricional.[11]

VALOR CLÍNICO DE LA MEDICIÓN DE LA ALBÚMINA Y PREALBÚMINA PLASMÁTICAS

Por su fuerte relación con la inflamación y la desnutrición, las cifras de albúmina y prealbúmina se correlacionan bien con el riesgo de peor evolución clínica del paciente, a pesar de que no reflejan en sentido estricto su estado nutricional. De hecho, los marcadores inflamatorios son útiles para identificar a los pacientes que tienen más riesgo de evolución desfavorable si no se administra una adecuada nutrición.

Las cifras de albúmina sérica siempre se han relacionado con mayor riesgo quirúrgico, en diferentes tipos de cirugía (general, ortopédica, vascular). La ESPEN, en sus Guías de soporte nutricional del paciente quirúrgico[12] considera que un valor de albúmina inferior a 3 g/dL (sin disfunción hepática ni renal) es un factor de riesgo de desnutrición fuerte, junto con la pérdida de peso de más del 10% en 6 meses, IMC inferior a 18,5 kg/m^2 y Valoración Subjetiva Global C o *Nutritional Risk Screening* > 5. En cualquiera de estos casos, la ESPEN recomienda retrasar la intervención quirúrgica 7-14 días, realizando soporte nutricional intensivo. En el paciente quirúrgico, las cifras bajas de albúmina se han asociado a un mayor riesgo de reintervención, estancia hospitalaria más larga, complicaciones de la herida quirúrgica, fallo renal, disfunción gastrointestinal y muerte.

La hipoalbuminemia también se ha asociado con mayor riesgo de mortalidad o de mala evolución en diversos ámbitos clínicos, como hospitalización por procesos agudos, insuficiencia renal crónica e insuficiencia cardíaca.

ALBÚMINA Y PREALBÚMINA PLASMÁTICAS. VALORES NORMALES Y LIMITACIONES EN LA PRÁCTICA CLÍNICA

La albúmina plasmática se determina por métodos colorimétricos o inmunológicos. Las concentraciones normales de albúmina están entre 3,5 y 4,5 g/dL. La prealbúmina plasmática se determina por métodos inmunológicos y sus concentraciones normales están entre 20 y 40 mg/dL.

La hipoalbuminemia se define como un valor de albúmina plasmática inferior a 3,5 g/dL, aunque muchos grupos consideran intervalos de gravedad de la hipoalbuminemia y la consideran moderada entre 2,8 y 3,5 g/dL, y grave, por debajo de 2,8 g/dL. Algunos autores también consideran las cifras de prealbúmina moderadamente bajas (18-20 mg/dL) o muy bajas (por debajo de 18 mg/dL).

Las cifras de albúmina y prealbúmina pueden alterarse en numerosas enfermedades (Tabla 10-1).[8]

ALBÚMINA Y PREALBÚMINA COMO MARCADORES PRONÓSTICOS EN POBLACIONES CLÍNICAS

Patología médica. Morbilidad

Los estudios incluidos en un metanálisis concluyeron que en ancianos que viven en la comunidad y en centros residenciales, las cifras de albúmina se asocian positivamente con la fuerza muscular medida mediante dinamometría de mano y con la autonomía para las actividades de la vida diaria, y negativamente con el grado de discapacidad.[13,14] En ancianos hospitalizados, las cifras de albúmina se correlacionan con estancia hospitalaria más corta.

En la insuficiencia renal prediálisis,[15-17] la combinación de cifras bajas de albúmina con IMC bajo se asocia a un mayor riesgo de progresión de la insuficiencia renal.

La prealbúmina baja al ingreso hospitalario ha sido predictora de eventos cardíacos adversos (insuficiencia cardíaca aguda, reinfarto y shock cardiogénico) en pacientes admitidos por síndrome coronario agudo.[18,19]

Patología médica. Mortalidad

Diversos estudios han demostrado mayor mortalidad en pacientes con patologías médicas e hipoalbuminemia en el ingreso hospitalario, por ejemplo, pacientes ingresados

Tabla 10-1. Situaciones clínicas que modifican las concentraciones plasmáticas de albúmina o prealbúmina[4]

Situación	Albúmina	Prealbúmina
Incrementan las concentraciones	Incremento en la síntesis: • Insulina. Cambios en la hidratación: • Deshidratación aguda. Disminución del catabolismo. Artefacto: • Infusión de albúmina EV. • Infusión de plasma fresco.	Incremento de la síntesis: • Corticoides exógenos. • Esteroides anabólicos. • Antiinflamatorios no esteroideos. • *Insulin-like growth factor.* Disminución del catabolismo: • Insuficiencia renal crónica. • Daño tubular renal. Cambios en la hidratación: • Ortostatismo antes de la extracción. • Deshidratación aguda.
Concentraciones normales	Ausencia de enfermedad. Algunas formas de desnutrición: • Anorexia nerviosa. • Restricción exclusivamente proteica.	Ausencia de enfermedad. Algunas formas de desnutrición: • Anorexia nerviosa. • Restricción exclusivamente proteica. • Déficit aislado de vitamina A.
Disminuyen las concentraciones	Edad: • Infancia. • Vejez. Disminución de la síntesis: • Respuesta de fase aguda. • Enfermedad hepática. Cambios en la distribución: • Incremento de la permeabilidad vascular. • Hemodilución aguda. • Disminución de la función linfática. Aumento de las pérdidas/catabolismo: • Hemorragias. • Síndrome nefrótico. • Enteropatía pierde-proteínas. • Pérdidas exudativas (quemaduras, drenajes quirúrgicos).	Edad: • Infancia. • Vejez. Disminución de la síntesis: • Respuesta de fase aguda (infección, inflamación, trauma, malignidad, etc.). • Administración de IL-6. • Estrógenos (endógenos o exógenos). • Enfermedad hepática moderada-severa. • Tiroidopatía. Cambios en la distribución: • Incremento permeabilidad vascular. • Ascitis o derrame pleural. • Decúbito previo a la extracción (ej. Pacientes encamados). • Hemodilución aguda. Incremento pérdidas/catabolismo: • Pérdidas hemáticas agudas. • Enteropatía pierde-proteínas. • Síndrome nefrótico.

por cualquier patología médica[20-22] y, concretamente, por infarto de miocardio,[23] ictus,[24] cáncer[18,20,25] insuficiencia renal aguda,[26,27] insuficiencia renal crónica (diálisis)[17,28] y esclerosis sistémica.[29]

Algunos de los estudios muestran un gradiente negativo fuerte entre las cifras bajas de albúmina sérica y la mortalidad, considerando diversos rangos de hipoalbuminemia.[21,24]

Patología quirúrgica. Morbilidad

La **cirugía por fractura de cadera** es una de las patologías en la que más estudios se han realizado, evaluando las cifras de las proteínas séricas albúmina y prealbúmina y su influencia en la aparición de complicaciones posquirúrgicas.[30-34] En estudios con un número elevado de pacientes se ha encontrado que en pacientes con hipoalbuminemia aumenta la estancia hospitalaria,[30-34] la prevalencia de infección de la herida quirúrgica y sepsis, y, además, aparece un agregado de complicaciones graves (infarto agudo de miocardio, paro cardíaco, insuficiencia renal aguda, sepsis, shock séptico, ictus, embolismo pulmonar, reintubación, intubación prolongada y coma) o de complicaciones leves (trombosis venosa profunda, neumonía, complicación de la herida quirúrgica e infecciones del tracto urinario). En algún estudio se observa una relación dosis-respuesta entre diversas categorías de hipoalbuminemia y riesgo de complicaciones, con mayores OR en situaciones de hipoalbuminemia grave.[32-34]

Otras cirugías

- La cirugía de reparación de **aneurisma de aorta abdominal**, en la que la hipoalbuminemia grave se asocia a mayor estancia hospitalaria, mayores complicaciones pulmonares y mayores tasas de reintervención.[35,36]
- La cirugía oncológica por **cáncer colorrectal**,[37,38] en la que la hipoalbuminemia se asoció a mayor prevalencia de eventos cardíacos, pulmonares y sépticos 30 días después de la cirugía.[39] Además, en pacientes con hipoalbuminemia aumentó la duración del íleo postquirúrgico y la estancia hospitalaria (en especial, en los pacientes sometidos a cirugía abierta), con OR 1,43-1,94.[20,40] La albúmina postoperatoria de los pacientes que presentaron fuga anastomótica fue menor que en los pacientes que no la presentaron. En el análisis multivariado, la albúmina del día 1 y del día 3 fueron predictoras del fallo de sutura.
- La **cirugía bariátrica**,[41,42] en la que las concentraciones elevadas de PCR pueden tener valor en el pronóstico del riesgo de infecciones postoperatorias.

Patología quirúrgica. Mortalidad

Nuevamente, los ancianos,[43] la cirugía por fractura de cadera[32-34] y la cirugía de reparación de aneurisma de aorta abdominal[35] son las patologías más estudiadas.

En ancianos, la albúmina preoperatoria es predictiva de mortalidad durante el ingreso por cualquier patología quirúrgica (este hallazgo no es consistente en todos los estudios), y con la mortalidad a los 6 y 12 meses. En cirugía de cadera, la hipoalbuminemia inferior a 2,5 g/dL se asocia con una mayor mortalidad a un mes en 3 estudios y a 4 meses y 1 año en otro estudio. En la cirugía de reparación de aneurisma de aorta abdominal, la hipoalbuminemia moderada y grave se asoció con mayor mortalidad a los 30 días, tanto en la cirugía abierta como en la cirugía endovascular. Tras la cirugía por cáncer de colon, la mortalidad a los 30 días fue mayor en pacientes con hipoalbuminemia en un modelo multivariado controlado por edad, género, IMC, estado funcional, hábito tabáquico, hipertensión, insuficiencia cardíaca, EPOC, diabetes mellitus y pérdida de peso superior al 10% antes de la cirugía.[39]

CONCLUSIONES

- Tanto la albúmina como la prealbúmina son buenos marcadores pronósticos, sobre todo, en presencia de parámetros inflamatorios estables. Sin embargo, no son buenos marcadores nutricionales. A pesar de la heterogeneidad de los trabajos publicados, la gran mayoría de los estudios encontraron una asociación entre las concentraciones de albúmina bajas y mayor riesgo de complicaciones y mortalidad, tanto en patología médica como quirúrgica.

REFERENCIAS BIBLIOGRÁFICAS

1. García Almeida J, García-García C, Bellido V, Diego B. Nuevo enfoque de la nutrición. Valoración del estado nutricional del paciente: función y composición corporal. Nutr Hosp. 2018;35(3):1-14.
2. Picó C, Palou A. Evaluación del estado nutricional: biomarcadores clínicos y bioquímicos. En: A. Gil. Tratado de Nutrición (3a ed.), 2017: 159-71.
3. Arellano-Navarro CE, Huerta-Ramírez S, Elizalde-Barrera CI, Rubio-Guerra AF, Garro-Almendaro AK, González-Moreno FJ. Valor del índice proteína C reactiva/albúmina en el diagnóstico de sepsis. Med Interna Mex. 2018;34(2):188-95.
4. Villalba Aucejo S, Alfonzo Ramos A, Acuna Macchi JP, Sawatzky D. Albúmina y PCR como predictores de mortalidad en pacientes con pancreatitis aguda. Rev Discov Med. 2018;2:11-20.
5. Nozoe T, Matono R, Ijichi H, Ohga T, Ezaki T. Glasgow Prognostic Score (GPS) Can Be a Useful Indicator to Determine Prognosis of Patients With Colorectal Carcinoma. Int Surg. 2014;99:99. doi: 10.9738/INTSURG-D-13-00118.1.
6. McMillan DC. The systemic inflammation-based Glasgow Prognostic Score: A decade of experience in patients with cancer. Cancer Treatment Reviews. Vol. 39. No 5. Philadelphia: W.B. Saunders, 2012: 534-40. Aug. 01 2013, doi: 10.1016/j.ctrv.2012.08.003.
7. Pastore CA, Orlandi SP, González MC. Asociación entre el índice inflamatorio nutricional y estado nutricional en pacientes con cáncer. Nutr Hosp. 2013;28(1):88-93. doi: 10.3305/nh.2013.28.1.6167.
8. Burgos Peláez R, Creus G. Valoración del estado nutricional en adultos. En: M. Planas (Ed.) Conceptos prácticos en nutrición enteral y parenteral, Barcelona: Elsevier Masson, 2008.
9. Meléndez Montero Y, Soto Matos J, Barreto Penié J, Denis Villalón R, Núñez Velázquez M, Mora Díaz I. Utilidad de la prealbúmina en la evaluación y seguimiento nutricional de pacientes con riesgos de desnutrición. Nutr Hosp. 2015;2(1):1-13 [Online]. Available: http://www.medigraphic.com/pdfs/actamedica/acm-2016/acm162g.pdf.
10. Kim S, McClave SA, Martindale RG, Miller KR, Hurt RT. Hypoalbuminemia and clinical outcomes: What is the mechanism behind the relationship?. Am Surg. 2017;83(11):1220-7. doi: 10.1177/000313481708301123.
11. Evans DC, Corkins MR, Malone A, Miller S, Mogensen KM, Guenter P, *et al.* The Use of Visceral Proteins as Nutrition Markers: An ASPEN Position Paper. Nutr Clin Pract. 2020;0:0. doi: 10.1002/ncp.10588.
12. Weimann A, Braga M, Carli F, Higashiguchi T, Hübner M, Klek S, *et al.* ESPEN guideline: Clinical nutrition in surgery. Clin Nutr. 2017 Jun;36(3):623-50. doi: 10.1016/j.clnu.2017.02.013.
13. Wu CY, Hu HY, Huang N, Chou YC, Li CP, Chou YJ. Albumin levels and cause-specific mortality in community-dwelling older adults. Prev Med. 2018;112:145-51. doi: 10.1016/j.ypmed.2018.04.015.
14. Cabrerizo S, Cuadras D, Gomez-Busto F, Artaza-Artabe I, Marín-Ciancas F, Malafarina V. Serum albumin and health in older people: Review and meta analysis. Maturitas. 2015;81(1):17-27. doi: 10.1016/j.maturitas.2015.02.009.

15. Kikuchi H, Kanda E, Mandai S, Akazawa M, Iimori S, Oi K, *et al.* Combination of low body mass index and serum albumin level is associated with chronic kidney disease progression: the chronic kidney disease-research of outcomes in treatment and epidemiology (CKD-ROUTE) study. Clin Exp Nephrol. 2017 Feb;21(1):55-62. doi: 10.1007/s10157-016-1251-2.
16. Wang W, Pan Y, Tang X, Hao G, Xie Y, Ma S, *et al.* Serum prealbumin and its changes over time are associated with mortality in acute kidney injury. Sci Rep. 2017;1(7):41493. doi: 10.1038/srep41493.
17. Leinig CE, Moraes T, Ribeiro S, Riella MC, Olandoski M, Martins C, *et al.* Predictive Value of Malnutrition Markers for Mortality in Peritoneal Dialysis Patients. J Ren Nutr. 2011;21(2):176-83. doi: 10.1053/j.jrn.2010.06.026.
18. Lv GY, An L, Sun XD, Hu YL, Sun DW. Pretreatment albumin to globulin ratio can serve as a prognostic marker in human cancers: a meta-analysis. Clin Chim Acta. 2018;476:81-91. doi: 10.1016/j.cca.2017.11.019.
19. Wang W, Wang CS, Ren D, Li T, Yao HC, Ma SJ. Low serum prealbumin levels on admission can independently predict in-hospital adverse cardiac events in patients with acute coronary syndrome. Med (United States). 2018;97(30):1–5. doi: 10.1097/MD.0000000000011740.
20. Jia RR, Zhong JH, Huo RR, Su QB, Xiang X, Zhao FL, *et al.* Correlation between serum prealbumin and prognosis of patients with hepatocellular carcinoma after hepatectomy. J Surg Oncol. 2019 May;119(6):794-800. doi: 10.1002/jso.25378.
21. Akirov A, Masri-Iraqi H, Atamna A, Shimon I. Shimon. Low Albumin Levels Are Associated with Mortality Risk in Hospitalized Patients. Am J Med. 2017;130(12):1465. e11-1465.e19. doi: 10.1016/j.amjmed.2017.07.020.
22. Jellinge ME, Henriksen DP, Hallas P, Brabrand M. Hypoalbuminemia is a strong predictor of 30-day all-cause mortality in acutely admitted medical patients: A prospective, observational, cohort study. PLoS One. 2014;9(8): e105983. doi: 10.1371/journal.pone.0105983.
23. Plakht Y, Gilutz H, Shiyovich AY. Decreased admission serum albumin level is an independent predictor of long-term mortality in hospital survivors of acute myocardial infarction. Soroka Acute Myocardial Infarction II (SAMI-II) project. Int J Cardiol. 2016;219:20-4. doi: 10.1016/j.ijcard.2016.05.067.
24. Famakin B, Weiss P, Hertzberg V, McClellan W, Presley R, Krompf K, *et al.* Hypoalbuminemia Predicts Acute Stroke Mortality: Paul Coverdell Georgia Stroke Registry. J Stroke Cerebrovasc Dis. 2010;19(1):17-22. doi: 10.1016/j.jstrokecerebrovasdis.2009.01.015.
25. Gupta D, Lis CG. Pretreatment serum albumin as a predictor of cancer survival: A systematic review of the epidemiological literature. Nutr J. 2010;9:69. doi: 10.1186/1475-2891-9-69.
26. Wang W, Pan Y, Tang X, Hao G, Xie Y, Ma S, *et al.* Serum prealbumin and its changes over time are associated with mortality in acute kidney injury. Sci Rep. 2000;7:1-11. doi: 10.1038/srep41493.
27. Lee JL, Oh ES, Lee RW, Finucane TE. Serum Albumin and Prealbumin in Calorically Restricted, Non-diseased Individuals: A Systematic Review. Am J Med. 2015;128(9):1023. e1-22. doi: 10.1016/j.amjmed.2015.03.032.
28. Herselman M, Esau N, Kruger JM, Labadarios D, Moosa MR. Relationship between serum protein and mortality in adults on long-term hemodialysis: Exhaustive review and meta-analysis. Nutrition. 2010;26(1):10-32. doi: 10.1016/j.nut.2009.07.009.
29. Codullo V, Cereda E, Klersy C, Cavazzana I, Alpini C, Bonardi C, *et al.* Serum prealbumin is an independent predictor of mortality in systemic sclerosis outpatients. Rheumatology (Oxford). 2016 Feb;55(2):315-9. doi: 10.1093/rheumatology/kev322.
30. Li S, Zhang J, Zheng H, Wang X, Liu Z, Sun T. Prognostic Role of Serum Albumin, Total Lymphocyte Count, and Mini Nutritional Assessment on Outcomes After Geriatric Hip Fracture Surgery: A Meta-Analysis and Systematic Review. J. Arthroplasty. 2019;34(6):1287-96. doi: 10.1016/j.arth.2019.02.003.
31. Bohl DD, Shen MR, Kayupov E, Della Valle CJ. Hypoalbuminemia Independently Predicts Surgical Site Infection, Pneumonia, Length of Stay, and Readmission After Total Joint Arthroplasty. J Arthroplasty. 2016;31(1):15-21. doi: 10.1016/j.arth.2015.08.028.
32. Chung AS, Hustedt JW, Walker R, Jones C, Lowe J, Russell GV. Increasing severity of malnutrition is associated with poorer 30-day outcomes in patients undergoing hip fracture surgery. J Orthop Trauma. 2018;32(4):155-160. doi: 10.1097/BOT.0000000000001081.
33. Bohl DD, Shen MR, Hannon CP, Fillingham YA, Darrith B, Della Valle CJ, *et al.* Serum albumin predicts survival and postoperative course following surgery for geriatric hip fracture. J Bone Joint Surg Am. 2017;99(24):2110-2118. doi: 10.2106/JBJS.16.01620.

34. Helminen H, Luukkaala T, Saarnio J, Nuotio M. Comparison of the Mini-Nutritional Assessment short and long form and serum albumin as prognostic indicators of hip fracture outcomes. Injury. 2017;48(4):903-8. doi: 10.1016/j.injury.2017.02.007.
35. Inagaki E, Farber A, Eslami MH, Kalish J, Rybin DV, Doros G, *et al.* Preoperative hypoalbuminemia is associated with poor clinical outcomes after open and endovascular abdominal aortic aneurysm repair. J Vasc Surg. 2017;66(1):53-63. e1. doi: 10.1016/j.jvs.2016.10.110.
36. Chamogeorgakis T, Mason DP, Murthy SC, Thuita L, Raymond DP, Pettersson GB, *et al.* Impact of nutritional state on lung transplant outcomes. J Heart Lung Transplant. 2013;32(7):693-700. doi: 10.1016/j.healun.2013.04.005.
37. Lim WS, Roh JL, Kim SB, Choi SH, Nam SY, Kim SY. Pretreatment albumin level predicts survival in head and neck squamous cell. Laryngoscope. 2017;127(12) E437-E442. doi: 10.1002/lary.26691.
38. Saito H, Kono Y, Murakami Y, Shishido Y, Kuroda H, Matsunaga T, *et al.* Postoperative serum albumin is a potential prognostic factor for older patients with gastric cancer. Yonago Acta Med. 2018;61(1): 72-78.
39. Haskins IN, Baginsky M, Amdur RL, Agarwal S. Preoperative hypoalbuminemia is associated with worse outcomes in colon cancer patients. Clin Nutr. 2017;36(5):1333-8. doi: 10.1016/j.clnu.2016.08.023.
40. Shimura T, Shibata M, Gonda K, Okayama H, Saito M, Momma T, *et al.* Serum transthyretin level is associated with prognosis of patients with gastric cancer. J Surg Res. 2018;227:145-50. doi: 10.1016/j.jss.2018.02.035.
41. Bae HJ, Lee HJ, Han DS, Suh YS, Lee YH, Lee HS, *et al.* Prealbumin Levels as a Useful Marker for Predicting Infectious Complications After Gastric Surgery. J Gastrointest Surg. 2011;15(12):2136-44. doi: 10.1007/s11605-011-1719-z.
42. Lee Y, McKechnie T, Doumouras AG, Handler C, Eskicioglu C, Gmora S, *et al.* Diagnostic Value of C-Reactive Protein Levels in Postoperative Infectious Complications After Bariatric Surgery: a Systematic Review and Meta-Analysis. Obes Surg. 2019;29(7):2022-9. doi: 10.1007/s11695-019-03832-5.
43. van Stijn MF, Korkic-Halilovic I, Bakker MS, van der Ploeg T, van Leeuwen PA, Houdijk AP. Preoperative nutrition status and postoperative outcome in elderly general surgery patients: A systematic review. JPEN J Parenter Enteral Nutr. 2013;37(1):37-43. doi: 10.1177/0148607112445900.

Dinamometría

11

Gabriel Olveira Fuster y Francisco José Sánchez Torralvo

INTRODUCCIÓN

La desnutrición implica disminución de la masa muscular, que se ve reflejada en deterioro de los test funcionales y alteración de la composición corporal. La disminución de la fuerza muscular puede aparecer incluso antes de que se objetiven cambios en las medidas antropométricas, por lo que la medición de este parámetro puede ser una herramienta útil en el cribado y valoración de la desnutrición.

La Sociedad Americana de Nutrición Parenteral y Enteral (ASPEN) incluyó ya en el año 2012 la dinamometría de mano como uno de los seis posibles criterios para definir la desnutrición).[1] Tras la publicación en 2018 de los criterios GLIM (Liderazgo Global en Desnutrición) para el diagnóstico de la desnutrición, se incluyó, dentro de los criterios fenotípicos, la reducción de la masa muscular. En este consenso se propone emplear técnicas validadas para la estimación de la masa muscular, como la densitometría (DXA), la impedancia bioeléctrica (BIA), la tomografía computarizada (TC) y la resonancia magnética (RM), técnicas que no siempre están disponibles en la práctica clínica. Sin embargo, el consenso también recoge que pueden considerarse otros métodos funcionales, como la dinamometría de mano.[2] En este sentido, la dinamometría, como parámetro que evalúa el músculo dentro de los criterios fenotípicos GLIM, ha demostrado claramente su utilidad como valor pronóstico.[3]

Por otro lado, el consenso de definición y diagnóstico de sarcopenia[4] también incluye la dinamometría de mano como método para valorar la fuerza muscular.

DINAMOMETRÍA DE MANO: INSTRUMENTOS DE MEDIDA, TÉCNICA E INTERPRETACIÓN DE RESULTADOS

La dinamometría es un método funcional de evaluación de la fuerza muscular, que mide la fuerza isométrica de la mano y el antebrazo mediante la utilización de un dinamómetro.

La elección de la dinamometría de mano (fuerza de agarre) como valor estimativo de la fuerza muscular de los pacientes, en la mayoría de los estudios y consensos, se basa en varios factores:

- Por un lado, la dinamometría es, posiblemente, la medición más barata y fácil de realizar y de estandarizar respecto a otros instrumentos de medida de fuerza muscular en la práctica clínica. En su determinación se tarda, como mucho, tres minutos. Además, se han descrito valores de normalidad con los que comparar en numerosas poblaciones de todo el mundo.[5,6]

- Por otro lado, aunque con algunas inconsistencias, la dinamometría de mano tiende a reflejar la fuerza muscular de todo el cuerpo y se correlaciona razonablemente bien con la masa magra del organismo medida por diferentes técnicas (BIA, TC, DXA). Además, presenta asociaciones con otras técnicas estructuradas de valoración nutricional (como, por ejemplo, la Valoración Subjetiva Global) y con medidas analíticas de inflamación, como el descenso de la albúmina plasmática.[6,7]
- Por último, la fuerza de prensión tiene valor clínico y pronóstico, se asocia a un incremento de morbimortalidad, peor calidad de vida y también a limitaciones funcionales, por lo que es muy útil para la valoración nutricional y el diagnóstico de sarcopenia.[4]

Existen diferentes tipos de dinamómetro de mano (Fig. 11-1), siendo el dinamómetro tipo JAMAR el que se emplea más frecuentemente en la práctica clínica habitual. Otros

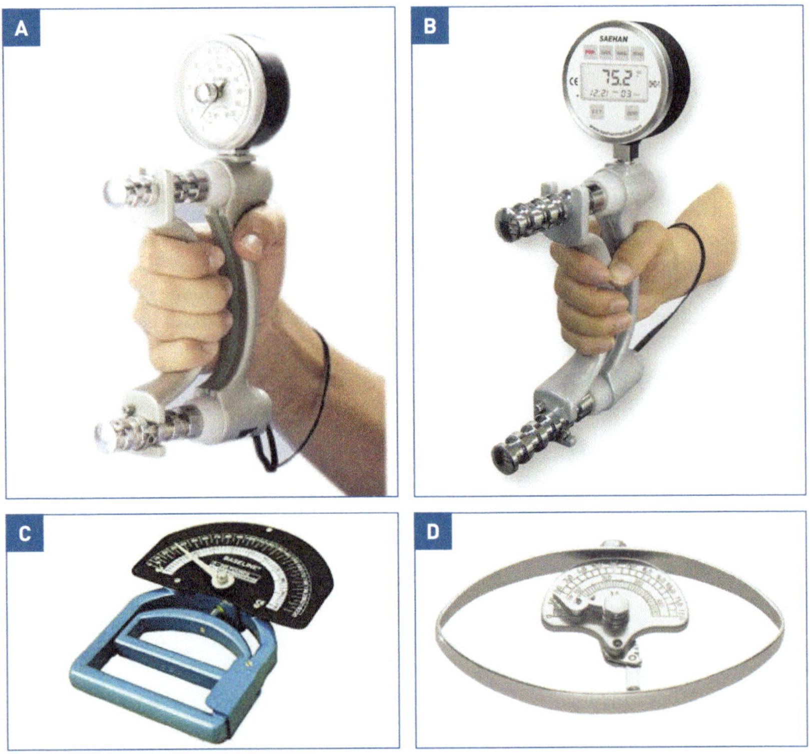

Figura 11-1. Dinamómetros de mano empleados más frecuentemente. Dinamómetro hidráulico JAMAR. **A**. Analógico. **B**. Digital. **C**. Dinamómetro Smedley analógico. **D**. Dinamómetro Collin.

dinamómetros, como el Smedley o el Collin, pueden ser igual de válidos. En este último existen ciertos factores limitantes para su uso, debido a que algunas personas (sobre todo, mujeres mayores) tienen gran dificultad para realizar un agarre correcto.[7]

En el caso del dinamómetro JAMAR, se debe instruir a los pacientes para ajustar el aparato de forma que el agarre resulte cómodo para su mano y así obtener el mejor rendimiento, aunque la gran mayoría suele emplear la segunda posición (3,8 cm).

A los sujetos se les debe indicar que aprieten el dinamómetro con la máxima fuerza que puedan, tras recibir una orden verbal. Alentar con palabras de ánimo durante el esfuerzo es útil para conseguir un mejor resultado.

Puede realizarse con la mano dominante (lo más habitual), pero también con la no dominante.

Las determinaciones se realizan preferentemente con los pacientes sentados en una silla con respaldo, apoyando ambos pies sobre el suelo, con los hombros pegados al cuerpo en posición neutra y el antebrazo flexionado a 90° sin rotación. Se puede realizar una ligera dorsiflexión de la muñeca entre 0 y 30°, y desviación cubital entre 0 y 15° (Fig. 11-2).

Se suelen realizar tres tandas de medición. Lo ideal es que se deje pasar un minuto entre las tandas para facilitar la recuperación.

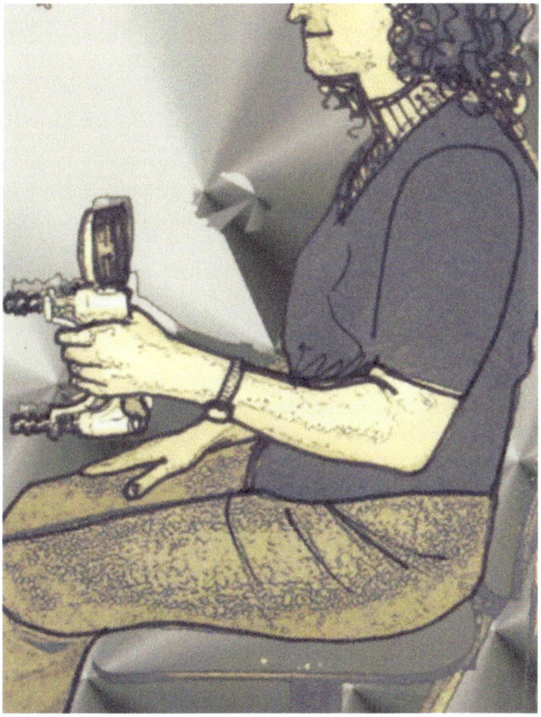

Figura 11-2. Estandarización de la medición de la dinamometría de mano.

Habitualmente, se anota la fuerza máxima y se calcula la media de las tres tandas.

Cuando se analizan los resultados de la dinamometría de mano es importante fijarse en que los datos se refieren a cada mano por separado (izquierda o derecha o bien no dominante y dominante), si se basan en la fuerza máxima (independientemente de la mano) y si recogen la medida máxima (lo más usual) o la media de varias determinaciones. Los valores de normalidad se comparan por sexo y edad, pudiendo controlarse por otras variables, como altura y peso, salud autopercibida, discapacidad funcional o enfermedades crónicas.

Algunos autores recomiendan comparar la fuerza muscular de la dinamometría con la de una población joven ideal, estimando los "*T-score*", en analogía con el diagnóstico de osteoporosis con la densidad mineral ósea. En este caso se considera la presencia de dinapenia a partir de –1 SDS, siendo valores claramente patológicos los que están por debajo de –2,5 SDS. Siguiendo estas directrices, en la revisión de Dodds *et al.* de 2014 se propusieron como puntos de corte 27 kg para varones y 16 para mujeres.[8] En el consenso de 2018 para la definición y diagnóstico de sarcopenia de la *European Working Group on Sarcopenia in Older People* (EWGSOP2) se utilizan dichos puntos de corte para el diagnóstico de fuerza muscular baja.[4]

Los valores de normalidad publicados por nuestro grupo para el dinamómetro JAMAR en España (**Tablas 11-1** y **11-2**)[5] son parecidos a los de otras poblaciones mundiales y coinciden razonablemente con puntos de corte propuestos en las guías. En este caso se suelen utilizar los percentiles poblacionales 5 o 10 como puntos de corte para el diagnóstico de dinapenia.[3]

VALOR CLÍNICO DE LA DINAMOMETRÍA DE MANO

La fuerza muscular se asocia fuertemente con la masa muscular esquelética.[5] Un valor de fuerza muscular bajo es algo más que una medida aislada, ya que integra el deterioro del estado de salud y la desnutrición,[9] y se asocia fuertemente a otras medidas de importancia clínica y pronóstica.[6]

Salvo raras excepciones, casi todos los estudios encuentran una asociación estadísticamente significativa entre la disminución de la fuerza de prensión y un incremento de la mortalidad a corto y a largo plazo. Esto se repite para el conjunto de diferentes poblaciones clínicas estudiadas,[9] con miles de pacientes en seguimiento, y para grupos de pacientes concretos con enfermedad renal crónica en diálisis,[9,10] oncológicos,[9,11] con fractura de cadera,[12] ancianos tras un ingreso hospitalario[13] y EPOC.[9] También se concluye lo mismo en pacientes con patologías metabólicas y cardiovasculares y en pacientes críticos.[9]

El riesgo de mortalidad es variable, dependiendo del estudio, pero, en general, casi 1,8 veces superior al de las poblaciones con dinamometría normal o alta (variando entre 1,3 y 2,4). De igual forma, el riesgo de mortalidad presenta reducciones aproximadas del 28% por cada incremento de 5 kg de fuerza de prensión.[9]

Dado que la mortalidad es un evento de importancia crítica, y que los resultados son consistentes en todas las poblaciones estudiadas, los datos derivados de esta revisión refuerzan la utilidad de la dinamometría como marcador pronóstico.

En cuanto a la morbilidad, en pacientes oncológicos (hospitalizados o ambulatorios) se ha observado una disminución de las complicaciones cuando la fuerza de prensión es mayor.[14-16]

Tabla 11-1. Fuerza de la mano dominante en función del sexo y de la edad medida con un dinamómetro JAMAR

Grupo etario (años)	Fuerza de agarre (kg)								
	Media ± DE	Máxima ± DE	P5	P10	P25	P50	P75	P90	P95
Hombres									
Total (n = 364)	45,7 ± 9,9	47,8 ± 10,3	30	34	40	48	54	62	64,8
Menores de 45 años (n = 125)	47,2 ± 10	49,5 ± 10,4	32,6	37,6	42	48	57,5	64	64,7
De 40 a 60 años (n = 164)	47,2 ± 9,2	49,5 ± 9,5	34,5	37,5	44	50	55,8	62	66
Mayores de 60 años (n = 71)	39,5 ± 9,3	40,9 ± 9,6	26,6	29,2	34	40	47	54	58,2
Mujeres									
Total (n = 453)	24,2 ± 6,2	26 ± 6,3	16	18	22	26	30	34	36
Menores de 45 años (n = 175)	24,7 ± 5,4	26,4 ± 5,4	18	20	23	26	30	33,4	36,4
De 40 a 60 años (n = 216)	24,7 ± 6,6	26,4 ± 6,7	15	18	22	26	30	34	38
Mayores de 60 años (n = 58)	21,3 ± 6,4	22,5 ± 6,7	12,8	14	14	22	28	31,1	34

DE: desviación estándar.

Tabla 11-2. Fuerza de la mano dominante en función del sexo y de la edad medida con un dinamómetro Collin

Grupo etario (años)	Fuerza de agarre (kg)								
	Media ± DE	Máxima ± DE	P5	P10	P25	P50	P75	P90	P95
Hombres									
Total (n = 364)	31,4 ± 13,6	34 ± 14	8	15	25	35	43,8	52	56
Menores de 45 años (n = 125)	35,8 ± 12,6	38,3 ± 12,9	15	20,2	33	40	45	55	56,7
De 40 a 60 años (n = 164)	32,2 ± 13	35 ± 13,4	11,3	15,5	26,3	36	43	50,5	55,8
Mayores de 60 años (n = 71)	22 ± 12,3	24,4 ± 12,9	6,6	8	16	24	30	45	50,8
Mujeres									
Total (n = 384)	10,3 ± 7,4	12 ± 7,6	2	3	6	11	17	22	25
Menores de 45 años (n = 125)	12,6 ± 7	14,3 ± 7	3	5	8	15	20	24	26,9
De 40 a 60 años (n = 181)	8,6 ± 7,3	10,5 ± 7,8	11	2	4,5	9	15	20	23,9
Mayores de 60 años (n = 38)	8,4 ± 7	10 ± 7,2	1	1,9	3	9,5	16,3	20,1	23,2

DE: desviación estándar.
Sánchez Torralvo FJ, Porras N, Abuín Fernández J, García Torres F, Tapia MJ, Lima F, *et al.* Normative reference values for hand grip dynamometry in Spain. Association with lean mass. Nutr Hosp. 2018;35:98-103.

En sujetos quirúrgicos (incluyendo fractura de cadera) hospitalizados se han realizado numerosos estudios con más de 1.500 pacientes, en los que una dinamometría baja se asoció a mayor estancia hospitalaria y complicaciones postquirúrgicas.[13,17]

En los ancianos hospitalizados por diferentes causas, que presentan dinapenia, se observó que aumenta la estancia hospitalaria y que tienen menos probabilidades de ser dados de alta a su domicilio.[18,19]

En más de 1.200 pacientes con diabetes tipo 2, seguidos a largo plazo, por cada kg de incremento en la fuerza de prensión se reduce el riesgo de ingreso hospitalario en un 3,2% y de eventos cardiovasculares en un 10%.[20]

Por último, el descenso de fuerza muscular en pacientes con EPOC se asocia a mayor número de reagudizaciones respiratorias.[21]

A pesar de la heterogeneidad de las poblaciones estudiadas, se objetiva que los pacientes con dinamometría baja tienen un porcentaje mayor de complicaciones y de estancia media. Estos eventos también tienen gran importancia clínica, pronóstica y económica.

LIMITACIONES DE LA TÉCNICA

La dinamometría de mano es uno de los métodos de valoración funcional más sencillos y prácticos en la clínica. Tiene una buena reproducibilidad y una alta sensibilidad y especificidad para la predicción de complicaciones postquirúrgicas, mayor duración de la estancia hospitalaria, mayor tasa de reingresos y empeoramiento del estado físico.[22]

No obstante, la dinamometría no mide la cantidad de masa muscular y puede que no refleje en todos los casos la fuerza muscular global del paciente a nivel individual. Para algunos autores, lo ideal sería determinar varias medidas de fuerza (por ejemplo, en miembros inferiores y superiores) porque mejoraría el valor pronóstico de la técnica.[23] Por otro lado, no todos los sujetos pueden realizar la técnica (por ejemplo, los que tienen deformidades por artritis reumatoide). Si no se puede realizar la dinamometría de mano, la fuerza de extensión de las piernas puede emplearse como sustituto, aunque su valor pronóstico es más discutible, ya que es más difícil de estandarizar y reproducir, y se carece, en general, de valores de normalidad.[9] Además, los dinamómetros de pierna portátiles, que son los más fáciles de emplear en la práctica clínica (Fig. 11-3) dependen de la presión que ejerce el evaluador, por lo que aumenta la posibilidad de sesgo.

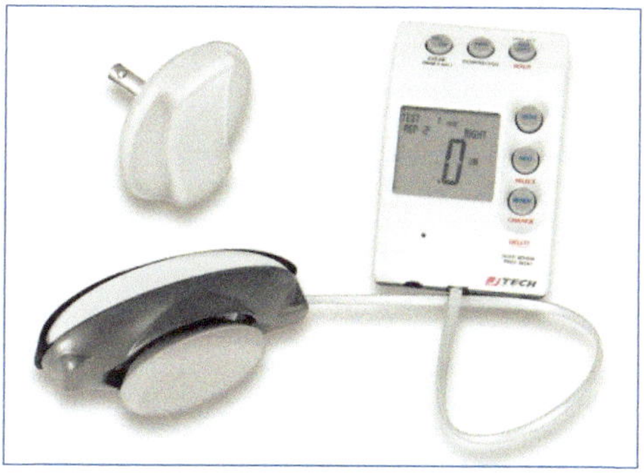

Figura 11-3. Ejemplo de dinamómetro de pierna portátil.

Como en otras herramientas diagnósticas con valor pronóstico es interesante conocer cuál es la diferencia mínima que se considera clínicamente significativa (DMCS) tras una intervención (por ejemplo, suplementación nutricional y ejercicio físico). En este sentido son muy pocos los estudios que lo han evaluado, encontrando una amplia dispersión del valor (entre 0,04 y 6,9 kg). En cualquier caso, se ha propuesto que la DMCS debe ser 5-6,5 kg, pero esto debe ser validado en estudios prospectivos.[24,25]

CONCLUSIONES

- La dinamometría de mano es una herramienta que debe incorporarse a la valoración nutricional rutinaria de los pacientes con patologías agudas o crónicas, puesto que, por un lado, predice adecuadamente su pronóstico (morbimortalidad) y, por otro, puede ser realizada fácilmente, debido a la sencillez para su ejecución y aprendizaje, su precio asequible y la facilidad de su estandarización.
- El empleo de esta técnica, junto con una historia clínica de calidad (preferentemente, estructurada como, por ejemplo, la Valoración Subjetiva Global), debería formar parte de una valoración nutricional básica, ya que aporta una información clínica muy valiosa.
- La combinación de las dos anteriores, junto con otras medidas de composición corporal avanzadas (BIA, ecografía nutricional®, DXA, TC, etc.) de calidad muscular (como el ángulo de fase) y de inflamación (albúmina, proteína C reactiva), posiblemente, permita clasificar aun mejor la situación nutricional de los pacientes. De este modo, se podría realizar una intervención precoz (mediante terapia nutricional y actividad física), previniendo así posibles complicaciones.

REFERENCIAS BIBLIOGRÁFICAS

1. White J V, Guenter P, Jensen G, Malone A, Schofield M, Academy of Nutrition and Dietetics Malnutrition Work Group, *et al.* Consensus statement of the Academy of Nutrition and Dietetics/American Society for Parenteral and Enteral Nutrition: characteristics recommended for the identification and documentation of adult malnutrition (undernutrition). J Acad Nutr Diet. 2012;112:730-8. doi:10.1016/j.jand.2012.03.012.
2. Cederholm T, Jensen GL, Correia MITD, Gonzalez MC, Fukushima R, Higashiguchi T, *et al.* GLIM criteria for the diagnosis of malnutrition –A consensus report from the global clinical nutrition community. Clin Nutr. 2019;38:1-9. doi:10.1016/j.clnu.2018.08.002.
3. Contreras-Bolívar V, Sánchez-Torralvo FJ, Ruiz-Vico M, González-Almendros I, Barrios M, Padín S, *et al.* Glim criteria using hand grip strength adequately predict six-month mortality in cancer inpatients. Nutrients. 2019;11. doi:10.3390/nu11092043.
4. Cruz-Jentoft AJ, Bahat G, Bauer J, Boirie Y, Bruyère O, Cederholm T, *et al.* Sarcopenia: Revised European consensus on definition and diagnosis. Age Ageing. 2019;48:16-31. doi:10.1093/ageing/afy169.
5. Sánchez Torralvo FJ, Porras N, Abuín Fernández J, García Torres F, Tapia MJ, Lima F, *et al.* Normative reference values for hand grip dynamometry in Spain. Association with lean mass. Nutr Hosp. 2018;35:98–103.
6. Bohannon RW. Muscle strength: Clinical and prognostic value of hand-grip dynamometry. Curr Opin Clin Nutr Metab Care. 2015;18:465–70. doi:10.1097/MCO.0000000000000202.
7. Olveira G, Porras N, Abuin J, Tapia MJ, Lima F, Soriguer F, *et al.* Valores de normalidad del dinamómetro hidráulico (JAMAR) en población española. Nutr Hosp. 2016;33(Supl. 2):5-104.
8. Dodds RM, Syddall HE, Cooper R, Benzeval M, Deary IJ, Dennison EM, *et al.* Grip strength across the life course: normative data from twelve British studies. PLoS One. 2014;9:e113637. doi:10.1371/journal.pone.0113637.

9. Jochem C, Leitzmann M, Volaklis K, Aune D, Strasser B. Association Between Muscular Strength and Mortality in Clinical Populations: A Systematic Review and Meta-Analysis. J Am Med Dir Assoc. 2019. doi:10.1016/j.jamda.2019.05.015.
10. Hwang S-H, Lee DH, Min J, Jeon JY. Handgrip Strength as a Predictor of All-Cause Mortality in Patients With Chronic Kidney Disease Undergoing Dialysis: A Meta-Analysis of Prospective Cohort Studies. J Ren Nutr 2019. doi:10.1053/j.jrn.2019.01.002.
11. Mauricio SF, Ribeiro HS, Correia MITD. Nutritional Status Parameters as Risk Factors for Mortality in Cancer Patients. Nutr Cancer. 2016;68:949-57. doi:10.1080/01635581.2016.1188971.
12. Menéndez-Colino R, Alarcon T, Gotor P, Queipo R, Ramírez-Martín R, Otero A, *et al.* Baseline and pre-operative 1-year mortality risk factors in a cohort of 509 hip fracture patients consecutively admitted to a co-managed orthogeriatric unit (FONDA Cohort). Injury. 2018;49:656-61. doi:10.1016/j.injury.2018.01.003.
13. Norman K, Stobäus N, Gonzalez MC, Schulzke JD, Pirlich M. Hand grip strength: Outcome predictor and marker of nutritional status. Clin Nutr. 2011;30:135-42. doi:10.1016/j.clnu.2010.09.010.
14. Lakenman P, Ottens-Oussoren K, Witvliet-van Nierop J, van der Peet D, de van der Schueren M. Handgrip Strength Is Associated With Treatment Modifications During Neoadjuvant Chemoradiation in Patients With Esophageal Cancer. Nutr Clin Pract. 2017;32:652-7. doi:10.1177/0884533617700862.
15. Mendes J, Alves P, Amaral TF. Comparison of nutritional status assessment parameters in predicting length of hospital stay in cancer patients. Clin Nutr. 2014;33:466-70. doi:10.1016/j.clnu.2013.06.016.
16. Rosko AE, Huang Y, Benson DM, Efebera YA, Hofmeister C, Jaglowski S, *et al.* Use of a comprehensive frailty assessment to predict morbidity in patients with multiple myeloma undergoing transplant. J Geriatr Oncol. 2018;10:479-85. doi:10.1016/j.jgo.2018.05.015.
17. Sultan P, Hamilton MA, Ackland GL. Preoperative muscle weakness as defined by handgrip strength and postoperative outcomes: A systematic review. BMC Anesthesiol. 2012;12:1. doi:10.1186/1471-2253-12-1.
18. Rossi AP, Fantin F, Abete P, Bellelli G, Bo M, Cherubini A, *et al.* Association between hospitalization-related outcomes, dynapenia and body mass index: The Glisten Study. Eur J Clin Nutr. 2018:1-8. doi:10.1038/s41430-018-0184-0.
19. Kerr A, Syddall HE, Cooper C, Turner GF, Briggs RS, Sayer AA. Does admission grip strength predict length of stay in hospitalised older patients? Age Ageing. 2006;35:82-4. doi:10.1093/ageing/afj010.
20. Hamasaki H, Kawashima Y, Katsuyama H, Sako A, Goto A, Yanai H. Association of handgrip strength with hospitalization, cardiovascular events, and mortality in Japanese patients with type 2 diabetes. Sci Rep. 2017;7:1-9. doi:10.1038/s41598-017-07438-8.
21. Martinez CH, Diaz AA, Meldrum CA, McDonald MLN, Murray S, Kinney GL, *et al.* Handgrip strength in chronic obstructive pulmonary disease associations with acute exacerbations and body composition. Ann Am Thorac Soc. 2017;14:1638-45. doi:10.1513/AnnalsATS.201610-821OC.
22. Norman K, Stobäus N, Gonzalez MC, Schulzke J-D, Pirlich M, Symreng T, *et al.* Hand grip strength: Outcome predictor and marker of nutritional status. Clin Nutr. 2011;30:135-42. doi:10.1016/j.clnu.2010.09.010.
23. Guadalupe-Grau A, Carnicero JA, Gómez-Cabello A, Avila GG, Humanes S, Alegre LM, *et al.* Association of regional muscle strength with mortality and hospitalisation in older people. Age Ageing. 2015;44:790-5. doi:10.1093/ageing/afv080.
24. Bohannon RW. Minimal clinically important difference for grip strength: a systematic review. J Phys Ther Sci. 2019;31:75-8. doi:10.1589/jpts.31.75.
25. Gaikwad NR, Gupta SJ, Samarth AR, Sankalecha TH. Handgrip dynamometry: a surrogate marker of malnutrition to predict the prognosis in alcoholic liver disease. Ann Gastroenterol Q Publ Hell Soc Gastroenterol. 2016;29:509. doi:10.20524/AOG.2016.0049.

Análisis de impedancia bioeléctrica y ángulo de fase

12

Diego Bellido Guerrero, Isabel Cornejo-Pareja y Samara Palma Milla

INTRODUCCIÓN

La Impedancia bioeléctrica (BIA), es el método instrumental más popular y extendido para el estudio de la composición corporal (CC), tanto a nivel individual como colectivo y a nivel longitudinal o transversal. Pero la utilidad creciente de los valores eléctricos obtenidos con BIA está generando cada vez crecientes expectativas por su relación directa con la salud de nuestras células y por tanto con el estado de hidratación, nutrición e incluso la inflamación. En este capítulo describimos la utilidad clínica de los parámetros eléctricos, en particular del Ángulo de Fase (PA) con BIA clásico.

IMPEDANCIA BIOELÉCTRICA

La impedancia bioeléctrica (BIA) es actualmente el método más utilizado en la práctica para evaluar la composición corporal (CC), tanto en el ámbito clínico como en el epidemiológico. La BIA es una técnica no invasiva, de bajo coste y de fácil acceso para el clínico tanto para la valoración en consulta como a pie de cama.[1-3]

El modelo aplicado con más frecuencia para evaluar la CC en la práctica clínica y en la epidemiología divide el cuerpo en masa grasa (FM) y masa libre de grasa (FFM); este es el denominado modelo bicompartimental. La FM indica el componente corporal libre de agua; los componentes corporales restantes (músculo esquelético, órganos internos y tejido graso intersticial) se incluyen en la FFM, que en condiciones fisiológicas agrupa los siguientes componentes: contenido mineral óseo (7%), agua extracelular (AEC) (30%), agua intracelular (AIC) (43%) y proteína visceral (20%).[4] Los métodos más precisos para medir la FM y la FFM, según el modelo de bicompartimental, son la densitometría hidrostática o por intercambio de aire (BOD-POD), la hidrometría (dilución de deuterio), la eco-resonancia magnética y el recuento de potasio corporal total (TBK). Sin embargo, estos métodos se caracterizan por protocolos de medición complejos y requieren conocimientos especializados y equipos costosos, por lo que su aplicación en entornos clínicos es limitada.

En la valoración de la CC, la BIA se basa en el principio de la resistencia que ofrece el cuerpo a una corriente eléctrica. Considerando el cuerpo humano como uno o varios cilindros, la aplicación de una corriente eléctrica alterna de bajo voltaje provoca una resistencia al paso de la corriente que es directamente proporcional a la longitud del cilindro (determinado por la altura) e inversamente proporcional a la sección transversal del mismo.[5,6]

El valor de la impedancia (Z, Ω), se define como la oposición de un conductor al flujo de una corriente eléctrica alterna que se le aplica. La BIA varía con la composición del tejido y con la frecuencia de la corriente aplicada. Z es un parámetro complejo derivado de la relación vectorial entre la resistencia (R, Ω), que surge de los fluidos intracelulares y extracelulares, y la reactancia (X_c, Ω), que está relacionada con la capacitancia de la membrana celular.[7] Usando una frecuencia constante, la corriente puede estar relacionada con el volumen del conductor. $Z = \rho L/A$; en esta ecuación, Z está en ohmios, ρ es la resistividad volumétrica en ohm-cm, L es la longitud del conductor en cm y A es el área de la sección transversal en cm^2. Si multiplicamos el numerador y el denominador por L, obtenemos $Z = \rho L^2/AL$. En esta ecuación, AL es igual al volumen (V). Sustituyendo: $Z = \rho L^2/V$. Si se acepta la hipótesis de que la magnitud de X_c es pequeña en relación a R y que R es mejor predictor de Z que X_c, la expresión de V se convierte en: $\mathbf{V = \rho L^2/R}$, donde R se expresa en ohmios (Fig. 12-1).[8]

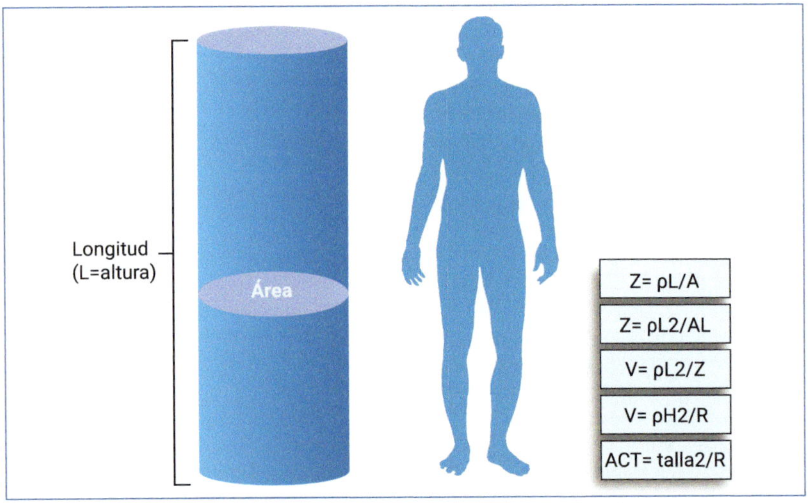

Figura 12-1. Bases físicas de la impedancia bioeléctrica (BIA). La resistencia de un conductor al paso de una corriente es directamente proporcional a la longitud e inversamente proporcional al área de sección de dicho conductor, y va a depender de la constante de resistividad de dicho conductor (ley de Pouillet). Si multiplicamos numerador y denominador por L, tenemos: $Z = \rho L^2/AL$, donde $AL = V$, y si despejamos: $V = \rho L^2/Z$. El agua corporal, debido a la presencia de electrolitos disueltos, transmite la corriente eléctrica, mientras que la grasa y el tejido óseo son relativamente no conductores. Por asimilación, en el organismo, L^2 se convierte en la estatura, integrándose en el término talla^2/Z, conocido como índice de resistencia o índice de impedancia. Se comprobó mediante técnicas de referencia que este último mantiene una correlación elevada con el ACT (agua corporal total).

Si transferimos el modelo de cilindro al cuerpo humano, debemos considerar algunos supuestos para usar la BIA en análisis de CC:

1.º El cuerpo humano se compone empíricamente de cilindros, es decir, cuatro extremidades y el tronco, con conductividad eléctrica uniforme. El tronco, que ocupa la mayor superficie corporal, está infrarrepresentado en la valoración del resultado, mucho más si existe cortedad de los miembros.
2.º La hidratación FFM se considera como una constante (73% de FFM). Sin embargo, la hidratación de la FFM varía en situaciones diversas de salud y enfermedad.
3.º Asumimos, además, que FFM contiene prácticamente toda el agua corporal total (TBW) y produce conductividad de electricidad iónica, al contener todos los electrolitos del cuerpo, y
4.º La longitud conductiva se considera convencionalmente la estatura del sujeto. La relación con la altura FFM/I refleja mejor la situación.[9]

Aunque el cuerpo humano no es un cilindro uniforme, se puede establecer una relación empírica entre la relación **altura² (cm²) / resistencia Ω (50 kHz)**, que se define como índice de resistencia (IR) medido a 50 kHz, y con el volumen de TBW, aproximadamente, el 73,2% de FFM en individuos sanos. Los valores eléctricos obtenidos dependen de las características de CC del sujeto analizado y de la composición química de FFM (agua, proteínas, glucógeno y minerales) y, por tanto, tiene diferencias individuales. BIA mide las propiedades eléctricas de los tejidos corporales y representa un enfoque útil para estimar parámetros de CC, como TBW y FFM. La estimación de la BIA de la CC se basa en la medición del volumen de líquido corporal utilizando el valor de resistencia BIA (Fig. 12-2).[10]

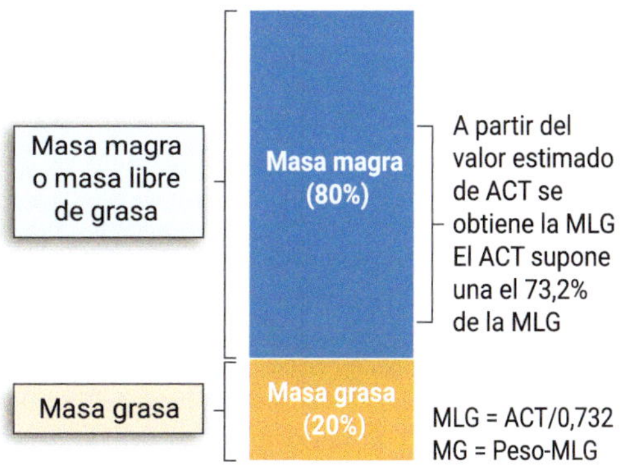

Figura 12-2. Estimación de la composición corporal por impedancia bioelétrica (BIA). BIA asume un modelo de composición corporal en el que el cuerpo humano está constituido por dos compartimentos principales, MG y masa libre de grasa (MLG). A partir del valor estimado del agua corporal total (ACT) se obtiene la MLG, asumiendo que en el organismo sano y sin alteraciones de los compartimentos hídricos, el ACT supone una fracción constante del 73,2% de la MLG, por lo que MLG = ACT/0,732 y MG = peso corporal – MLG.

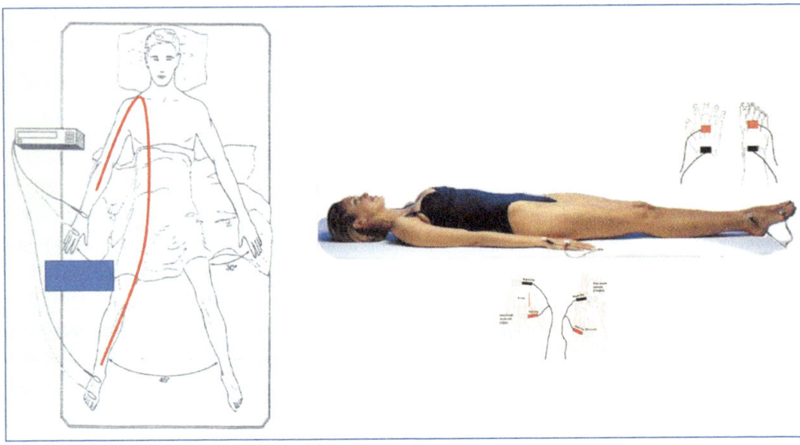

Figura 12-3. Impedancia bioeléctrica (BIA). Monofrecuencia tetrapolar en decúbito (método clásico). Técnica correcta de posición del sujeto y colocación de los electrodos.

Existen distintos modelos de BIA. Los más utilizados son equipos de monofrecuencia (SF-BIA), generalmente, a 50 kHz, en decúbito, con electrodos de superficie colocados en la mano y el pie del hemicuerpo dominante. La técnica BIA requiere que el operador coloque electrodos activos en las líneas metacarpianas y metatarsianas convencionales y el registro de los electrodos en las posiciones estándar de muñeca y tobillo.[11] Según el procedimiento tetrapolar de cuerpo entero, los electrodos se colocan en el hemicuerpo derecho, mientras que la técnica segmentaria o regional requiere la colocación de electrodos en ambos lados (Fig. 12-3). Algunos dispositivos BIA utilizan otras ubicaciones de electrodos, como electrodos de pie a pie (BIA de arco inferior) o de mano a mano (BIA de arco superior) o bien segmentario (8 electrodos en posición bípeda o en decúbito).[12]

La BIA se puede realizar utilizando simultáneamente una corriente eléctrica con diferentes frecuencias MF-BIA. La aplicación de más de dos frecuencias, que van desde frecuencias bajas (1 kHz) a altas (1 MHz), permite la medición de los compartimentos TBW, FFM, FM, ICW y ECW. A bajas frecuencias (1 a 5 kHz), la corriente eléctrica no atraviesa la membrana celular y, por lo tanto, se supone que la corriente atraviesa el líquido extracelular.[13] Por el contrario, a frecuencias más altas (> 50 kHz), la corriente pasa a través de las membranas celulares y se asocia con compartimentos de líquido tanto intracelulares como extracelulares.[14,15] Las frecuencias superiores a 100 kHz no mejoran la precisión de la estimación de la CC. La BIA espectroscópica (BIS) difiere en la base teórica subyacente de la BIA de frecuencia única, que se aplica más comúnmente porque no requiere el uso de ecuaciones de predicción específicas de población derivadas estadísticamente. Una de las principales ventajas del BIS es su capacidad para diferenciar entre ECW e ICW. Se ha encontrado que BIS es un método más preciso para los monitorizar cambios en los volúmenes de líquido.[16,17] En la tabla 12-1 se describen las características generales de los distintos métodos de medida de la BIA utilizados actualmente.

Tabla 12-1. Impedancia Bioeléctrica. Clasificación de métodos

Método	Tipo de BIA	Características principales
Según la posición de los electrodos	De cuerpo entero	BIA clásico, el valor de impedancia se reparte en 40% miembros superiores, 50% miembros inferiores y 10 % tórax
	De arco superior	Mide la impedancia a lo largo de los brazos y en el arco escapular
	De arco inferior	Método pierna-pierna
	Segmentario	Mide impedancia por separado de tronco y extremidades
Según el método de medida de la impedancia	Monofrecuencia	Frecuencia fija a 50 kHz, desprecia la reactancia
	Multifrecuencia	Amplio intervalo de frecuencias, mejor estimación del ACT
Según interpretación de la impedancia	Convencional	Considera el cuerpo como un cilindro con una hidratación constante
	Vectorial	No utiliza presupuestos sobre los compartimentos corporales, mide Z, R y X_c
	Espectroscópico	Similar al multifrecuencia, utiliza métodos matemáticos

ACT: agua corporal total; R: resistencia; X_c: reactancia; Z: impedancia.

La fiabilidad de las medidas de BIA está influenciada por varios factores relacionados con el equipo, incluidos los electrodos, el operador, el sujeto y el entorno (Tabla 12-2). La FFM puede predecirse mediante ecuaciones predictivas de BIA, desarrolladas utilizando métodos de referencia.[18] Para el desarrollo de ecuaciones predictivas hay que unificar sus determinantes.[19,20] Existen varias ecuaciones predictivas de BIA para la estimación de FFM, FM, masa celular activa (BCM) o masa muscular (SMM).[21] Los modelos de predicción de la BIA varían dependiendo de las características de la muestra en la que se han derivado y validado, además de los parámetros incluidos en el análisis de regresión múltiple.[22] Las técnicas de referencia más utilizadas son DEXA, análisis de activación neutrónica (AAN) y métodos dilucionales. La FFM estimada por BIA puede predecirse mediante ecuaciones desarrolladas utilizando métodos de referencia. Al elegir las ecuaciones de la BIA, es importante considerar las características de la muestra en la que se ha desarrollado y validado, ya que, por ejemplo, las diferencias relacionadas con la edad y el origen étnico podrían afectar sensiblemente a las estimaciones de la BIA. Los modelos de predicción de la BIA difieren según las características de la muestra en la que se han desarrollado y validado. Es preciso conocer estas características además de los parámetros incluidos en el análisis de regresión múltiple. Los equipos incorporan

Tabla 12-2. Factores que pueden modificar los valores eléctricos crudos obtenidos en el análisis de Impedancia Bioeléctrica (BIA)

Relacionados con el equipo	• Variabilidad en el propio equipo. • Variabilidad entre distintos equipos. • Calidad de los electrodos usados. • Posición de los electrodos.
Relacionados con la técnica	• Variabilidad Interobservador. • Variabilidad interobservador.
Relacionados con el sujeto analizado	• Preparación (ayunas, tiempo en reposo, posición correcta, vejiga llena o vacía). • Estado de la piel, hidratación y temperatura. • Fase del ciclo menstrual en la mujer. • Edad del sujeto. • Raza.
Relacionados con el sitio	• Temperatura de la sala. • Material de apoyo adecuado (camilla).

de origen ecuaciones desarrolladas en la población adulta sana. Tanto las patologías estudiadas como las diferencias relacionadas con la edad y el origen étnico podrían afectar sensiblemente a las estimaciones de la BIA. Entre los parámetros BIA, todas las ecuaciones incluyen R (sola o como índice de resistencia), ya que este es el principal contribuyente a los modelos estadísticos. Considerando la importancia de las diferencias de CC en cuanto al género, el sexo suele considerarse una variable en todos los modelos o incluso se utiliza para dividir la muestra, de modo que hay dos ecuaciones diferentes para hombres y mujeres.[23,24] Además, las condiciones patológicas podrían modificar el grado de hidratación del individuo (deshidratación/edema). Por lo tanto, las ecuaciones existentes para FFM no podrían usarse, ya que no distinguen entre cantidad de agua intracelular y extracelular. El desarrollo y validación de ecuaciones específicas es obligatorio y debería ser el foco de estudios futuros.[25]

ÁNGULO DE FASE Y MEDIDAS CRUDAS DE IMPEDANCIA BIOELÉCTRICA

La BIA para estimar la CC a través de ecuaciones predictivas tiene en la práctica una utilidad limitada porque se basa en una geometría corporal y en la hidratación de la FFM constante. Esto ocasiona una gran dispersión de resultados, incluso cuando se utilizan ecuaciones predictivas específicas. La valoración de los parámetros físicos crudos (R, X_c) es cada vez más utilizada en la práctica clínica. El ángulo de fase (PA) utiliza la medida obtenida de dos parámetros de la BIA sin procesar (generalmente, R y X_c). R valora la hidratación y su valor se relaciona inversamente con el contenido de agua corporal. X_c valora directamente el contenido y el tamaño celular. PA también informa de la salud celular y su función (Fig. 12-4). PA es la arcotangente de la relación entre R y X_c **[(PA = R/X_c) × (180/π)]**. Se expresa en grados y refleja en realidad el estado de la salud de las células y la integridad de las membranas celulares, la relación entre el AEC y AIC, y se considera un marcador tanto de estado nutricional como del estado inflamatorio agudo

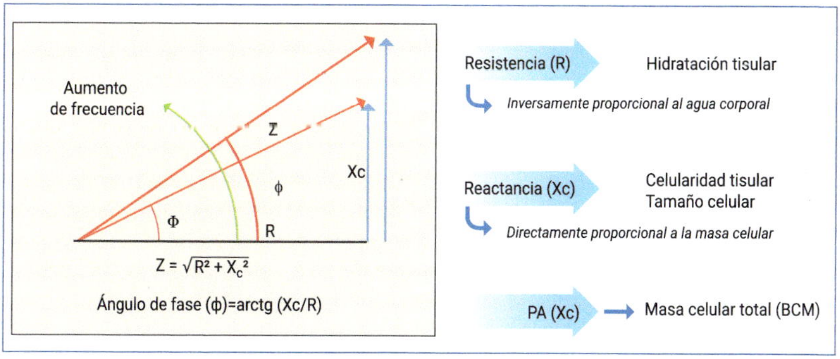

Figura 12-4. Parámetros físicos de la Impedancia Bioeléctrica (BIA). Z: Impedancia; R: Resistencia; Xo: Reactancia; ϕ: Ángulo de fase, representación y relación entre ellos.

y crónico. Se mide directamente con BIA, es rápido, portátil, no invasivo, reproducible y sensible.[26,27] PA se considera como una herramienta útil en diversas situaciones clínicas. En sujetos sanos, la AF oscila entre 6 y 7 grados[1] y en deportistas puede llegar a 8,5 grados.[29] Un PA bajo (< 5°) indica pérdida de la integridad celular.[30] Se han establecido curvas de normalidad en distintas poblaciones.[31-33] Existen diferencias en el valor de PA en función de edad, IMC, sexo y raza.[34] De esta manera, aunque el valor absoluto de la medida es un parámetro que debe determinarse, el PA estandarizado se obtiene ponderando estas variables y supone una medida cruda adicional. Un metanálisis reciente ha establecido curvas de normalidad y percentiles de población en una estimación de más 250.000 pacientes y a partir de ahora servirá de referencia poblacional.[35]

En la práctica clínica, la determinación de PA permite la identificación y seguimiento de sujetos sanos en práctica deportiva,[36] pacientes en riesgo nutricional, pronóstico y mortalidad en patologías muy diversas (VIH, cáncer, anorexia, cirrosis hepática, hemodiálisis, intestino corto, patología cardiaca, enfermedad pulmonar, cirugía, patología neurológica, patologías quirúrgicas, enfermedades geriátricas, pacientes hospitalizados, críticos y patologías infecciosas, como, por ejemplo, el reciente SARS-CoV-2.[37-40] El valor crudo de PA se convierte de esta forma en una medida imprescindible en la valoración morfofuncional de la desnutrición relacionada con la enfermedad (DRA).[41]

No todos los estudios han demostrado el valor bajo de PA con DRA. Aunque las diferencias entre el valor crudo obtenido con S-BIA y MF-BIA son mínimas, sí que existen diferencias significativas en cuanto a la técnica (colocación de los electrodos, realización en ayunas, tipo de equipo y obtención en posición horizontal o en decúbito). Las medidas estandarizadas poblacionales están realizadas con S-BIA a 50 Kv con el sujeto en decúbito.[42]

Para complementar el valor de PA y monitorizar el estado de nutrición e hidratación se ha implantado el BIA-vectorial (BIVA). Este concepto fue introducido por Antonio Piccoli en 1994, inicialmente, para valorar cambios de hidratación de los pacientes con insuficiencia renal y ha cobrado mucho interés en los últimos años para valorar de una forma gráfica el estado de nutrición y de hidratación en la salud y en la enfermedad.[43]

Esto llevó al uso del BIVA como una herramienta alternativa para evaluar y monitorizar el estado de hidratación y nutrición de los pacientes en varias patologías.[44]

En las determinaciones realizadas basándose en el BIVA se emplean los dos componentes de la BIA 50 kHz (R y X_c) para obtener un vector de impedancia corregido para la estatura del individuo, que se compara con los vectores obtenidos en una población de referencia diferenciada por sexos. Estas comparaciones se realizan en gráficos de forma elipsoidal, basados en una distribución normal bifactorial de los valores de la resistencia y reactancia corregidas en función de la talla del individuo. Los gráficos están constituidos por elipses concéntricas que representan las zonas correspondientes al 50, 75 y 95% de la población de referencia. Según la localización del vector de impedancia obtenido en la BIA, se pueden hacer inferencias sobre el estado de hidratación tisular y sobre la masa celular corporal (Fig. 12-5). De esta manera, BIVA permite una comprensión más detallada del estado de hidratación y de BCM en comparación con el PA solo. Los vectores

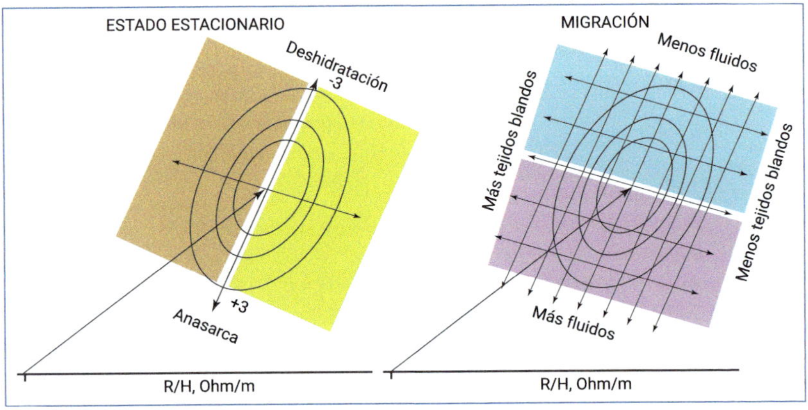

Figura 12-5. Representación del Biva Vectorial (Biva®). En las determinaciones realizadas basándose en el BIA vectorial se emplean los dos componentes de la impedancia a 50 kHz, resistencia y reactancia, para obtener un vector de impedancia corregido para la estatura del individuo, el cual se compara con los vectores obtenidos en una población de referencia diferenciada por sexos. Estas comparaciones se realizan en gráficos de forma elipsoidal basados en una distribución normal bifactorial de los valores de la resistencia R y reactancia X_o corregidas en función de la talla del individuo. Los gráficos están constituidos por elipses concéntricas que representan las zonas correspondientes al 50, al 75 y al 95% de la población de referencia, y según la localización del vector de impedancia obtenido en el BIA se pueden hacer inferencias sobre el estado de hidratación tisular y sobre la masa celular corporal. En esta modalidad de BIA, a diferencia del BIA convencional, no se parte de presupuestos sobre los compartimentos corporales. El BIA vectorial puede realizarse aun sin conocer el peso corporal, ya que solamente se valoran parámetros eléctricos, por lo que las variaciones en la hidratación tisular sin alteraciones estructurales y las variaciones en la masa y la estructura de los tejidos introducidas por la obesidad o la desnutrición se reflejarán en los gráficos resultantes, produciendo desplazamiento del vector de impedancia y variaciones en el ángulo de fase.

bioeléctricos se analizan evaluando su posición con respecto a los valores de referencia (elipses de tolerancia). Una disminución significativa de la hidratación corporal desplaza el vector hacia el polo superior del eje mayor de la elipse, mientras que el edema lo desplaza en sentido contrario. El vector se desplaza a lo largo del eje menor de la elipse de acuerdo con la masa celular del cuerpo de tejido blando individual, desplazándose hacia el lado izquierdo si la masa celular es mayor. En esta modalidad de la BIA, a diferencia del BIA convencional, no se parte de presupuestos sobre los compartimentos corporales. El BIVA puede realizarse incluso sin conocer el peso corporal, ya que solamente se valoran parámetros eléctricos, por lo que las variaciones en la hidratación tisular sin alteraciones estructurales y las variaciones en la masa y la estructura de los tejidos provocadas por la obesidad o la desnutrición se reflejarán en los gráficos resultantes, produciendo desplazamiento del vector de impedancia y variaciones en el PA. La representación vectorial puede complementarse con la representación gráfica de PA con X_c para establecer mejor la relación entre AIC y AEC.

BIVA es un método de evaluar la composición corporal de forma semicuantitativa y permite obtener información simultánea sobre los cambios en la hidratación de los tejidos y el estado nutricional, independientemente de cualquier ecuación de regresión. Este método permite hacer comparaciones individuales o grupales, y ha demostrado su utilidad principalmente en situaciones en las que existen desequilibrios de fluidos y las ecuaciones BIA no son válidas. También ha sido útil como herramienta de pronóstico en otros estudios clínicos.[45]

Estos dos enfoques, PA y BIVA, hacen que el método BIA sea útil en situaciones clínicas en las que las ecuaciones de regresión no son precisas para estimar CC y la distribución de fluidos. De esta manera, BIVA permite una comprensión más detallada del estado de hidratación y de la BCM en comparación con el PA solo. Es precisamente el valor de BCM total o ponderado por la altura el valor de mayor interés porque se obtiene directamente de los valores crudos obtenidos por BIA y permite monitorizar los cambios en la evaluación del estado nutricional.

Otros aspectos de la valoración del PA están despertando recientemente mucho interés. La relación que existe entre valores bajos de PA con sarcopenia y su correlación con la disminución de la función valorada con dinamometría abre una nueva vía en la utilidad de determinar PA en el estudio de la sarcopenia,[46] en el seguimiento de la obesidad y enfermedades metabólicas,[47] como marcador de estados inflamatorios,[48] como marcador de estrés oxidativo[49] y para valorar la gravedad y el pronóstico en la pandemia debida a la infección por SARS-CoV-2.[50]

CONCLUSIONES

- BIA como técnica de análisis de CC tiene utilidad cuando se aplica de forma adecuada utilizando ecuaciones específicas para la población y patología a estudio.
- Los parámetros eléctricos obtenidos con BIA están bien estandarizados a nivel poblacional están realizadas con S-BIA a 50 KHz con el sujeto en posición decúbito.
- El valor absoluto y estandarizado de PA tiene relación directa con la salud celular, sirve como valor pronóstico de desnutrición y mortalidad en múltiples patologías agudas y crónicas.
- La representación del Vector de impedancia con el método BIVA, permite valorar tanto el estado de la masa celular corporal y del estado de hidratación y realizar un seguimiento de los cambios evolutivos en el seguimiento longitudinal.

REFERENCIAS BIBLIOGRÁFICAS

1. Wang, Z. Pierson R. N, and. Heymsfield S. B, "The five-level model: a new approach to organizing body composition research," Am J Clin Nut 1992;56:19-28.
2. Kyle U. G., Bosaeus I., De Lorenzo A. *et al.*, "Bioelectrical impedance analysis-part I: review of principles and methods," Clinl Nut 2004;23:1226-1243.
3. Mulasi U, Kuchnia AJ, Abigail JC, Carrie PE. Bioimpedance at the bedside: current applications, limitations, and opportunities. Nutr Clin Pract. 2015;30:180-93.
4. Marra M, Sammarco R, De Lorenzo A, *et al.* Assessment of Body Composition in Health and Disease Using Bioelectrical Impedance Analysis (BIA) and Dual Energy X-Ray Absorptiometry (DXA): A Critical Overview. Contrast Media & Molecular Imaging; 2019. https://doi.org/10.1155/2019/3548284
5. Jaffrin MY. Body composition determination by bioimpedance: an update. Curr Opin Clin Nutr Metab Care. 2009;12:482-486.
6. Kyle UG, Bosaeus I, De Lorenzo AD, *et al.* Bioelectrical impedance analysis-part II: utilization in clinical practice. Clin Nutr. 2004;23:1430-53.
7. Mialich MS, Faccioli Sicchieri FM, Jordao Junior AA. Analysis of Body Composition: A Critical Review of the Use of Bioelectrical Impedance Analysis. Int J Clin Nutr, 2014;2:1-10.
8. Sergi G, De Rui M, Stubbs B, Veronese N. Measurement of lean body mass using bioelectrical impedance analysis: a consideration of the pros and cons. Aging Clin Exp Res 2017;29:591-7
9. Thibault R, Genton L, Pichard C. Body composition: Why, when and for who? Clin Nutr 2012;31:435-47.
10. Kyle UG, Bosaeus I, De Lorenzo AD, Deurenberg P, Elia M, Gómez JM, *et al.* Bioelectrical impedance analysis-part I: review of principles and methods. Clin Nutr 2004;23:1226-43.
11. Lukaski HC, Johnson PE, Bolanchuk WW, *et al.* Assessment of fat-free mass using bioelectrical impedance measurement. of the human body. Am J Clin Nutr 1985;41:810-7.
12. Bellido D, Carreira J, Bellido V, Soto A, Garcia Almeida JM. Análisis de la composición corporal por Impedancia bioelétrica. Modalidades y aplicaciones clínicas. Nutrición Clinica en Medicina 2011;5:64-79.
13. Bellido D, Carreira J, Bellido V, Soto A, Garcia Almeida JM. Análisis de la composición corporal por Impedancia bioelétrica. Principios físicos y modelos analíticos. Nutrición Clinica en Medicina 2011;5:9-26.
14. Kyle UG, Bosaeus I, de Lorenzo AD, *et al.* (2004) Bioelectrical impedance analysis-Part I: review of principles and methods. Clin Nutr Edinb Scotl 23:1226-43.
15. Ward LC, Dyer JM, Byrne NM, Sharpe KK, Hills AP. Validation of a threefrequency bioimpedance spectroscopic method for body composition analysis. Nutrition 2007;23:657-64.
16. Ellegård LH, Ahlén M, Körner U, Lundholm KG, Plank LD, Bosaeus IG. Bioelectric impedance spectroscopy underestimates fat-free mass compared to dual energy X-ray absorptiometry in incurable cancer patients. Eur J Clin Nutr 2009; 63:794-801.
17. Ellis K, Bell S, Chertow GM *et al* Bioelectrical Impedance Methods in Clinical Research: A Follow-Up to the NIH Technology Assessment Conference. Nutrition 1999;15:874-80.

18. Kyle UG, Genton L, Karsegard L, Slosman DO, Pichard C. Single prediction equation for bioelectrical impedance analysis in adults aged 20-94 years. Nutrition 2001;17:248-53.
19. Bellido D, Carreir J. Desarrollo de ecuaciones predictivas para el cálculo de composición corporalpor impedanciometria. Rev Esp Obes 2006;4(2):97-106.
20. Sun SS, Chumlea WC, Heymsfield SB, Lukaski HC, Schoeller D, Friedl K, *et al.* Development of bioelectrical impedance analysis prediction equations for body composition with the use of a multicomponent model for use in epidemiologic surveys. Am J Clin Nutr 2003;77:331-40.
21. Kyle UG, Bosaeus I, De Lorenzo AD, Deurenberg P, Elia M, Manuel Gómez J, *et al.* Bioelectrical impedance analysis-part II: utilization in clinical practice. Clin Nutr 2004;23:1430-53.
22. Kotler DP, Burastero S, Wang J, Pierson Jr RN. Prediction of body cell mass, fatfree mass, and total body water with bioelectrical impedance analysis: effects of race, sex, and disease. Am J Clin Nutr 1996; 64:489S-97S.
23. Segal KR, Van Loan M, Fitzgerald PI, *et al.* Lean body mass estimation by bioelectrical impedance analysis: a four-site cross-validation study. Am J Clin Nutr 1988;47:7-14.
24. Sun SS, Chumlea WC, Heymsfield SB, *et al.* (2003) Development of bioelectrical impedance analysis prediction equations for body composition with the use of a multicomponent model for use in epidemiologic surveys. Am J Clin Nutr 2003;77:331-40.
25. Sheean P, Gonzalez C, Prado C, McKeever L. Hall AM, Braunschweig CA. American Society for Parenteral and Enteral Nutrition Clinical Guidelines: The Validity of Body Composition Assessment in Clinical Populations. 2020;44:12-43.
26. Baumgartner RN, Chumlea WC, Roche AF. Bioelectric impedance phase angle and body composition. Am J Clin Nutr 1988;48:16-23.
27. Stobaeus N, Pirlich M, Valentini L, Schulzke J, Norman K. Determinants of bioelectrical phase angle in disease. Br J Nutr 2012;107:1217-20.
28. Barbosa-Silva MC, Barros AJ, Wang J, Heymsfield SB, and Pierson RN Jr., "Bioelectrical impedance analysis: population reference values for phase angle by age and sex," American Journal of Clin Nutr 2005;82:49-52.
29. Marra M, Da Prat B, Montagnese C, *et al.*, "Body composition changes in professional cyclists during the 2011 Giro d'Italia, a 3-week stage race," Nutr Ther Metab 2014;32:31-44.
30. Norman K, Stobäus N, Pirlich M, Bosy-Westphal A. Bioelectrical phase angle and impedance vector analysis e Clinical relevance and applicability of impedance parameters. Clin Nutr 2012;31:854-61.
31. Bosy-Westphal A, Danielzik S, Dörhöfer RP, Wiebke Later MSc, Sonja Wiese, BSc; Muller MJ. Phase Angle From Bioelectrical Impedance Analysis: Population Reference Values by Age, Sex, and Body Mass Index. JPEN 2006;30:308-16.
32. Barbosa-Silva MCG, Barros AJD, Wang J, Heymsfield SB, Pierson RN Jr. Bioelectrical impedance analysis: population reference values for phase angle by age and sex. Am J Clin Nutr2005;82:49-52.
33. Kuchnia AJ, Teigen LM, Cole AJ, *et al.* Phase Angle and Impedance Ratio: Reference Cut-Points From the United States National Health and Nutrition Examination Survey 1999-2004 From Bioimpedance Spectroscopy Data JPEN 2017; 41:1310-15.
34. Gonzalez C, Barbosa-Silva TG, Bielemann RM, Gallagher D, Heymsfield SB. Phase angle and its determinants in healthy subjects: influence of body composition. AmJ Clin Nutr 2016;103:712-16.
35. Mattiello R, Azambuja MA Amaral, Mundstock E, Klarmann Ziegelmann P. Reference values for the phase angle of the electrical bioimpedance: Systematic review and meta-analysis involving more than 250,000 subjects Clin Nutr 2020;39:1411-17.
36. Akamatsu Y, Kusakabe T, Arai H. Phase angle from bioelectrical impedance analysis is a useful indicator of muscle quality 2021; Journal of Cachexia, Sarcopenia and Muscle Published online in Wiley Online Library (wileyonlinelibrary.com) DOI: 10.1002/jcsm.12860.
37. Molina M, Vegas I, Garcia-Almeida JM *et al.* Revsión de los fundamentos teorico-prácticos del ángulo de fase y su valor pronóstico en la práctica clínica. Nutrición Clínica en Medicina 2017;3:129-48.
38. Rinaldi S, Gilliland J, O'Connor C, Chesworth B, Madill J. Is phase angle an appropriate indicator of malnutrition in different disease states? A systematic review. Clin Nutr ESPEN. 2019;29:1-14.
39. Lukaski HC, Kyle UG, Kondrup J. Assessment of adult malnutrition and prognosis with bioelectrical impedance analysis: phase angle and impedance ratio. Curr Opin Clin Nutr Metab Care. 2017;20:330-9.
40. Di Vincenso O, Marra M, Di Gregorio AD, Pasanisi F, Scalfi L. Bioelectrical impedance analysius (BIA)-derived pase angle in sarcopenia: A systematic Review. Clin Nutr 2021;40:2052-3051.
41. Garcia Almeida JM, Garcia-Garcia C, Vegas I, Bellido V, Bellido B. Morphofunctional assessment of patient's nutritional status: a global approach. Nut Hosp 2021;38:592-600.

42. Silva AM, Matias CN, Nunes CL *et al.* Lack of agreement of in vivo raw bioimpedance measurements obtained from two single and multi-frecuency bioelectrical impedance devices. E ur J Clin Nutr 2019;73:1077-83.
43. Piccoli A, Rossi B, Pillon L, Bucciante G. A new method for monitoring body fluid variation by bioimpedance analysis: The RXc graph. Kidney Int 1994;46:534-9.
44. Lukaski HC, Vega Diaz N, Talluri A, Nescolarde L. Classification of hydration in clinical conditions: indirect and direct approaches using bioimpedance. Nutrients 2019;11(4):809. doi: 10.3390 / nu11040809.
45. Kyle UG, Soundar EP, Genton L, Pichard C. Can phase angle determined by bioelectrical impedance analysis assess nutritional risk? A comparison between healthy and hospitalized subjects. Clin Nutr 2012;31:875-81.
46. Gonzalez MC, Barbosa-Silva TG, Heinsfield SB.Bioelecrical impedance analysis iin the assessment of sarcopenia: current opinion in clinical nutrition and metabolic care. Curr Opin Clin Nutr Metab Care 2018;21:366-74.
47. Di Vincenso O, Marra M, Sacco AM, Pasanisi F. Bioelectrical impedance analysius (BIA)- derived pase angle in adultswithobesity: A systematic Review. Clin Nutr 2021;40:5238-49.
48. Barrea L, Muscogiuri G, Pugliese G, *et al.* Phase angleas an easy diagnoistic tool of meta-inflamation for the nutritionist. Nutrients; 2021:13:1446-62.
49. Ramos Da Silva B, Gonzalez MC, Cereda EM, Prado CM. Exploring the potential role of phase angle as a marker of oxidative stress: A narrative review. Nutriens 2022;93:111493. doi: 10.1016 / j.nut.2021.111493.
50. Cornejo I, Vegas I, Garcia AlmeidaJ, *et al.* Phase angle and standardized phase angle from bioelectrical impedance measurements as a prognostic factor for mortality at 90 days in patients with COVID-19: A longitudinal cohort study. Clin Nutr 2021; 2021 Feb 17; S0261-5614(21)00091-1. doi: 10.1016/j.clnu.2021.02.017.

Ecografía nutricional®

13

José Manuel García-Almeida, Cristina García-García e Isabel María Vegas-Aguilar

INTRODUCCIÓN

La desnutrición relacionada con la enfermedad (DRE) necesita la evaluación clínica de los cambios de composición corporal (CC) y de función para poder establecer un diagnóstico morfofuncional y definir los factores pronósticos más relevantes.[1]

En la valoración nutricional, el diagnóstico por imagen es importante cuando los parámetros clásicos de pérdida de peso o índice de masa corporal (IMC) no aportan un valor diagnóstico. La tomografía computarizada (TC) aporta datos importantes para el diagnóstico oncológico, ya que permite calcular el área muscular y el área grasa del abdomen y usarlos como factores pronósticos del tratamiento. El diagnóstico de desnutrición en la obesidad sarcopénica exige una valoración de la masa libre de grasa o *fat-free mass* (FFM) y de la masa grasa o *fat mass* (FM) en su conjunto, determinadas por absorciometría dual de rayos X (DXA).[2] Sin embargo, estas técnicas (TC o DXA) son poco accesibles en la práctica clínica y suponen un elevado coste.

El objetivo de este capítulo es poner en valor la técnica de la ecografía nutricional® como evaluación morfológica directa de la composición corporal (CC) para valorar el estado nutricional.

FUNDAMENTOS DEL USO DE LA ECOGRAFÍA NUTRICIONAL®

Conceptualización

La ecografía nutricional® es una técnica emergente, económica, portátil y no invasiva, que utiliza la determinación de las medidas a través de ultrasonidos para evaluar la CC del organismo. Comprende la evaluación de los compartimentos corporales, como tejido adiposo, muscular, conectivo, vascular, óseo, etc., con el ángulo de visión de los ultrasonidos. Está compuesta por dos dimensiones centradas en la valoración de la FFM (ecografía muscular) y en la evaluación de la FM (ecografía del tejido adiposo). El tamaño y la estructura del músculo se correlaciona con la FFM metabólicamente activa y el tejido adiposo se corresponde con los depósitos de grasa, FM, y su distribución. La ecografía nutricional® engloba tanto la valoración de la masa muscular como la del tejido adiposo subcutáneo o *subcutaneous adipose tissue* (SAT) (superficial y profunda) y visceral. Permite evaluar la distribución grasa y correlacionar las diferentes variables clínicas relacionadas con la nutrición y el metabolismo.

Aspectos técnicos generales de la ecografía

Los aspectos técnicos de la ecografía nutricional® implican la emisión de ultrasonidos en los tejidos y el análisis de los ecos reflejados al transductor. El ultrasonido reflejado aparece en las interfases, dentro y entre los tejidos de diferente impedancia acústica.[3] El formato más habitual para describir las exploraciones ecográficas es el modo B (modo de brillo o en escala de grises), en el cual los distintos tejidos que se encuentran debajo del transductor producen una imagen en la escala de grises que incluye diferentes intensidades de eco. Se pueden hacer dos proyecciones según la orientación del transductor, transversal y longitudinal, al cuerpo del paciente.

El equipo técnico utilizado para la ecografía nutricional® es esencialmente el mismo que se utiliza en otras disciplinas relacionadas con la Endocrinología y Nutrición, como el tiroides. Los transductores son de matriz lineal de banda ancha multifrecuencia, generalmente, en el rango de 5 a 10 MHz, que se adaptan a las necesidades de penetración en el tejido y de resolución axial. Hay que seleccionar la frecuencia adecuada a la exploración. A mayor frecuencia, menor penetración en los tejidos y mayor resolución. Los transductores de alta frecuencia que se utilizan en esta técnica alcanzan una resolución axial de hasta 0,1 mm y una resolución lateral de 0,2 mm. La imagen armónica (H), la ganancia y el rango dinámico son los principales ajustes necesarios para la visualización correcta de la ecografía nutricional® (Fig. 13-1).

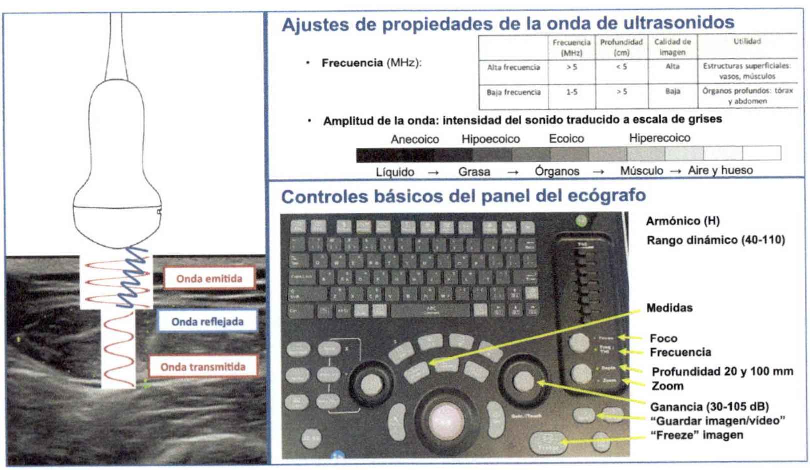
Onda emitida
Onda reflejada
Onda transmitida
Ajustes de propiedades de la onda de ultrasonidos
Frecuencia (MHz):
Frecuencia (MHz) | Profundidad (cm) | Calidad de imagen | Utilidad
Alta frecuencia | > 5 | < 5 | Alta | Estructuras superficiales: vasos, músculos
Baja frecuencia | 1-5 | > 5 | Baja | Órganos profundos: tórax y abdomen
Amplitud de la onda: intensidad del sonido traducido a escala de grises
Anecoico Hipoecoico Ecoico Hiperecoico
Líquido → Grasa → Órganos → Músculo → Aire y hueso
Controles básicos del panel del ecógrafo
Armónico (H)
Rango dinámico (40-110)
Medidas
Foco
Frecuencia
Profundidad 20 y 100 mm
Zoom
Ganancia (30-105 dB)
"Guardar imagen/vídeo"
"Freeze" imagen

Figura 13-1. Aspectos técnicos de la ecografía.
Fuente: elaboración propia.

Patrón de normalidad de los tejidos

La ecografía de alta resolución del tejido musculoesquelético permite visualizar la epidermis y la dermis como una capa lineal muy hiperecogénica y el tejido celular subcutáneo como una capa hipoecogénica, separada por tabiques lineales hiperecogénicos. En el caso del tejido adiposo subcutáneo pueden identificarse las estructuras superficiales y profundas con diferentes densidades ultrasonográficas.[4]

El tejido muscular sano en las imágenes axiales se muestra como áreas ecolúcidas (oscuras) intercaladas con ecos pequeños, brillantes y curvos. Las líneas hiperecogénicas intramusculares finas representan el epimisio y el perimisio, y las más gruesas, los tabiques y la fascia de revestimiento. Sin embargo, en el plano sagital, estos ecos se ven como el tejido fibroso que rodea las fibras musculares. En los músculos bipeneados, como el recto anterior del cuádriceps (RAC), el tendón central se identifica como un área de tejido fibroso engrosado hiperecogénico (Figs. 13-2 y 13-3).

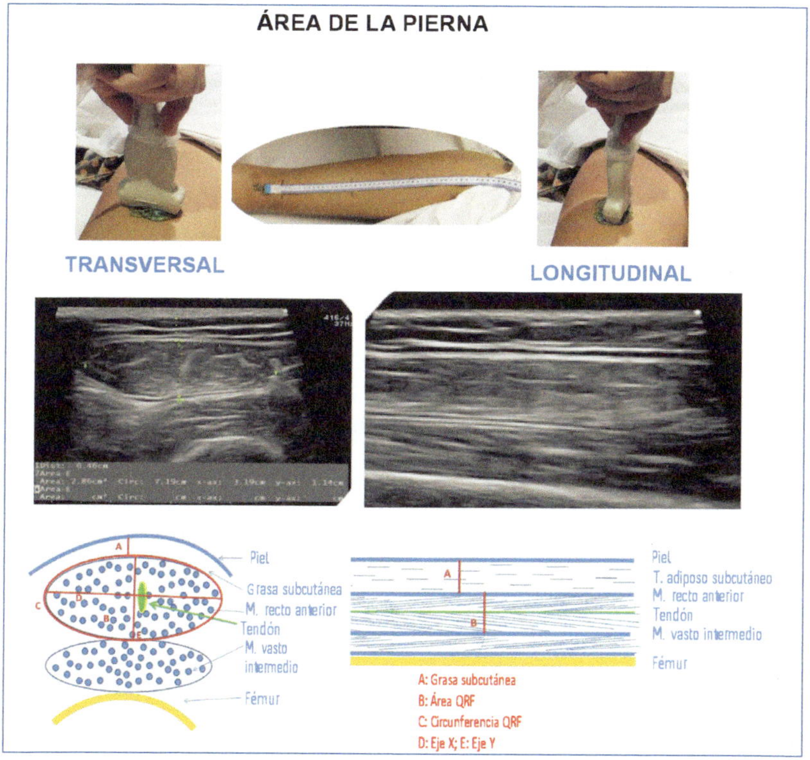

Figura 13-2. Corte transversal y longitudinal de la pierna.
A: Grasa subcutánea. B: Área QRF (*Quadriceps Rectus Femoris*). C: circunferencia de QRF. D: Eje X. E: Eje Y. Fuente: elaboración propia.

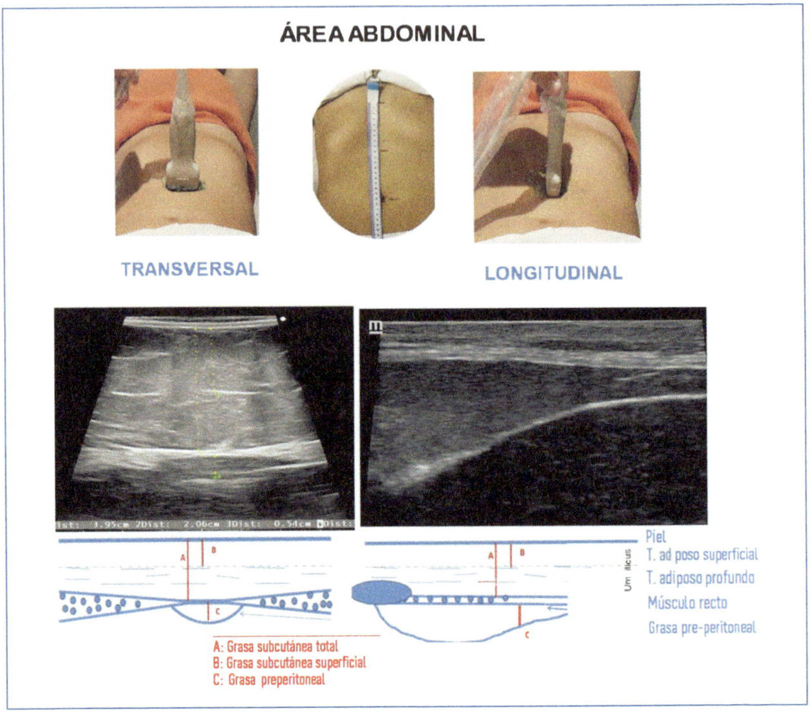

Figura 13-3. Corte transversal y longitudinal de área abdominal. Fuente: elaboración propia.

La medición del músculo se realiza de forma estática y en relajación. La medida en contracción aporta diferentes ejes y puede ser útil para evaluar el tono y los cambios funcionales en la masa muscular (Fig. 13-4).

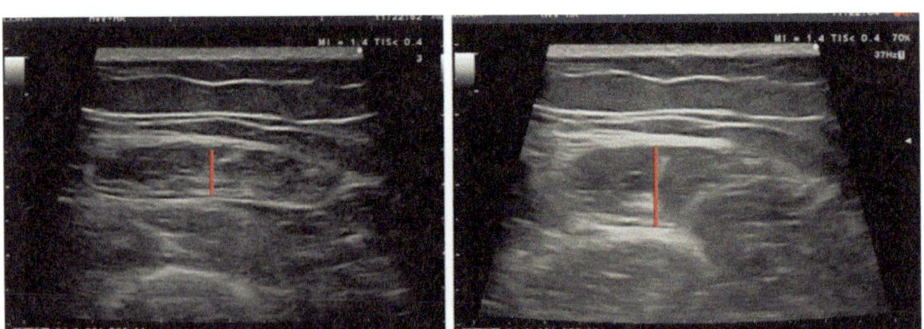

Figura 13-4. Relajación y contracción del área transversal del recto anterior del cuádriceps. Fuente: elaboración propia.

La ecografía es útil para evaluar cambios en la calidad muscular y el aumento de la ecogenicidad es el cambio más fácil de reconocer. Esto se produce por una alteración de la arquitectura muscular normal debido al aumento del contenido de grasa, fibrosis, pérdida de músculo sano e inflamación, lo que conlleva un aumento de los reflejos tisulares del sonido. Se pueden evaluar cambios dinámicos en el músculo, como, por ejemplo, las fasciculaciones, que pueden aportar valor diagnóstico en cuadros como la esclerosis lateral amiotrófica (ELA). Estas contracciones espontáneas pueden medirse en el modo M.[5]

La superficie del hueso es típicamente hiperecoica con sombra acústica posterior. Un buen ejemplo es la línea brillante más profunda que se visualiza en el corte axial de la pierna, que representa la corona del fémur.

Técnica de medida de la ecografía nutricional®

Para la realización de la ecografía nutricional® es importante establecer una serie de medidas de posición del paciente, localización de estructuras anatómicas y sistematización de cortes de medida estandarizados. Se realiza con el paciente en decúbito supino en posición de relajación para la determinación de las localizaciones de medida en pierna y abdomen.

En la localización de la medición de la pierna se establece la línea imaginaria entre la espina ilíaca anterosuperior y el borde superior de la rótula, marcando el tercio inferior de dicha distancia. Existen otras referencias en distintas localizaciones, por ejemplo, a mitad de distancia o en el cuarto inferior, adaptables a diferentes situaciones clínicas. Existen otras localizaciones de medida de interés para evaluar la masa muscular, como gemelos, bíceps, etc., que pueden estandarizarse siguiendo las referencias publicadas.[6]

Para facilitar la determinación del punto de medida se puede utilizar una tabla de referencia estandarizada para reproducir sistemáticamente la medición en la misma localización (Tabla 13-1).

En la práctica clínica están estandarizadas dos medidas: transversal y longitudinal al eje de la pierna (Fig. 13-2). En el corte transversal, en el tercio inferior se localiza la corona del fémur en el plano dorsal y la epidermis en el plano ventral. Puede ser necesaria la corrección del ángulo de la pierna para centrar la imagen del músculo RAC.

En el corte transversal se realiza la medición de los ejes X e Y que corresponden a la medida lineal de la distancia entre los límites musculares del RAC: lateral (eje X) y anteroposterior (eje Y). El área muscular y la circunferencia se evalúan a través de mediciones elipsoidales o por trazado manual alrededor del borde de la aponeurosis muscular. La localización de este músculo es sencilla, dada su morfología y la presencia de un tendón central hiperecogénico fácilmente identificable. La medición del grosor del tejido adiposo se establece como la distancia lineal entre la epidermis y la aponeurosis del RAC (Fig. 13-2).

En el corte longitudinal se identifican las mismas estructuras, con el límite inferior en la corona del fémur y el límite superior en la epidermis. En esta imagen se pueden realizar mediciones lineales del tejido adiposo y del eje Y. Este corte es especialmente útil para evaluar otras características morfométricas, como la longitud del fascículo y el ángulo de peneación que forman las fibras musculares con el eje mayor contráctil o la aponeurosis muscular (Fig. 13-5).[7]

Tabla 13-1. Cálculos para la localización del punto de medida del área de la pierna

cm	cm/3
36	12
37	12
38	13
39	13
40	13
41	14
42	14
43	14
44	15
45	15
46	15
47	16
48	16
49	16
50	17
51	17
52	17
53	18
54	18

Fuente: elaboración propia.

El segundo componente de la ecografía nutricional® es la evaluación de la grasa a nivel de la pared abdominal. La localización del punto de medida se establece en el punto medio entre el apéndice xifoides y el ombligo en la línea media. El paciente permanece en decúbito supino en situación de relajación y la imagen se toma, durante la espiración no forzada, en un plano transversal, utilizando la misma sonda lineal de forma perpendicular a la piel (Fig. 13-3).

En el corte transversal, las estructuras anatómicas que se visualizan se ordenan desde la capa más superficial correspondiente a la epidermis, seguida de la capa de tejido adiposo

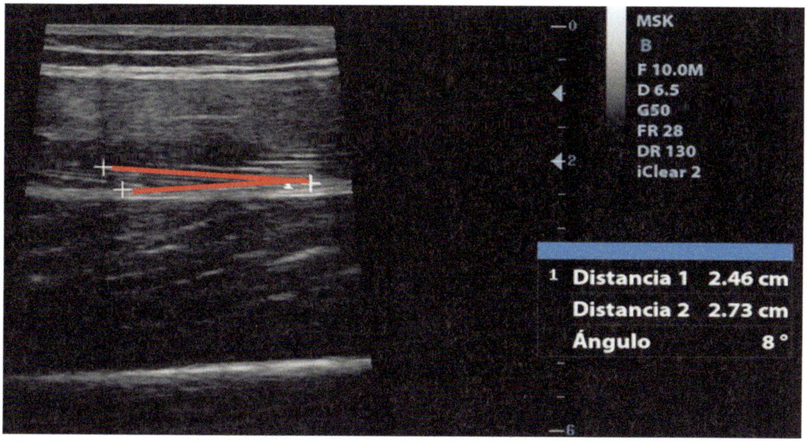

Figura 13-5. Corte longitudinal del área del recto femoral con medición del ángulo de peneación.
Fuente: elaboración propia.

subcutáneo, superficial y profundo, y a continuación, se identifican los dos músculos de los rectos anteriores del abdomen, que se unen en la parte central en la línea alba.

La ecografía con sonda lineal de la grasa abdominal permite evaluar la capa subcutánea superficial más gruesa que funciona como barrera de protección y depósito energético, pero, también, en el otro lado de la *fascia superficialis* se valora el tejido adiposo subcutáneo profundo muy vascularizado e inervado, que es rico en adipocitos, células madre y en determinadas áreas de adipocitos marrones. La adiponectina, citoquina protectora del riesgo cardiovascular, se secreta en mayores cantidades en esta área de depósito profundo. Con la sonda lineal también pueden observarse capas más profundas, como la preperitoneal, omental (grasa intraperitoneal) y con una sonda convexa depósitos perirrenales y retroperitoneales.[8]

Uno de los aspectos más importantes es la localización de la capa de grasa preperitoneal, que es un componente de la grasa visceral que se localiza entre el borde inferior de la línea alba y la línea del peritoneo parietal. Esta grasa tiene una disposición triangular, siendo máximo su espesor por debajo del apéndice xifoides, descendiendo hasta el ombligo (Fig. 13-3).[9] Para poder localizar con mayor precisión la grasa preperitoneal puede realizarse la medición longitudinal desde el apéndice xifoides hasta el ombligo, visualizándose toda el área longitudinal de la grasa preperitoneal.

En el caso de las situaciones clínicas en las que no se puedan localizar las estructuras anatómicas de los puntos de referencia (por ejemplo, localización de la espina ilíaca en obesidad extrema o ausencia de ombligo en casos de cirugía abdominal), se realizará la medida en la pierna a 15 cm de la rótula y en el abdomen, a 10 cm del apéndice xifoides.

En la práctica clínica habitual pueden existir errores de medida en las áreas de medición relacionadas con cambios anatómicos en el abdomen o en la pierna, como, por ejemplo, tras la cirugía, obesidad o en acondroplasia, debido a la situación dismórfica de los miembros, pero esto no supone la imposibilidad de medición, sino la necesidad de adaptarlo a la condición clínica. La medición en estas situaciones clínicas aporta valor en cada paciente, ya que puede evaluarse su situación evolutiva.

En la medición de la pierna, de manera convencional se realiza la medida en el hemisoma derecho, salvo que exista imposibilidad anatómica en dicho miembro. En este caso se mide en el lado contralateral y se anota en la historia clínica. Se recomienda repetir la técnica para obtener tres mediciones y almacenarlas en la memoria del equipo, y registrar el valor medio de las tres mediciones para aumentar la precisión de la técnica.

La evaluación de las características cualitativas de la ecografía nutricional® comprende toda la información referente a la valoración morfométrica, funcional y metabólica.[10] Respecto a las propiedades metabólicas, es importante destacar la información sobre la infiltración adiposa del músculo (mioesteatosis), que se caracteriza por un aumento de la ecogenicidad. Los cambios degenerativos con la edad (esclerosis senil), también se caracterizan por un aspecto hiperecogénico del músculo. Existen también alteraciones, como mionecrosis en pacientes graves en situación de cuidados críticos. Otra imagen de interés es la visualización de áreas de edema perimuscular como zonas hipoecoicas próximas a las áreas musculares o en el tejido adiposo.

La evaluación cuantitativa mediante análisis de textura 2D para evaluar la estructura y la calidad del músculo esquelético es un aspecto importante que puede aplicarse a diferentes patologías. Los sistemas de análisis asistidos a través de programas como *ImageJ* (Instituto Nacional de Salud, EE.UU.) permiten estudiar la ecointensidad mediante la distribución de la herramienta de histograma incorporada (0: negro, 255: blanco), seleccionando una region of interes" (ROI) de 50 x 50 píxeles en la porción media del músculo sobre una imagen de color Red-Green-Blue (RGB) 8 bit (Fig.13-6).[11]

El futuro de la aplicación de ultrasonidos en la valoración de la CC avanzará hacia nuevas áreas de investigación, aplicando nuevos modos ecográficos. Es posible visualizar la vascularización del RAC con ecografía Doppler color, lo que permite evaluar mejor los cambios en el flujo sanguíneo. La afectación muscular se traduce en una reducción de la vascularización secundaria a una disminución de la angiogénesis, debida al proceso de sustitución del RAC por tejido adiposo y conjuntivo durante el proceso inflamatorio asociado a la situación crítica y desnutrición.[12]

Estandarización y fiabilidad de la técnica

Existen publicaciones sobre la validez y fiabilidad de las técnicas ecográficas con una reproducibilidad intraobservador moderada-buena y un acuerdo variable entre los observadores, lo que depende, en parte, de la masa muscular examinada y de las características de la enfermedad evaluada.

Una revisión sistemática incluyó 24 artículos que demuestran una evidencia moderada de la utilidad de la ecografía para la medición de la masa muscular, aunque resalta la importancia de determinar puntos de corte y su validación.[13] Recientemente, el grupo SARCUS ha actualizado la aplicación de los ultrasonidos para medir la sarcopenia, enfocándose en la evaluación de la masa muscular en diversos puntos de referencia anatómicos sobre al menos 39 músculos.[6] Algunas publicaciones relacionan la medición

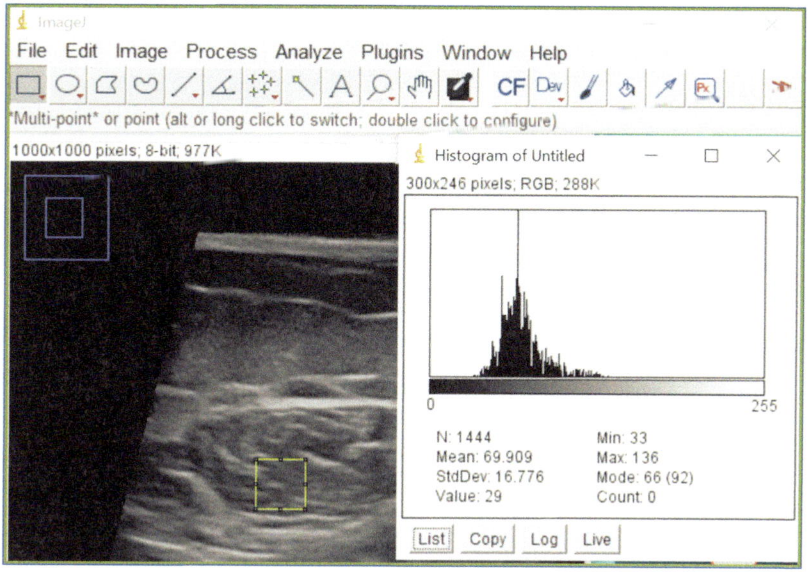

Figura 13-6. Análisis de densidad ecográfica del área del recto femoral con el programa *ImageJ*.

del recto femoral por ultrasonido con la masa muscular en población anciana con una buena correlación con las mediciones obtenidas a través de DXA ($R = 0{,}741$, $p < 0{,}01$).[14] La evaluación de la esteatosis muscular a través de ultrasonidos muestra una fuerte correlación con otras técnicas de imagen establecidas, como la resonancia magnética (RM). El porcentaje de grasa de la RM y la ecografía muscular después de corregir el grosor de la grasa subcutánea fue de $r = 0{,}91$ en RAC.[15]

La elastografía de ondas de corte es una técnica de obtención de imágenes no invasiva que proporciona estimaciones de la rigidez del tejido mediante mediciones de la velocidad de las ondas de corte y puede utilizarse para evaluar la fuerza y el tono del RAC.[16]

Las técnicas *gold standard* para cuantificar la grasa abdominal son la TC y la RM. Sin embargo, estas técnicas tienen una serie de limitaciones y desventajas, como elevado coste, exposición a altas dosis de radiación y complejidad técnica. Varios estudios han comparado los resultados obtenidos por TC o RM con los obtenidos por ecografía en la cuantificación de la grasa visceral, concluyendo que existe una fuerte correlación entre ambas medidas.[17]

Se ha estudiado la utilidad de la ecografía en la predicción no invasiva de la aterosclerosis carotídea por su correlación en análisis multivariados con el grosor de la grasa preperitoneal (HR, 4,31; $p = 0{,}003$).[18] Por otro lado, no existen trabajos publicados que correlacionen de forma directa la medición de la grasa a través de la ecografía con el análisis de grasa por bioimpedancia eléctrica (BIA); sin embargo, parece que ambos muestran correlación con los depósitos de grasa hepática.[19]

UTILIDAD CLÍNICA DE LA ECOGRAFÍA NUTRICIONAL® EN LA DRE

En publicaciones recientes se ha establecido que la medición del área muscular del RAC se correlaciona bien con otros parámetros, como la masa libre de grasa medida por BIA, la fuerza de prensión de la mano medida por dinamometría o la capacidad de ejercicio.[20]

Herramienta diagnóstica para la detección de la DRE

Las diferentes técnicas de valoración morfofuncional, como BIA, dinamometría, tests funcionales, etc., se correlacionan con los resultados obtenidos mediante ecografía nutricional®. Ozturk *et al.*, encontraron en pacientes hospitalizados una buena correlación entre el grosor y el área del RAC y las medidas de masa muscular por BIA o de fuerza por dinamometría, estableciendo unos puntos de corte de 4 y 7,2 cm² para el área del recto femoral en mujeres y hombres, respectivamente.[21]

En pacientes desnutridos críticos existen protocolos de medición del RAC, que se han correlacionado con los factores pronósticos y la estancia hospitalaria. Hernández-Socorro *et al.* han establecido mediante ecografía del recto femoral una escala categórica con valores de 1 a 4, donde se representan las características principales de la masa muscular del RAC.[12] En un estudio se ha encontrado una correlación fuerte entre el grosor del cuádriceps medido por ecografía y el riesgo de sarcopenia medido por los criterios geriátricos y la movilidad en ancianos hospitalizados por fractura de cadera.[22] En este sentido, la utilidad clínica de la técnica es apoyar el diagnóstico de desnutrición en situaciones donde es muy difícil utilizar los parámetros convencionales, como el IMC, debido a la situación de edema-inflamación o a las dificultades de obtener los parámetros antropométricos, como el peso y la talla.

Uno de los retos importantes de la utilidad de la ecografía es el diagnóstico de desnutrición en diferentes situaciones clínicas. Aunque todavía no se han establecido puntos de corte específicos, ya existen publicaciones que tratan de encontrar el área del RAC que tenga suficiente sensibilidad y especificidad para que pueda utilizarse como criterio de desnutrición. En este sentido, existe un trabajo multicéntrico donde se establece que un área muscular del RAC en el punto medio del fémur en varones menores de 6 cm² o en mujeres de 4,47 cm² tienen una sensibilidad y especificidad adecuadas para diagnosticar malnutrición relacionada con hemodiálisis por PEW (*protein energy wasting*) o síndrome de malnutrición inflamación y desgaste muscular.[23]

En el futuro sería deseable que tuviésemos estos puntos de corte para establecer niveles de normalidad y ajustados a diferentes patologías. Existen algunos valores de referencia publicados en medidas de grosor y de densidad muscular de diferentes áreas musculares (bíceps para miembros superiores y cuádriceps para miembros inferiores) ajustados por edad y sexo, representativos del patrón de normalidad muscular.[24]

La evaluación del tejido adiposo por medio de ultrasonidos es especialmente interesante en el estudio del sobrepeso y la obesidad. Sin embargo, existen pocos estudios diseñados con el objetivo de analizar el descenso de los depósitos de grasa corporal asociados a los cuadros de desnutrición calórica. En los cuadros de DRE, la pérdida de peso asocia una disminución de la reserva energética del organismo en forma de reducción de la grasa corporal que repercute en las reservas del tejido adiposo subcutáneo y visceral medidos por las técnicas morfológicas (TC, RM, etc.). La ecografía ofrece la oportunidad de cuantificar de manera precisa y estandarizada las reservas de grasa del organismo por medio del espesor del tejido adiposo subcutáneo.[25]

En estudios recientes se ha demostrado la potencialidad de predicción de riesgos y complicaciones del acúmulo de grasa preperitoneal en diversas situaciones asociadas a diferentes patologías. El área de grasa preperitoneal evaluado por RM en un estudio de pacientes con diabetes fue el mejor predictor de esteatohepatitis y, por tanto, constituye un nuevo marcador no invasivo potencial para el cribado de estos pacientes para detectar formas más agresivas de enfermedad del hígado graso no alcohólico (EHNA).[26] Capone *et al.*, demostraron una asociación entre el incremento de la grasa visceral (preperitoneal) y el riesgo de diabetes gestacional.[27]

La evaluación de los depósitos adiposos viscerales es muy importante en la valoración nutricional, debido a la información del componente inflamatorio del cuadro de malnutrición y su relación con el riesgo de complicaciones. El tejido adiposo visceral es un marcador de riesgo independiente de morbilidad y mortalidad cardiovascular y metabólica. Es útil evaluarlo en la práctica clínica por su contribución a los resultados adversos de salud y a la modulación de la respuesta a diferentes tratamientos. Es necesario desarrollar herramientas simples y clínicamente aplicables, como la ecografía nutricional®, para poder evaluar los cambios en la grasa visceral y ectópica a lo largo del tiempo.[28]

También se ha observado que el aumento de los depósitos de grasa dentro del músculo esquelético se asocia con deterioro funcional y malnutrición en ancianos hospitalizados. Se ha asociado mayor riesgo de desnutrición al aumento del tejido adiposo intramuscular del cuádriceps de los pacientes, incluso después de ajustar por factores como edad, sexo e inflamación.[29]

Valor pronóstico de la ecografía nutricional®

En un estudio observacional prospectivo y unicéntrico, realizado en adultos en estado crítico con ventilación mecánica, se observó que por cada 1% de pérdida del grosor del RAC y del vasto intermedio del cuádriceps durante la primera semana de la enfermedad, aumentaba un 5% la probabilidad de mortalidad a los 60 días. Es importante establecer el valor pronóstico de la ecografía muscular para planificar las intervenciones terapéuticas adaptadas a la situación de riesgo.[30]

En el área de la nutrición, probablemente, el RAC del cuádriceps sea el músculo más representativo de la composición de la masa muscular esquelética apendicular, pero, en determinadas situaciones clínicas puede ser interesante explorar otras áreas musculares. En pacientes geriátricos, la funcionalidad relacionada con la marcha puede determinarse por medio de la valoración del músculo gastrocnemio. El descenso del grosor muscular en la ecografía (< 1,5 cm) puede considerarse como masa muscular disminuida.[31]

Informe clínico

La información más relevante de la evaluación de la ecografía se traduce en una serie de medidas cualitativas y cuantitativas que deben reflejar de una manera rápida y directa los principales hallazgos de la exploración. En el aspecto cuantitativo es importante exponer los resultados, siguiendo el esquema de la tabla 13-2. Los aspectos cualitativos de

Tabla 13-2. Informe clínico de la ecografía nutricional®

Ecografía nutricional®	
Ecografía muscular en el área de la pierna (RAC; ...... cm)	
Variables cuantitativas	**Variables cualitativas**
Músculo cuádriceps: Área:... cm² Circunferencia: .... cm Eje X: .... cm Eje Y:.. cm Eje Y (en contracción): .... cm **Tejido adiposo subcutáneo** .... cm	**Metabólicas:** Mioesteatosis (tejido adiposo extravisceral): Sí/No Mionecrosis: Sí/No **Biomecánicas:** Ángulo de peneación: .... grados Longitud del fascículo: .... cm Elastografía: .... kPa
Ecografía del tejido abdominal (....... cm)	
Variables cuantitativas	
Tejido adiposo subcutáneo Total:.. cm Superficial:.. cm **Tejido adiposo visceral** Preperioneal: .... cm Intraperitoneal:................................. cm	**Otros:** daño tisular/edema

Fuente: elaboración propia.

los hallazgos ecográficos pueden analizarse de forma directa, describiendo los cambios de ecogenicidad encontrados al igual que los hallazgos de relevancia.

LIMITACIONES Y CONSIDERACIONES FUTURAS

Las limitaciones generales de la ecografía son las inherentes a la realización de la técnica y se deben a la dependencia del aparato de ultrasonido, del ecografista, etc. La experiencia en el manejo y la configuración del dispositivo permiten valorar las estructuras musculares y del tejido adiposo con mayor facilidad.

El segundo aspecto de relevancia serían las técnicas de medida. La principal limitación se relaciona con la estandarización de los lugares de medida, así como la realización de una técnica adecuada con la colocación de la sonda, presión sobre la superficie a explorar, etcétera. Estas son también un factor limitante, puesto que existe variabilidad inter e intraobservador en la realización de las medidas. La ausencia de referencias poblacionales ajustadas por edad y sexo también es un factor importante para interpretar las imágenes, ya que no se pueden evaluar de forma directa si las mediciones son patológicas o están dentro del rango de normalidad.

Debido a que la ecografía no está exenta de limitaciones, es esencial que los Especialistas en Endocrinología y Nutrición tengan la formación adecuada y desarrollen las habilidades necesarias para realizar e interpretar las imágenes mediante cursos de capacitación para evaluar la situación de malnutrición a través de la evaluación de la ecografía nutricional®.

El reto de la ecografía nutricional® es incorporarla en la práctica clínica habitual como herramienta de apoyo en la valoración morfofuncional de la DRE, integrándola a las herramientas habituales (antropometría, registro dietético y parámetros bioquímicos) y, de esta forma, complementar a los parámetros emergentes, como BIA, test funcionales, dinamometría, medidas de calidad de vida y parámetros inflamatorios (PCR/prealbúmina).[1] Estas técnicas deben correlacionarse con otros parámetros clásicos y emergentes de evaluación nutricional ya establecidos, que proporcionan un valor pronóstico determinado, por ejemplo, evaluación subjetiva global, albúmina, ángulo de fase, dinamometría, etcétera.

La evidencia científica es limitada y los proyectos científicos futuros deben incluir el diseño de estudios poblacionales en diferentes patologías que permitan obtener valores de referencia y puntos de corte para poder interpretar de manera individual los resultados de cada paciente. Se necesitan más estudios prospectivos para evaluar los tiempos de respuesta y describir el mínimo cambio clínicamente significativo en todos estos parámetros.

La traducción de los resultados de la evaluación de la ecografía nutricional® a criterios diagnósticos de desnutrición que se puedan incorporar a las guías clínicas (GLIM) requiere un proceso de validación.[1]

CONCLUSIONES

- Los avances tecnológicos han permitido el uso en tiempo real de la ecografía nutricional® para obtener imágenes de la masa muscular y del tejido adiposo en sus diferentes compartimentos: subcutáneo, visceral y extravisceral.
- Es fundamental establecer unos estándares universalmente aceptados sobre los diferentes aspectos técnicos de la medición, la posición del paciente y la interpretación de las imágenes para ayudar en la lectura, adquisición, presentación y comunicación de los resultados.
- Los estudios de ecografía en pacientes con DRE demuestran una reproducibilidad intraobservador moderada-buena y una concordancia variable entre observadores, que depende, en parte, de la localización evaluada y de las características de la enfermedad en la que se utiliza (diálisis, pacientes críticos, obesidad sarcopénica, etc.).
- La utilidad clínica de la ecografía nutricional® se centra en su capacidad de diagnóstico de los cambios de CC con afectación de la masa libre de grasa centrada en la evaluación del área muscular y las modificaciones de la masa grasa y su distribución a través de la exploración de los diferentes compartimentos del tejido adiposo.
- La ecografía presenta una serie de características beneficiosas de portabilidad, coste económico, no radiactividad y alta versatilidad de aplicación en diferentes esce-

narios clínicos, y puede suponer una herramienta de exploración clínica avanzada muy potente en el estudio de la composición corporal aplicada al área de la DRE y en otras condiciones clínicas.

- Es necesario establecer un plan de formación de capacitación en ecografía musculoesquelética estandarizado de alta calidad para aumentar el uso de estas técnicas por los Especialistas de Endocrinología y Nutrición, con el objetivo de mejorar el diagnóstico y el tratamiento de sus pacientes.

REFERENCIAS BIBLIOGRÁFICAS

1. García Almeida JM, García-García C, Vegas Aguilar IM, Bellido Castañeda V, Bellido Guerrero D. Morphofunctional assessment of patient's nutritional status: a global approach. Nutr Hosp. 2021;38(3):592-600.
2. Baracos VE, Arribas L. Sarcopenic obesity: hidden muscle wasting and its impact for survival and complications of cancer therapy. Ann Oncol Off J Eur Soc Med Oncol. 2018;29(suppl_2):ii1-9.
3. Möller I, Janta I, Backhaus M, Ohrndorf S, Bong DA, Martinoli C, *et al.* The 2017 EULAR standardised procedures for ultrasound imaging in rheumatology. Ann Rheum Dis. 2017;76(12):1974-9.
4. Musculoskeletal ultrasonography: Nomenclature, technical considerations, validation, and standardization - UpToDate [Internet]. [citado 20 de junio de 2021]. Disponible en: https://www.uptodate.com/contents/musculoskeletal-ultrasonography-nomenclature-technical-considerations-validation-and-standardization?-search=musculoskeletal%20ultrasonography&source=search_result&selectedTitle=2~75&usage_type=default&display_rank=2
5. Walker FO. Neuromuscular ultrasound. Neurol Clin. 2004;22(3):563-90, vi.
6. Perkisas S, Bastijns S, Baudry S, Bauer J, Beaudart C, Beckwée D, *et al.* Application of ultrasound for muscle assessment in sarcopenia: 2020 SARCUS update. Eur Geriatr Med. 2021;12(1):45-59.
7. Kawakami Y, Abe T, Fukunaga T. Muscle-fiber pennation angles are greater in hypertrophied than in normal muscles. J Appl Physiol (1985). 1993;74(6):2740-4.
8. Cuatrecasas G, de Cabo F, Coves MJ, Patrascioiu I, Aguilar G, March S, *et al.* Ultrasound measures of abdominal fat layers correlate with metabolic syndrome features in patients with obesity. Obes Sci Pract. 2020;6(6):660-7.
9. Hamagawa K, Matsumura Y, Kubo T, Hayato K, Okawa M, Tanioka K, *et al.* Abdominal visceral fat thickness measured by ultrasonography predicts the presence and severity of coronary artery disease. Ultrasound Med Biol. 2010;36(11):1769-75.
10. Mourtzakis M, Parry S, Connolly B, Puthucheary Z. Skeletal Muscle Ultrasound in Critical Care: A Tool in Need of Translation. Ann Am Thorac Soc. 2017;14(10):1495-503.
11. Rasband WS. ImageJ. U. S. National Institutes of Health, Bethesda, Maryland, USA, [Internet]. 1997. Disponible en: https://imagej.nih.gov/ij/
12. Hernández-Socorro CR, Saavedra P, López-Fernández JC, Ruiz-Santana S. Assessment of Muscle Wasting in Long-Stay ICU Patients Using a New Ultrasound Protocol. Nutrients. 2018;10(12).
13. Paris MT, Mourtzakis M, Day A, Leung R, Watharkar S, Kozar R, *et al.* Validation of Bedside Ultrasound of Muscle Layer Thickness of the Quadriceps in the Critically Ill Patient (VALIDUM Study). JPEN J Parenter Enteral Nutr. 2017;41(2):171-80.
14. Berger J, Bunout D, Barrera G, de la Maza MP, Henriquez S, Leiva L, *et al.* Rectus femoris (RF) ultrasound for the assessment of muscle mass in older people. Arch Gerontol Geriatr. 2015;61(1):33-8.
15. Young H-J, Jenkins NT, Zhao Q, Mccully KK. Measurement of intramuscular fat by muscle echo intensity. Muscle Nerve. 2015;52(6):963-71.
16. Kuervers EJ, Firminger CR, Edwards WB. Effect of Knee Angle and Quadriceps Muscle Force on Shear-Wave Elastography Measurements at the Patellar Tendon. Ultrasound Med Biol. 2021;47(8):2167-75.
17. Jung C-H, Kim B-Y, Kim K-J, Jung S-H, Kim C-H, Kang S-K, *et al.* Contribution of subcutaneous abdominal fat on ultrasonography to carotid atherosclerosis in patients with type 2 diabetes mellitus. Cardiovasc Diabetol. 2014;13:67.
18. Hazem M, Elsamman M, Bazeed S, Zaki M. Noninvasive prediction of carotid artery atherosclerosis by multiple abdominal fat indices measured via ultrasonography. Ultrasonography. 2021;40(3):366-77.

19. Vitturi N, Soattin M, De Stefano F, Vianello D, Zambon A, Plebani M, *et al.* Ultrasound, anthropometry and bioimpedance: a comparison in predicting fat deposition in non-alcoholic fatty liver disease. Eat Weight Disord EWD. 2015;20(2):241-7.
20. Nijholt W, Beek LT, Hobbelen JSM, van der Vaart H, Wempe JB, van der Schans CP, *et al.* The added value of ultrasound muscle measurements in patients with COPD: An exploratory study. Clin Nutr ESPEN. 2019;30:152-8.
21. Ozturk Y, Deniz O, Coteli S, Unsal P, Dikmeer A, Burkuk S, *et al.* Global Leadership Initiative on Malnutrition criteria with different muscle assessments including muscle ultrasoundwith hospitalized internal medicine patients. JPEN J Parenter Enteral Nutr. 2021 Jul 20. doi: 10.1002/jpen.2230. Online ahead of print.
22. Sanz-Paris A, González-Fernandez M, Hueso-Del Río LE, Ferrer-Lahuerta E, Monge-Vazquez A, Losfablos-Callau F, *et al.* Muscle Thickness and Echogenicity Measured by Ultrasound Could Detect Local Sarcopenia and Malnutrition in Older Patients Hospitalized for Hip Fracture. Nutrients. 2021;13(7):2401.
23. Sahathevan S, Khor B-H, Singh BKS, Sabatino A, Fiaccadori E, Daud ZAM, *et al.* Association of Ultrasound-Derived Metrics of the Quadriceps Muscle with Protein Energy Wasting in Hemodialysis Patients: A Multicenter Cross-Sectional Study. Nutrients. 2020;12(11).
24. Arts IMP, Pillen S, Schelhaas HJ, Overeem S, Zwarts MJ. Normal values for quantitative muscle ultrasonography in adults. Muscle Nerve. 2010;41(1):32-41.
25. Störchle P, Müller W, Sengeis M, Ahammer H, Fürhapter-Rieger A, Bachl N, *et al.* Standardized Ultrasound Measurement of Subcutaneous Fat Patterning: High Reliability and Accuracy in Groups Ranging from Lean to Obese. Ultrasound Med Biol. 2017;43(2):427-38.
26. Parente DB, Oliveira Neto JA, Brasil PEAA, Paiva FF, Ravani JPR, Gomes MB, *et al.* Preperitoneal fat as a non-invasive marker of increased risk of severe non-alcoholic fatty liver disease in patients with type 2 diabetes. J Gastroenterol Hepatol. 2018;33(2):511-7.
27. Capone C, Faralli I, Vena F, Chinè A, Giancotti A, Piccioni MG. The role of ultrasonographic adipose tissue thickness measurement in the first trimester in predicting gestational diabetes: a prospective study. Minerva Obstet Gynecol. 2021.
28. Neeland IJ, Ross R, Després J-P, Matsuzawa Y, Yamashita S, Shai I, *et al.* Visceral and ectopic fat, atherosclerosis, and cardiometabolic disease: a position statement. Lancet Diabetes Endocrinol. 2019;7(9):715-25.
29. Akazawa N, Okawa N, Hino T, Tsuji R, Tamura K, Moriyama H. Higher malnutrition risk is related to increased intramuscular adipose tissue of the quadriceps in older inpatients: A cross-sectional study. Clin Nutr Edinb Scotl. 2020;39(8):2586-92.
30. Lee Z-Y, Ong SP, Ng CC, Yap CSL, Engkasan JP, Barakatun-Nisak MY, *et al.* Association between ultrasound quadriceps muscle status with premorbid functional status and 60-day mortality in mechanically ventilated critically ill patient: A single-center prospective observational study. Clin Nutr Edinb Scotl. 2021;40(3):1338-47.
31. Wang J, Hu Y, Tian G. Ultrasound measurements of gastrocnemius muscle thickness in older people with sarcopenia. Clin Interv Aging. 2018;13:2193-9.

Tomografía computarizada

14

Pilar Matía Martín, Clara Marcuello Foncillas e Inmaculada Moraga Guerrero

INTRODUCCIÓN

La tomografía computarizada (TC), que se caracteriza por su alta precisión, permite valorar de forma directa los compartimentos corporales en imágenes obtenidas de forma rutinaria durante la enfermedad, en las que pueden evaluarse cambios de forma temporal. Admite, pues, analizar la composición corporal a nivel tisular (nivel IV). Su desarrollo comenzó en los años setenta del siglo pasado y fue reconocida como un gran avance de la ciencia cuando en 1979 se concedió el premio Nobel en Fisiología y Medicina a sus creadores, Allan M. Cormack y Godfrey N. Hounsfield.

La estrategia GLIM (*Global Leadership Initiative on Malnutrition*) para el diagnóstico de la desnutrición relacionada con la enfermedad (DRE), que perfila como criterio fenotípico la pérdida de masa muscular esquelética (MME),[1] reconoce la información ofrecida por la TC, al considerarla una herramienta validada. El consenso europeo revisado sobre la definición y el diagnóstico de sarcopenia describe la TC como una técnica nueva o alternativa para medir la MME, que ahora se está empleando, sobre todo, en investigación, pero que próximamente se irá introduciendo en la práctica clínica de forma habitual.[2] Esta técnica también sirve para estimar la grasa visceral, inter- e intramuscular y subcutánea a partir de cortes transversales en el área abdominal, y aproximarse, mediante fórmulas de regresión, a la cantidad total de grasa corporal.

FUNDAMENTOS TÉCNICOS

Mediante la TC se obtienen múltiples imágenes, mientras los emisores y los detectores de rayos X rotan sobre el sujeto que está siendo estudiado. El análisis de las imágenes obtenidas con TC se realiza mediante "segmentación", que consiste en separar píxeles según su atenuación en unidades *Hounsfield* (UH). Las estructuras aparecen dibujadas combinando las UH (rango) con la información anatómica (a mayor densidad de tejido, mayor atenuación). Hasta hace poco tiempo, esta segmentación se realizaba de forma manual o semiautomática, generando valores bidimensionales, pero la inteligencia artificial está avanzando en este terreno, permitiendo realizar análisis volumétricos a partir de un solo corte transversal.[3,4]

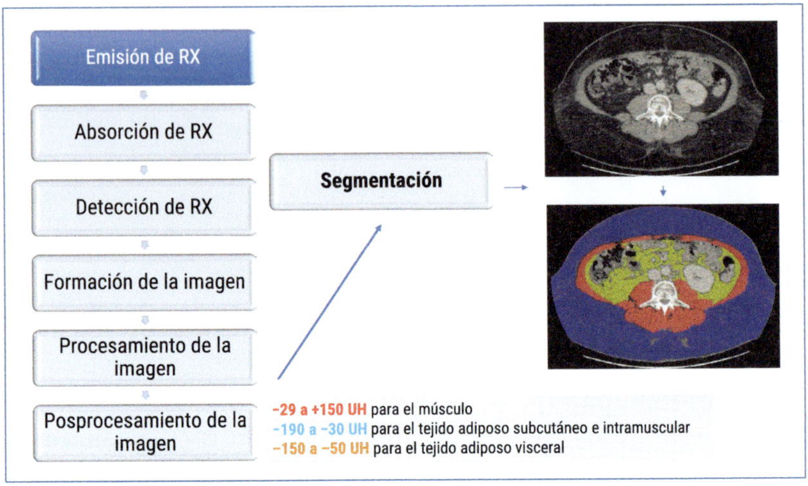

Figura 14-1. Fundamento de la adquisición de imágenes mediante tomografía computarizada para su análisis.
Fuente: Elaboración propia.

Existen diferentes rangos para realizar la segmentación por tejidos, pero los más utilizados son:

- –29 a +150 UH para el músculo: mejor correlación con la MME total en L3.
- –190 a –30 UH para el tejido adiposo (TAd)
- –150 a –50 para el TAd visceral.

En la figura 14-1 se presenta de forma esquemática el proceso de generación de imágenes por TC para su análisis.

En la tabla 14-1 se describen algunos de los tipos de software semiautomáticos más utilizados para realizar la segmentación de las imágenes a partir de archivos como DICOM.[5] Además, se ha empleado software diseñado por investigadores particulares que no está disponible para uso general. En este caso se limita la reproducibilidad de los resultados. Para evitar errores se recomienda que un experto revise las imágenes y corrija los defectos detectados. Algunos sistemas gratuitos ofrecen buenos resultados, como el *ImageJ*, con guías de uso publicadas con el fin de generalizar la valoración de la composición corporal.[6,7]

Se ha descrito buena concordancia cuando se analizan los datos ofrecidos por los diferentes tipos de software, sobre todo, cuando se estudia el valor del área transversal del TAd. No obstante, dadas las diferencias observadas en algunos trabajos con respecto a la atenuación muscular, se recomienda que en estudios longitudinales se emplee el mismo tipo de software.

Las fuentes de error con TC pueden emanar:[3]

- De la adquisición de las imágenes (grosor del corte y dosis de radiación, presencia de contraste intravenoso o campo de visión pequeño).

Tabla 14-1. *Softwares* disponibles para realizar la segmentación de las imágenes generadas mediante tomografía computarizada

Software	Ventajas	Desventajas
[a]OsiriX	Intuitivo para radiólogos. Estructura de base de datos clara. Archivo de imágenes y función de comunicación. Rápido análisis de datos.	Requiere licencia (aunque la versión básica está disponible *online*). Solo para *MacOS* e *iOS*.
[b]Slice-O-matic	Experiencia de uso.	Requiere licencia.
[c]ImageJ[6,7]	Fuente abierta (necesita *plugins* específicos). Apto para *MacOS* y *Windows*.	No intuitivo.
[d]FatSeg	Apto para *MacOS* y *Windows*.	Requiere licencia.
[e]3D Slicer	Fuente abierta. Apto para *MacOS* y *Windows*.	No intuitivo.
[f]CoreSlicer[5]	Fuente abierta. Trabajo en red.	Solo en Google Chrome. Controversia sobre la privacidad de los datos.
[g]ITK Snap	Fuente abierta. Apto para *MacOS* y *Windows*.	No es intuitivo.

[a]https://www.osirix-viewer.com/
[b]https://www.tomovision.com/products/sliceomatic.html. Puede consultarse un manual de uso para composición corporal en: https://tomovision.com/Sarcopenia_Help/index.htm (Alberta protocol).
[c]https://imagej.nih.gov/ij/
[d]https://www.mevislab.de/
[e]https://www.slicer.org/
[f]https://www.coreslicer.com/
[g]http://www.itksnap.org/pmwiki/pmwiki.php
Modificado de: Mullie *et al.* CoreSlicer: a web toolkit for analytic morphomics. BMC Med Imaging. 2019; 19(1):15.

- De su procesamiento (los filtros de alta resolución pueden cambiar el valor de las UH e introducir errores en la segmentación).
- De factores intrínsecos al paciente (posición durante la exploración, cirugía previa, presencia de edema en tejidos blandos: no puede separarse el TAd subcutáneo del músculo; aumenta la atenuación del TAd).

PARÁMETROS DE COMPOSICIÓN CORPORAL QUE PUEDEN VALORARSE MEDIANTE TOMOGRAFÍA COMPUTARIZADA

Mediante TC se pueden medir:[8,9]

- El área (cm^2) del **TAd subcutáneo**: tejido graso entre la dermis y la fascia muscular.
- El área del **TAd visceral (cm^2)**: intratorácico, intraabdominal e intrapélvico.

- **El área transversal del músculo esquelético** (**SMA**, por sus siglas en inglés *skeletal muscle area*, o **CSMA**, *cross-sectional skeletal muscle area*) (cm^2).
- El **índice de MME** (**SMI** *–skeletal muscle index–*) por TC, que surge de dividir el CSMA en distintas áreas anatómicas (sobre todo, en L3) entre la talla elevada al cuadrado (cm^2/m^2) y que es el parámetro más utilizado para generar puntos de corte en la definición de baja MME (en muchas ocasiones se denomina también sarcopenia, sin tener en cuenta la definición operativa del consenso europeo).[2]
- El **área total del músculo psoas bilateral**, normalizado por la altura al cuadrado, para generar el **índice total del psoas** (**TPI**: *total psoas index*, por sus siglas en inglés, cm^2/m^2).

Además, se han acuñado términos para valorar la calidad muscular, generalmente, equiparada a la **mioesteatosis**, como:

- La atenuación radiológica del músculo en función de la media de UH en el área de estudio (**SMD**: *skeletal muscle density*).
- El **área de TAd intermuscular** (*inter-muscular adipose tissue areas* o **IMAT**). Tejido graso dentro de la fascia, perimuscular e intersticial.
- El **contenido adiposo intramuscular** (**IMAC** *-intramuscular adipose tissue content-* valor de atenuación del músculo/valor de atenuación del TAd subcutáneo).

Para valorar la **MME**, el lugar anatómico más utilizado es el corte transversal a través de la vértebra lumbar L3, que comprende los músculos psoas, paraespinales y los de la pared abdominal (transverso del abdomen, oblicuos externo e interno y recto abdominal). Sin embargo, también se han estudiado otras zonas, como el músculo psoas en L3 o el área muscular total en un corte transversal a través de la vértebra T4. El estudio del **TAd** se ha realizado en muchas ocasiones a través de L4.

En la tabla 14-2 se describen, a modo de referencia, algunos puntos de corte descritos en la literatura,[10-17] aunque se ha observado falta de consistencia en la definición de baja masa muscular,, mioesteatosis y obesidad visceral entre los distintos estudios.[18] Los puntos de corte propuestos para estos compartimentos corporales son muy variados. Se han seleccionado cuartiles, terciles, medianas, Z-score o técnicas estadísticas algo más elaboradas, como la estratificación óptima (que permite distinguir el valor que más se asocia con supervivencia u otros eventos de interés mediante *log-rank*) o las curvas ROC, que estudian estos puntos de corte en su relación con eventos relevantes (mortalidad y estancia media, entre otros).

Se han publicado algunas fórmulas de estimación de tejidos corporales totales a partir del valor obtenido en un solo corte de TC. En las tablas 14-3 y 14-4 se detallan algunas de las que permiten valorar el TAd.[19-22]

LIMITACIONES DE LA TÉCNICA EN LA PRÁCTICA CLÍNICA

Como limitaciones para la práctica clínica pueden enumerarse:

- La irradiación del enfermo: 8 milisieverts (mSv) en la TC torácica, 10 mSv en TC abdominal, 10 mSv en TC pélvica. La radiación natural en 1 año es de 10 mSv.
- La dificultad que es previsible encontrar en la valoración de pacientes muy obesos en función del diámetro del tubo.

Tabla 14-2. Algunos puntos de corte utilizados en la literatura para describir disminución de la masa muscular, mioesteatosis, exceso de tejido adiposo abdominal total, de tejido adiposo visceral y de tejido adiposo abdominal subcutáneo mediante tomografía computarizada

Definición de baja MME según el índice de masa muscular (área total de MME en cm^2/talla^2 en m^2). Vértebra L3

	Mujeres	Hombres
Prado*, 2008 (cáncer; obesos –IMC ≥ 30 kg/m^2–; Canadá)[10]	**≤ 39 cm^2/m^2** **(Texto original: < 38,5 cm^2/m^2)**	≤ 55 cm^2/m^2 (Texto original: < 52,4 cm^2/m^2)
Martín*, 2013 (cáncer; Canadá)[11]	**< 41 cm^2/m^2**	< 43 cm^2/m^2 (IMC < 25 kg/m^2) < 53 cm^2/m^2 (IMC ≥ 25 kg/m^2)
Caan*, 2017 (cáncer; EE.UU.)[12]	**< 38,6 cm^2/m^2 (IMC < 30 kg/m^2)** **< 46,6 cm^2/m^2 (IMC ≥ 30 kg/m^2)**	< 52,3 cm^2/m^2 (IMC < 30 kg/m^2) < 54,3 cm^2/m^2 (IMC ≥ 30 kg/m^2)
Dolan**, 2019 (cáncer; Reino Unido)[13]	**< 39 cm^2/m^2 (IMC < 25 kg/m^2)** **< 41 cm^2/m^2 (IMC ≥ 25 kg/m^2)** **< 39,1 cm^2/m^2 (IMC < 30 kg/m^2)** **< 44,6 cm^2/m^2 (IMC ≥ 30 kg/m^2)**	< 45 cm^2/m^2 (IMC < 25 kg/m^2) < 53 cm^2/m^2 (IMC ≥25 kg/mv^2) < 45,6 cm^2/m^2 (IMC <30 kg/m^2) < 56,8 cm^2/m^2 (IMC ≥30 kg/m^2)
Definición de mioesteatosis según la densidad de la MME (UH)		
Martín*, 2013 (cáncer; Canadá)[11]	**< 41 UH (IMC < 25 kg/m^2)** **< 33 UH (IMC ≥ 25 kg/m^2)**	
Dolan**, 2019 (cáncer; Reino Unido)[13]	**< 34 UH (IMC < 25 kg/m^2)** **< 32 UH (IMC ≥ 25 kg/m^2)**	
Dolan**, 2019 (cáncer; Reino Unido)[13]	**< 34,4 UH**	< 34,1 UH
Xiao*, 2018 (cáncer; Canadá)[17]	**< 32,5 UH**	< 35,5 UH
Definición de tejido adiposo abdominal total elevado (área en cm^2)		
Doyle**, 2013 (cáncer; Irlanda; L3-L4)[14]	**> 318,8 cm^2**	> 364,2 cm^2
Definición de índice de tejido adiposo abdominal total elevado (área en cm^2/talla en m^2)		
Ebadi***, 2017 (cáncer; Canadá)[15]	**≥ 102,2 cm^2/m^2**	≥ 107,7 cm^2/m^2
Definición de tejido adiposo subcutáneo elevado (área en cm^2)		
Caan****, 2017 (cáncer; EE.UU.)[12]	**> 270 cm^2**	> 203 cm^2
Doyle**, 2013 (cáncer; Irlanda; L3-L4)[14]	**> 261,8 cm^2**	> 132,3 cm^2

Tabla 14-2. Algunos puntos de corte utilizados en la literatura para describir disminución de la masa muscular, mioesteatosis, exceso de tejido adiposo abdominal total, de tejido adiposo visceral y de tejido adiposo abdominal subcutáneo mediante tomografía computarizada (*cont.*)

Definición de índice de tejido adiposo subcutáneo elevado (área en cm²/talla² en m²)		
Ebadi*****, 2017 (cáncer; Canadá)[15]	**≥ 42.0 cm²/m²**	≥ 50,0 cm²/m²
Definición de tejido adiposo visceral elevado (área en cm²)		
Doyle, 2013** (cáncer; Irlanda; L3-L4)[14]	**> 80,1 cm²**	> 163,8 cm²
Caan**, 2017** (cáncer; EE.UU.)[12]	**> 136 cm²**	> 243 cm²
Oka, 2008** (sanos; Japón)[16]	**> 91,5 cm²**	> 132,6 cm²

Índice de masa muscular: área transversal del músculo en cm²/talla² en m². L3: tercera vértebra lumbar. L4: cuarta vértebra lumbar. MME (masa muscular esquelética). UH: Unidades *Hounsfield*.
*Estratificación óptima: método estadístico que selecciona un punto de corte para una variable continua desde un conjunto de posibles valores (pueden ser específicos por IMC y por sexo). Para cada posible valor se realiza un análisis mediante el test log-rank evaluando la diferencia observada en supervivencia. Se elige el valor con el máximo valor absoluto del log-rank para establecer la distinción entre masa muscular disminuida y no disminuida.
**Curvas ROC: relación entre MME y densidad muscular con supervivencia global (Dolan). Relación entre tejido adiposo subcutáneo y prevalencia de síndrome metabólico (Doyle, Oka).
***Valores asociados con menor mortalidad.
****Terciles más altos en cada sexo.
*****Cuartiles relacionados con mayor mortalidad.

Tabla 14-3. Cálculo del tejido adiposo corporal total (masa en kg y volumen en L) a partir de un corte transversal por tomografía computarizada en L3, L4 y región media del muslo

Autor	Fórmula
Mourtzakis, 2008* Canadá[19]	TAT (kg) = 0,042 x [área total adiposa tisular en L3 (cm²)] + 11,2
Lacoste, 2017** Dinamarca[20]	TAT (kg) = 0,0677 x [área total adiposa tisular en L4-L5 (cm²)] + 2,5177
Kvist, 1988*** Suecia[21]	Mujeres: TAT (L) = 0,0778 x [área total adiposa tisular en L4-L5 (cm²)] – 0,59 Hombres: TAT (L) = 0,0693 x [área total adiposa tisular en L4-L5 (cm²)] + 0,09
Lacoste, 2017** Dinamarca[20]	TAT (L) = 0,069 x [área total adiposa tisular en L3-L4 (cm²)] + 4,691 TAT (L) = 0,074 x [área total adiposa tisular en L4-L5 (cm²)] + 2,737 TAT (L) = 0,173 x [área total adiposa tisular en mitad del muslo (cm²)] + 5,543

L3: vértebra lumbar L3. L4: vértebra lumbar L4. L5: vértebra lumbar L5. TAT: tejido adiposo total.
*Pacientes con cáncer. Validada frente a DEXA.
**Validada frente a análisis corporal total mediante TC en cadáveres.
***Validada frente a 22 cortes de TC.

Tabla 14-4. Estimación del volumen del tejido adiposo visceral y subcutáneo a partir del área medido en un corte transversal por tomografía computarizada

Autor	Fórmula
Faron, 2019* Alemania[22]	Mujeres: TAV (L) = 46,0 x [área TAV L2-L3 (cm^2)] -11,6 TAsub (L)= 32,9 x [área TAV L5-S1 (cm^2)] +4,0 Hombres: TAV (L) = 43,6 x [área TAV L2-L3 (cm^2)] +4,6 TAsub (L)= 23,7 x [área TAV L5-S1 (cm^2)] +5,1
Kvist, 1988*** Suecia[21]	Mujeres: TAV (L) = 0,0293 x [área total adiposa tisular en L3-L4 (cm^2)] + 0,22 Hombres: TAV (L) = 0,0325 x [área total adiposa tisular en L3-L4 (cm^2)] + 0,807

TAV: tejido adiposo visceral. TAsub: tejido adiposo subcutáneo.
*Frente a varios cortes abdominales con TC. Se muestran las áreas en las que la correlación fue más alta.

- La controversia que existe sobre la estimación global de los tejidos corporales (TAd visceral, total y MME global) cuando la medida se hace en un solo corte.

Debería considerarse también la falta de autonomía de las Unidades de Nutrición para la obtención de imágenes y su procesamiento.

EVIDENCIAS SOBRE LA VALORACIÓN DE LA COMPOSICIÓN CORPORAL MEDIANTE TOMOGRAFÍA COMPUTARIZADA Y PRONÓSTICO CLÍNICO

Para el estudio de la DRE y, por lo tanto, de la MME, la TC se ha utilizado fundamentalmente en pacientes con cáncer, enfermos quirúrgicos, críticos, con enfermedad inflamatoria intestinal (EII), en trasplantes de órganos sólidos (sobre todo de hígado), en enfermedad renal crónica y en patología vascular. Todas ellas enfermedades en las que se requiere de TC para su seguimiento.

De forma general, la evidencia disponible sobre la relación entre la MME valorada por TC y el pronóstico clínico está condicionada a:

- La inclusión de poblaciones heterogéneas –incluso dentro de cada patología–.
- La forma en la que se ha definido la baja MME –puntos de corte diferentes no siempre justificables por especificidad de la población analizada, parámetros estudiados y áreas anatómicas evaluadas (área muscular completa o músculo psoas)–.
- La diferente medida del evento de estudio –salvo en lo que se refiere a mortalidad–.
- La ausencia de adecuado ajuste estadístico en el análisis de dicha relación, habitualmente, sin haber ajustado por parámetros de desnutrición o de inflamación, entre otras variables.

Tampoco suelen describirse en los trabajos datos sobre valoración de la calidad de la medida como fiabilidad intra- e interobservador. Por otra parte, en pocas ocasiones se ha determinado la relación con la función física.

ÁREAS FUTURAS DE INVESTIGACIÓN

Las miras hacia el futuro son amplias con esta técnica.[23] Podría llamarse la atención sobre la evaluación de la relación de los compartimentos estimados con la función física, la definición del mínimo cambio relevante para el curso clínico y cuál es el efecto sobre estos compartimentos tras las intervenciones nutricionales o de ejercicio físico aplicadas. Nuevas técnicas más precisas, como la *Peripheral Quantitative Computed Tomography*[24] podrán utilizarse en el ámbito sanitario. La segmentación automática, junto con la inteligencia artificial, facilitará la práctica de la medicina personalizada en este contexto.

CONCLUSIONES

- La TC es una técnica de imagen que permite medir la composición corporal a nivel tisular. Pueden estimarse con precisión adecuada MME, calidad muscular y TAd a partir de cortes transversales. La estimación de la cantidad total de MME y de TAd a partir de un único corte se realiza mediante fórmulas (pueden utilizarse sistemas multicorte). La segmentación de las imágenes obtenidas se efectúa de forma habitual con sistemas semiautomáticos que requieren tiempo. Está pendiente la evolución de técnicas basadas en inteligencia artificial. Deben tenerse en cuenta los errores de medida que pueden proceder de la adquisición de la imagen, de su procesamiento y de factores intrínsecos del sujeto. Tanto la MME como la calidad del músculo se relacionan con el pronóstico clínico, pero no se ha establecido la causalidad. En un futuro deben plantearse la relación con la función física y cuál es el mínimo cambio clínicamente relevante tras las intervenciones.

REFERENCIAS BIBLIOGRÁFICAS

1. Cederholm T, Jensen GL, Correia MITD, Gonzalez MC, Fukushima R, Higashiguchi T, *et al.* GLIM criteria for the diagnosis of malnutrition -A consensus report from the global clinical nutrition community. Clin Nutr. 2019;38(1):1-9.
2. Cruz-Jentoft AJ, Bahat G, Bauer J, Boirie Y, Bruyère O, Cederholm T, *et al.* Sarcopenia: revised European consensus on definition and diagnosis. Age Ageing. 2019;48(4):601.
3. Poltronieri TS, de Paula NS, Chaves GV. Assessing skeletal muscle radiodensity by computed tomography: An integrative review of the applied methodologies. Clin Physiol Funct Imaging. 2020;40(4):207-23.
4. Dabiri S, Popuri K, Ma C, Chow V, Feliciano EMC, Caan BJ, *et al.* Deep learning method for localization and segmentation of abdominal CT. Comput Med imaging Graph Off J Comput Med Imaging Soc. 2020;85:101776.
5. Mullie L, Afilalo J. CoreSlicer: a web toolkit for analytic morphomics. BMC Med Imaging. 2019;19(1):15.
6. Gomez-Perez SL, Haus JM, Sheean P, Patel B, Mar W, Chaudhry V, *et al.* Measuring Abdominal Circumference and Skeletal Muscle From a Single Cross-Sectional Computed Tomography Image: A Step-by-Step Guide for Clinicians Using National Institutes of Health ImageJ. JPEN J Parenter Enteral Nutr. 2016;40(3):308-18.
7. Gomez-Perez S, McKeever L, Sheean P. Tutorial: A Step-by-Step Guide (Version 2.0) for Measuring Abdominal Circumference and Skeletal Muscle From a Single Cross-Sectional Computed-Tomography Image Using the National Institutes of Health ImageJ. JPEN J Parenter Enteral Nutr. 2020;44(3):419-24.
8. Aleixo GFP, Shachar SS, Nyrop KA, Muss HB, Malpica L, Williams GR. Myosteatosis and prognosis in cancer: Systematic review and meta-analysis. Crit Rev Oncol Hematol. 2020;145:102839.
9. Cao Q, Xiong Y, Zhong Z, Ye Q. Computed Tomography-Assessed Sarcopenia Indexes Predict Major Complications following Surgery for Hepatopancreatobiliary Malignancy: A Meta-Analysis. Ann Nutr Metab. 2019;74(1):24-34.
10. Prado CMM, Lieffers JR, McCargar LJ, Reiman T, Sawyer MB, Martin L, *et al.* Prevalence and clinical implications of sarcopenic obesity in patients with solid tumours of the respiratory and gastrointestinal tracts: a population-based study. Lancet Oncol. 2008;9(7):629-35.

11. Martin L, Birdsell L, Macdonald N, Reiman T, Clandinin MT, McCargar LJ, *et al.* Cancer cachexia in the age of obesity: skeletal muscle depletion is a powerful prognostic factor, independent of body mass index. J Clin Oncol Off J Am Soc Clin Oncol. 2013;31(12):1539-47.
12. Caan BJ, Meyerhardt JA, Kroenke CH, Alexeeff S, Xiao J, Weltzien E, *et al.* Explaining the Obesity Paradox: The Association between Body Composition and Colorectal Cancer Survival (C-SCANS Study). Cancer Epidemiol biomarkers Prev a Publ Am Assoc Cancer Res cosponsored by Am Soc Prev Oncol. 2017;26(7):1008-15.
13. Dolan RD, Almasaudi AS, Dieu LB, Horgan PG, McSorley ST, McMillan DC. The relationship between computed tomography-derived body composition, systemic inflammatory response, and survival in patients undergoing surgery for colorectal cancer. J Cachexia Sarcopenia Muscle. 2019;10(1):111-22.
14. Doyle SL, Bennett AM, Donohoe CL, Mongan AM, Howard JM, Lithander FE, *et al.* Establishing computed tomography-defined visceral fat area thresholds for use in obesity-related cancer research. Nutr Res. 2013;33(3):171-9.
15. Ebadi M, Martin L, Ghosh S, Field CJ, Lehner R, Baracos VE, *et al.* Subcutaneous adiposity is an independent predictor of mortality in cancer patients. Br J Cancer. 2017;117(1):148-55.
16. Oka R, Kobayashi J, Yagi K, Tanii H, Miyamoto S, Asano A, *et al.* Reassessment of the cutoff values of waist circumference and visceral fat area for identifying Japanese subjects at risk for the metabolic syndrome. Diabetes Res Clin Pract. 2008;79(3):474-81.
17. Xiao J, Caan BJ, Weltzien E, Cespedes Feliciano EM, Kroenke CH, Meyerhardt JA, *et al.* Associations of pre-existing co-morbidities with skeletal muscle mass and radiodensity in patients with non-metastatic colorectal cancer. J Cachexia Sarcopenia Muscle. 2018;9(4):654-63.
18. Hopkins JJ, Skubleny D, Bigam DL, Baracos VE, Eurich DT, Sawyer MB. Barriers to the Interpretation of Body Composition in Colorectal Cancer: A Review of the Methodological Inconsistency and Complexity of the CT-Defined Body Habitus. Ann Surg Oncol. 2018;25(5):1381-94.
19. Mourtzakis M, Prado CMM, Lieffers JR, Reiman T, McCargar LJ, Baracos VE. A practical and precise approach to quantification of body composition in cancer patients using computed tomography images acquired during routine care. Appl Physiol Nutr Metab Physiol Appl Nutr Metab. 2008;33(5):997-1006.
20. Lacoste Jeanson A, Dupej J, Villa C, Brůžek J. Body composition estimation from selected slices: equations computed from a new semi-automatic thresholding method developed on whole-body CT scans. Peer J. 2017;5:e3302.
21. Kvist H, Chowdhury B, Grangård U, Tylén U, Sjöström L. Total and visceral adipose-tissue volumes derived from measurements with computed tomography in adult men and women: predictive equations. Am J Clin Nutr. 1988;48(6):1351-61.
22. Faron A, Luetkens JA, Schmeel FC, Kuetting DLR, Thomas D, Sprinkart AM. Quantification of fat and skeletal muscle tissue at abdominal computed tomography: associations between single-slice measurements and total compartment volumes. Abdom Radiol (New York). 2019;44(5):1907-16.
23. Tolonen A, Pakarinen T, Sassi A, Kyttä J, Cancino W, Rinta-Kiikka I, *et al.* Methodology, clinical applications, and future directions of body composition analysis using computed tomography (CT) images: A review. Eur J Radiol. 2021;145:109943.
24. Martini S, Petermeise S, Henkel M, Weiß S, Schaupp A, Ferrari U, *et al.* Peripheral Quantitative Computed Tomography Derived Muscle Density Is Associated With Physical Performance in Older Adults. Arch Gerontol Geriatr. 2021;97:104512.

Calorimetría indirecta

15

Ana Zugasti Murillo y Estrella Petrina Jáuregui

INTRODUCCIÓN

La calorimetría indirecta (CI) es una técnica no invasiva que mide el consumo de oxígeno y la producción de dióxido de carbono, correspondientes a la respiración celular, y que permite calcular el gasto energético (GE) de todo el cuerpo.[1] A partir de la década de 1980, los calorímetros indirectos fueron comercializados para uso médico. La CI se utilizó inicialmente para la investigación metabólica. Su complejidad y alto coste han limitado su uso en la práctica clínica habitual durante las últimas cuatro décadas. Sin embargo, en la clínica práctica se ha ido afianzando y en la actualidad se ha vuelto indispensable en la mayoría de las Unidades de Cuidados Intensivos (UCI).[2]

MÉTODOS DE MEDICIÓN

Se pueden usar cuatro técnicas diferentes de recogida y medición de gases para realizar esta prueba:

- **Bolsa Douglas**: los gases respiratorios expelidos se recogen en una bolsa hermética inflable. Posteriormente, el gas recolectado debe analizarse para determinar el volumen y la composición.
- **Canopy** (dilución): la técnica de dilución se considera la tecnología estándar para la medición del gasto energético en reposo en nutrición clínica. La prueba dura solo unos minutos y consiste en hacer que un paciente se acueste relajado en una cama o en un sofá cómodo, con la cabeza debajo de una campana transparente conectada a una bomba, que aplica una ventilación ajustable a través de ella. El gas exhalado se diluye con el aire fresco ventilado debajo de la campana y una muestra de esta mezcla se transporta a los analizadores a través de un tubo capilar y se analiza. Las fracciones ambientales y diluidas de O_2 y CO_2 se miden para una tasa de ventilación conocida. Se determinan el consumo de O_2 y la producción de CO_2, y se convierten en gasto de energía en reposo.
- **Mascarilla** (respiración por respiración): las pruebas de calorimetría indirecta también se realizan a menudo con una máscara facial, que se utiliza para transportar gas exhalado e inhalado a través de un medidor de flujo de turbina capaz de medir la

respiración del paciente mediante ventilación minuto a respiración, al mismo tiempo que una muestra de gas se transporta al analizador, y se miden el VO_2 y el VCO_2 y se convierten en gasto de energía.

- **Interfaz con un ventilador** (configuración de cuidados intensivos): en caso de que el paciente esté ventilado mecánicamente, un calorímetro indirecto puede medir la respiración, por respiración inhalada/exhalada de O_2 y CO_2, si se conecta con el ventilador a través del tubo endotraqueal.

BASES DE LA CALORIMETRÍA

La CI mide el intercambio de gases inspirados y espirados para calcular el GE. Esto es posible porque la producción de calor está estrechamente relacionada con el consumo de O_2 (VO_2) y la producción de CO_2 (VCO_2) según el tipo de sustrato energético. En individuos sanos, el gasto energético basal (GEB) se mide en estado de reposo, libre de estrés físico y psicológico, en un ambiente térmicamente neutro y en estado de ayuno, para evitar el GE relacionado con la actividad física (GAF) y la termogénesis inducida por la dieta (TID). El gasto energético en reposo (GER) se define como la suma de GEB y TID (bien sea dieta oral o nutrición enteral/parenteral), y el gasto energético total (GET), como la suma de GER y energía inducida por actividad física (GAF). Por definición, las mediciones de GEB deben ser realizadas en condiciones que son difíciles de conseguir en personas enfermas, en las que habitualmente se mide el GER (Tabla 15-1). En la práctica clínica, GEB o GET reflejan los requerimientos energéticos del paciente. Para los pacientes ingresados en UCI, el GE medido debe considerarse como GET. Si la actividad física se convierte en una atención estándar de rutina en la UCI en el futuro, esta declaración debe ser revisada.

Los calorímetros disponibles hasta hace pocos años eran de gran tamaño y pesados, necesitaban un calentamiento y una calibración que requería mucho tiempo antes de

Tabla 15-1. Condiciones necesarias para la medida del gasto energético

Parámetro	Condiciones	Tipo de sujeto
GEB	Al menos 10 h de ayunas. No consumo de tabaco, alcohol ni drogas. Reposo, en decúbito supino. Despierto y libre de estrés psicológico. Temperatura corporal normal Temperatura ambiente en zona de neutralidad (27-29°C).	Sano.
GER	Al menos 5 h después de la comida anterior o con alimentación continua. Mínimo 2 h después de la ingesta de alcohol y nicotina, 4 h después de la ingesta de cafeína. Después de 30 min de reposo . Reposo posición supina y libre de estrés físico. Despierto y libre de estrés psicológico. Condición ambiental confortable.	Sano o enfermo.
GET	Sin condiciones específicas.	Sano o enfermo.

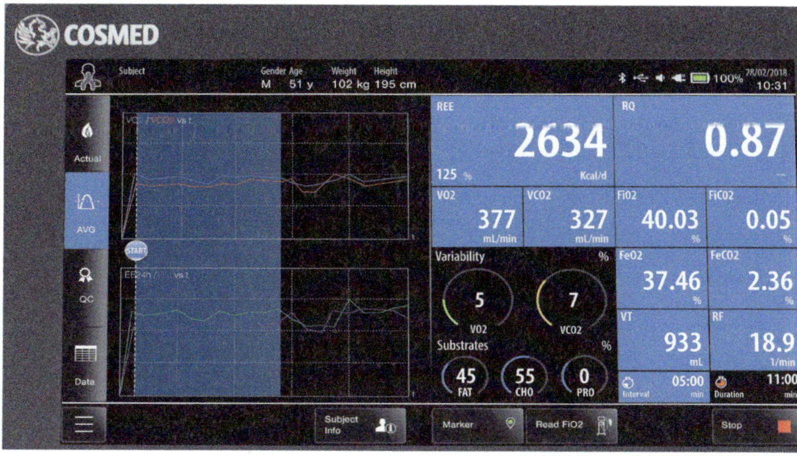

Figura 15-1. Monitor metabólico portátil Q-NRG+®, diseñado para determinar el GER en pacientes con respiración espontánea y ventilación mecánica. Q-NRG+® es una marca registrada de COSMED.

la medición, ordenadores que registrasen y analizasen los resultados, una desinfección engorrosa del dispositivo y componentes de uso repetido después de las mediciones, y se vendían a costes relativamente elevados. La mejor forma de promover el uso de la CI es hacer disponible un dispositivo fácil de usar, preciso y asequible para uso diario en pacientes hospitalizados y ambulatorios. En la actualidad ya existen modelos pequeños y portátiles que cumplen estas necesidades, junto con los requisitos de calidad (Fig. 15-1).

MEDICIÓN DE GASTO ENERGÉTICO

La CI requiere la medición de O_2 inspirado y espirado y concentraciones de CO_2 espirado, así como el volumen de gas espirado por minuto para calcular el VO_2 (L/min) y el VCO_2 (L/min). Posteriormente, el VO_2 y el VCO_2 se utilizan para calcular el GE (kcal/día), utilizando la ecuación de Weir (Tabla 15-2). En un paciente ventilado mecánicamente, la muestra de gas se obtiene del circuito que conecta el tubo endotraqueal al ventilador, y se mide utilizando la respiración por respiración o el análisis con cámara de mezcla. En sujetos que respiran espontáneamente se utiliza una capucha con dosel o una mascarilla ajustada para medir la inspiración y el gas espirado. Se deben evitar las fugas de aire de los gases respiratorios para que las mediciones sean lo más exactas posibles.

COCIENTE RESPIRATORIO

El cociente respiratorio (CR) es el cociente entre el volumen de CO_2 espirado y el volumen de O_2 consumido y nos da una idea de cómo se produce la oxidación de los sustratos, al ser diferente la producción de CO_2 y el consumo de O_2 en la oxidación de proteínas, carbohidratos y lípidos. Si el CR es igual a 1 estamos oxidando prácticamente

Tabla 15-2. Ecuaciones utilizadas para los cálculos relacionados con la calorimetría indirecta

Cálculos de consumo de O_2 y producción de CO_2

$VO_2 = (Vi \times FiO_2) - (Ve \times FeO_2)$
$VCO_2 = (Ve \times FeCO_2) - (Vi \times FiCO_2)$

Transformación de Haldane

Supuesto basado en el concepto de que N2 es constante en el gas inspirado y espirado

$Vi = [FeN_2/FiN_2] \times Ve$
$FeN_2 = (1 - FeO_2 - FeCO_2)$
$FiN_2 = (1 - FiO_2 - FiCO_2)$
Si se ignora $FiCO_2$ de 0,03-0,05%
$VO_2 = [(1 - FeO_2 - FeCO_2) \times (FiO_2 - FeO_2)\, Ve]/(1 - FiO_2)$

Ecuación de Weir

$GE = [(VO_2 \times 3{,}941) + (VCO_2 \times 1{,}11) + (u\, N_2 \times 2{,}17)] \times 1{,}44$

VO_2: consumo de O_2 (L/min). VCO_2: producción de CO_2 (L/min). Vi: volumen inspirado (L). Ve: volumen espirado (L). FiO_2: fracción de oxígeno inspirado. FeO_2: fracción de oxígeno espirado, FeN_2: fracción de nitrógeno espirado. FiN_2: fracción de nitrógeno inspirado. GE: gasto energético (kcal/d), uN_2: nitrógeno urinario (g/d).

un 100% de carbohidratos, pero si se acerca a 0,7 estamos derivando la energía de las grasas (las proteínas son un 0,8).

Algunos dispositivos simplificados solo miden el VO_2 o el VCO_2 para calcular el GE, asumiendo que el CR es un valor fijo (es decir, 0,8-0,85). Aunque este tipo de suposiciones puede ser aceptable en sujetos sanos con una nutrición equilibrada, no se recomienda para pacientes porque la oxidación de sus sustratos puede cambiar significativamente según el tipo de enfermedad y el tratamiento nutricional. Asumir un CR fijo en los pacientes da una determinación de GE inexacta, lo que a su vez da lugar a una prescripción subóptima de tratamiento nutricional.

La información del CR es útil para adaptar y ajustar la prescripción del tratamiento nutricional, observando la correspondencia entre la ingesta energética y el CR. En pacientes en estado crítico permite visualizar las alteraciones metabólicas, especialmente, durante la fase inicial. Las determinaciones con CI deben repetirse para controlar los cambios dinámicos y optimizar la prescripción del tratamiento nutricional.

¿QUÉ VENTAJAS OFRECE LA CALORIMETRÍA INDIRECTA?

El GE de un paciente está enormemente influenciado por un número de factores intrínsecos y extrínsecos. Estos factores tienen un impacto sinérgico o antagonista en el GE y la estimación del GE mediante una ecuación predictiva basada en características antropométricas en sujetos sanos (peso corporal, altura, sexo y edad) es frecuentemente inexacta. El uso del factor multiplicativo, generalmente, llamado "factor de estrés", deteriora aún más la estimación de GE basada en ecuaciones. Por ejemplo, los pacientes obesos presentan variaciones significativas de GE debido a sus enfermedades subyacentes, composición corporal variable y grado de desnutrición. Los pacientes con enfermedad pulmonar obstructiva crónica o con cáncer tienen un GE elevado, que puede subestimarse, fácilmente, con el uso de una fórmula predictiva. Los pacientes críticamente enfermos con trauma o sepsis tienen cambios dinámicos de su GE durante las sucesivas fases de su enfermedad crítica. A pesar del esfuerzo que se ha llevado a cabo para el diseño y mejora de ecuaciones predictivas, la CI sigue siendo el estándar de oro para medida del GE. Los beneficios completos del tratamiento médico nutricional solo se pueden esperar si se considera el GE específico del paciente para la prescripción de la nutrición, y también se tienen en cuenta los cambios que se produzcan durante el curso de la enfermedad.

CONSIDERACIONES PRÁCTICAS

La CI puede requerir consideraciones especiales para la interpretación de los resultados en una serie de situaciones específicas:

- Agitación física o sedación y/o analgesia inestable.
- Fugas de aire (> 10% del volumen minuto).
- Temperatura corporal inestable (> ± 1°C de cambio en la última hora).
- pH inestable (> ± 0,1 cambio en la última hora).
- Enriquecimiento de oxígeno (FiO2 > 60%).
- Terapias de soporte de órganos: reemplazo renal o terapia de soporte hepático (alteraciones del pH cuando se realiza de forma intermitente) y ECMO (oxigenación por membrana extracorpórea).

Por definición, la condición más importante es la ausencia de fugas de aire en el circuito respiratorio. Por ejemplo, los pacientes con drenaje torácico con fugas de aire no pueden ser estudiados por CI. Los pacientes ventilados con ajustes de alta presión en el ventilador son propensos a la fuga de aire al nivel del tubo endotraqueal. La CI en pacientes con condiciones clínicas inestables es menos útil, ya que la medición no representará sus verdaderas características metabólicas. Por ejemplo, los pacientes agitados o aquellos con convulsiones u otros movimientos involuntarios son difíciles de evaluar, ya que las mediciones incluyen el gasto energético relacionado con los movimientos corporales, por naturaleza inconstante, y, por lo tanto, no representará el verdadero GE diario.

El paciente debe estar en condiciones de reposo o, al menos, ser capaz de mantenerse en calma durante la mayor parte de la duración del CI, para que los resultados sean verdaderamente representativos del GE en reposo. Los pacientes con temperatura inestable, pH variable debido a la acumulación de CO_2 u otras causas también es probable que presenten resultados poco fiables y que las mediciones deben repetirse periódicamente o después de la estabilización.

Pacientes críticos

Los pacientes en la UCI durante más de 4 días o los que se encuentran después de una cirugía mayor son buenos candidatos para CI, ya que se someten a un estrés severo relacionado con necesidades metabólicas variables. De hecho, estos pacientes están en alto riesgo nutricional, ya que no pueden reanudar una ingesta oral suficiente instantáneamente y menudo requieren nutrición enteral o parenteral.

Los estudios nutricionales en pacientes críticamente enfermos han informado repetidamente de desnutrición grave durante la estancia en la UCI. Varios factores retrasan la alimentación enteral completa y resultando en un suministro de energía insuficiente. La subalimentación está estrechamente asociada con mayores tasas de complicaciones y malos resultados. La sobrealimentación, resultante a menudo del uso de ecuaciones predictivas. también se ha asociado repetidamente con malos resultados.

La evidencia reciente señala la importancia un tratamiento médico nutricional óptimo a partir del 3º-4º día de ingreso en UCI y este es un momento en que las ecuaciones predictivas son excesivamente poco fiables debido a las respuestas variables de los pacientes individuales a la enfermedad crítica. Por otro lado, los pacientes con obesidad constituyen una proporción creciente de la población de pacientes de UCI. Sus requerimientos energéticos son particularmente mal estimados por ecuaciones predictivas. La CI es la única forma de determinar con precisión sus necesidades metabólicas. En resumen, se recomienda realizar CI los días 3 o 4 después de la admisión en la UCI, cirugía mayor o trauma con el fin de establecer con más precisión el objetivo del tratamiento nutricional.[3]

Pacientes crónicos y ambulatorios

Los pacientes con enfermedades crónicas son también buenos candidatos para CI, aunque sus cambios de GE no son tan dinámicos como en los de UCI o en pacientes con cirugías recientes. De hecho, las enfermedades crónicas o sus tratamientos modifican la masa muscular metabólicamente activa y el grado de actividad física diario, lo que a su vez altera significativamente las necesidades energéticas y desafían la estimación de GE mediante ecuaciones predictivas.

Tanto el hipermetabolismo como el hipometabolismo, con GE aumentado o disminuido, respectivamente, se han observado en pacientes con cáncer. Varios factores como el tipo, la ubicación y el tamaño del tumor y la presencia de metástasis puede contribuir a esta variabilidad. Las enfermedades de Alzheimer, Parkinson, Huntington y la esclerosis lateral amiotrófica afectan significativamente al GE como consecuencia de anomalías motoras, endocrinas y metabólicas. Se sabe que la diabetes altera el metabolismo de los macronutrientes y aumentar la actividad simpática, que conduce a un aumento del 5-10% del GE. Por el contrario, la administración de tratamientos antidiabéticos se asocia a una disminución en el GE. Tanto la obesidad como la anorexia nerviosa se han asociado con GE alterado debido principalmente a las alteraciones en la composición corporal en comparación con los sujetos de peso normal.[4]

CONCLUSIONES

- La calorimetría indirecta sigue siendo la prueba de referencia para medir el gasto energético en el entorno clínico y ha demostrado tener grandes ventajas en comparación con las ecuaciones predictivas. De hecho, esta técnica de medición proporciona una evaluación metabólica individual y dinámica basada en el estado físico real del paciente en lugar de ofrecer una estimación basada en datos antropométricos.
- La CI es necesaria para confirmar el gasto energético y optimizar la recomendación del tratamiento dietético o del tratamiento médico nutricional. La repetición de la CI debe considerarse de acuerdo con las modificaciones sustanciales en el estado clínico del paciente. La determinación de CI junto con la medición de la composición corporal y la funcionalidad es útil para optimizar aún más el tratamiento médico nutricional.

BIBLIOGRAFÍA

1. Bursztein SED, Askanazi JA, Kinney JM. Energy metabolism, indirect calorimetry, and nutrition. Baltimore, Maryland, USA: Williams and Wilkins, 1989.
2. Singer P, Reintam Blaser A, Berger MM, Alhazzani W, Calder PC, *et al.* ESPEN guideline on clinical nutrition in the intensive care unit. Clin Nutr. 2019;38:48-79.
3. Oshima T, Berger MM, De Waele E, Guttormsen AB, Heidegger CP, Hiesmayr M, Singer P, Wernerman J, Pichard C. Indirect calorimetry in nutritional therapy. A position paper by the ICALIC study group. Clin Nutr. 2017;36(3):651-62.
4. Delsoglio M, Achamrah N, Berger MM, Pichard C. Indirect Calorimetry in Clinical Practice. J Clin Med. 2019;8(9):1387-1406.

Test funcionales

16

Alejandro Sanz Paris, Francisco Losfablos Callau y Pilar Riobó Serván

INTRODUCCIÓN

El estado funcional mide la capacidad del individuo en múltiples áreas, entre las que se incluyen las esferas física, mental y social. Evalúa la forma en la que una persona se desenvuelve de manera autónoma para realizar diferentes actividades, desde las más básicas y en el entorno más inmediato, como el domicilio, a las más complejas, en la relación social con el exterior.

La evaluación funcional del paciente requiere un abordaje integral para detectar problemas físicos, cognitivos y psicosociales, y planear estrategias de cuidado. La mejoría de la capacidad funcional del paciente debe ser uno de los objetivos fundamentales del tratamiento médico. Es verdad que existen otros objetivos terapéuticos desde el punto de vista del médico, como el pronóstico de la enfermedad, la sintomatología, la patología de base e incluso la reducción de los costes sanitarios o la estancia hospitalaria. Pero si no se consigue una recuperación de la capacidad funcional, la calidad de vida del paciente empeora y, posiblemente, este es uno de los aspectos que más valore el paciente.

En el caso del anciano, la valoración de su capacidad funcional forma parte sustancial de la evaluación clínica integral geriátrica. Su calidad de vida depende más de su capacidad funcional que del número o tipo de patología que pueda padecer. Además, la pérdida de capacidad funcional puede ser la forma de presentación inicial de una nueva enfermedad o de complicaciones distintas de las ya existentes.

Fried y otros autores, en el año 2001, plantearon una definición de un fenotipo de fragilidad de acuerdo a los cinco criterios siguientes: pérdida de peso, cansancio, baja actividad física, velocidad de la marcha ralentizada y escasa fuerza muscular; considerando que una persona está en una condición de prefrágil si cumple con uno o dos de estos criterios y está en una condición de frágil si cumple tres o más.[1]

La valoración funcional y cognitiva constituye un pilar importante en la evaluación de los pacientes con malnutrición asociada a la enfermedad. En los test de valoración nutricional podemos encontrar parámetros relacionados con la capacidad funcional del paciente. En concreto, en el *Mini Nutritional Assessment* (MNA®), que ha sido validado en ancianos, observamos que en 3 de sus 18 preguntas se valora la capacidad funcional (una en la fase de cribado: movilidad, y dos en la fase de valoración nutricional completa: el paciente vive independiente y capacidad o no de alimentarse). El test de Valoración

Tabla 16-1. Principales escalas y pruebas de capacidad funcional

Actividades básicas de la vida diaria (ABVD)
Índice de Barthel (IB)
Índice de Katz (IK)
Actividades instrumentales de la vida diaria (AIVD)
Escala de estado funcional de Karnofsky (KPS)
Escala *Eastern Cooperative Oncology Group* (ECOG)
Pruebas de ejecución o desempeño
Timed Up and Go Test (TUG)
Prueba de la marcha (*Minutes Walking Test*, MWT)
Short Physical Performance Battery o test de Guralnik (SPPB)

Fuente: elaboración propia.

Global Subjetiva, validado para pacientes oncológicos, también incluye la actividad cotidiana en el último mes y la dificultad para alimentarse.[2]

En un metanálisis de Julia Wojzischke se recogen datos de 19.127 pacientes en rehabilitación geriátrica de los cuatro continentes. Esta autora encontró una asociación significativa entre el estado nutricional valorado con MNA y parámetros funcionales valorados con el índice de Barthel o el *Functional Independence Measure* (FIM) en 7 de los 10 estudios que lo exploraron. No encontró asociación significativa solo en 1 estudio y en otros dos, los resultados fueron muy heterogéneos.[3]

En otro metanálisis de ancianos hospitalizados se agruparon 10 estudios (2.427 pacientes) y se observó una alta asociación (odds ratio [OR]: 5,77 (IC 95% 3,88-8,58); $p < 0{,}0001$) y solapamiento (49.7%) entre fragilidad y riesgo de malnutrición.[4]

Existe mucha experiencia en la valoración geriátrica integral y se dispone de escalas y pruebas estructuradas, que permiten realizar esta valoración de una forma estandarizada.[5] En este capítulo se exponen las principales escalas y pruebas recomendadas y se define cómo emplearlas de una manera práctica (Tabla 16-1).

ACTIVIDADES BÁSICAS DE LA VIDA DIARIA (ABVD)

Valoran el autocuidado y las necesidades básicas para que el paciente pueda mantenerse autónomo en su domicilio, como comer, desplazarse, asearse, vestirse, contener esfínteres, etcétera.

Índice de Barthel (IB)

Es la escala más extendida para valorar las ABVD, fundamentalmente, en pacientes domiciliarios, y se usa para determinar el grado de minusvalía, discapacidad o dependencia. El test puntúa con diferente intensidad la capacidad del paciente para trasladarse del sillón a la cama o andar (0 a 15 puntos), comer, vestirse, continencia fecal o miccional, ir al retrete o subir escaleras (0 a 10 puntos cada una); y lavarse o bañarse y arreglarse (0 a 5 puntos). La máxima puntuación es de 100 puntos (90 si va en silla de ruedas),

≥ 60 puntos es dependencia leve, 40 a 55 puntos es moderada, 20 a 35 puntos es grave y < 20 puntos es dependencia total.

Su fiabilidad le confiere una buena reproducibilidad, con coeficientes de correlación kappa ponderado de 0,98 (intraobservador) y > 0,88 (interobservadores). También tiene gran validez predictiva de mortalidad, estancia e ingresos hospitalarios, beneficio funcional en unidades de rehabilitación, resultado funcional final, capacidad para seguir viviendo en la comunidad y vuelta a la vida laboral.[6,7]

Índice de Katz (IK)

Esta otra escala se empleó mucho hace años en rehabilitación y en atención domiciliaria. Su característica más destacable es la ordenación jerárquica de sus ítems, que reflejan la progresión natural en la pérdida y la recuperación de la función. Clasifica al paciente en dependiente (precisa ayuda) o independiente en 6 aspectos (bañarse, vestirse, uso del retrete, movilidad, continencia fecal o miccional y autoalimentación).

Se puntúa con 0 puntos cuando la actividad se realiza de forma independiente y con 1 punto si la actividad se realiza con ayuda o no se realiza. Independiente significa sin supervisión, dirección o ayuda personal activa. Se basa en el estado actual y no en la capacidad de realizar las actividades. Se considera que un paciente que se niega a realizar una función, no hace esa función, aunque se le considere capaz de hacerla. Según el estado del paciente se dan las siguientes puntuaciones: ausencia de incapacidad o incapacidad leve (0-1 puntos), incapacidad moderada (2-3 puntos) e incapacidad grave (4-6 puntos). Este índice tiene buena reproducibilidad intraobservador (coeficientes de correlación 0,73-0,98) e interobservador (concordancia próxima al 80%).[8]

Hoy en día ha quedado relegada porque simplifica demasiado las valoraciones, presentando poca capacidad de discriminar y escasa sensibilidad para detectar pequeños cambios. En la tabla 16-2 se muestran los aspectos que evalúan los índices de Katz y de Barthel.

ACTIVIDADES INSTRUMENTALES DE LA VIDA DIARIA (AIVD)

Requieren que el paciente mantenga la destreza y habilidad necesarias para su desarrollo, por lo que son las primeras que se deterioran. Valoran actividades necesarias para mantener la independencia en el hogar y poder permanecer autónomamente en su domicilio.

Escala de estado funcional de Karnofsky (KPS)

Permite conocer la capacidad que tiene el paciente para realizar las actividades de la vida cotidiana. Además, es un elemento predictor independiente de mortalidad en enfermedades oncológicas y no oncológicas. Sirve para la toma de decisiones clínicas y para valorar el impacto del tratamiento y la progresión de la enfermedad.[9]

Su puntuación va de 100 (salud normal) a 0 (muerte). Puntúa de 10 en 10 agrupados en tres bloques: de 100 a 80 si es capaz de realizar una actividad normal (100 sin molestias a 80 con algún síntoma); de 70 a 50 si requiere una cantidad variable de asistencia; de 40 a 20 si es incapaz de cuidarse por sí mismo; 10 moribundo y 0 fallecimiento. Una puntación ≤ 50 indica alto riesgo de muerte en 6 meses.

Tabla 16-2. Índices de actividades básicas de la vida diaria

	Índice de Barthel	Índice de Katz
Comer	x	x
Lavarse	x	x
Vestirse	x	x
Arreglarse (lavarse la cara, peinarse, afeitarse, atar zapatos y abrochar botones)	x	No
Continencia fecal	x	x
Continencia vesical	x	
WC (ir, quitarse y ponerse la ropa, limpiarse solo)	x	x
Transferencia cama-sillón	x	No
Deambulación	x	x
Uso de escaleras	x	No
Niveles	10	6

Fuente: elaboración propia.

Escala *Eastern Cooperative Oncology Group* (ECOG)

La escala ECOG fue desarrollada bajo el amparo del Instituto Nacional del Cáncer (NCI) en Estados Unidos, donde Zubrod desarrollaba metodologías para realizar estudios clínicos en pacientes con cáncer en tratamiento con quimioterapia.

La escala ECOG es una forma práctica de medir la calidad de vida de un paciente con cáncer, cuyas expectativas de vida cambian en el transcurso de meses, semanas e incluso días. Es muy simple. Puntúa 0 si está completamente activo, 1 si es capaz de realizar trabajos livianos, 2 si solo es capaz de caminar y de realizar el autocuidado, 3 si el autocuidado es limitado, 4 si está completamente incapacitado y 5 muerte.

En la actualidad, la escala ECOG se utiliza para tomar decisiones sobre la intensidad y duración de las terapias oncológicas. Esta escala es la que se utiliza con mayor frecuencia como criterio de evaluación de la funcionalidad en los estudios clínicos de nuevas quimioterapias. Un puntaje en la escala ECOG ≤ 2 es uno de los criterios de inclusión utilizados.[10]

Se ha observado una buena correlación interobservadores e intraobservador entre las dos escalas de actividades instrumentales de la vida diaria (Tabla 16-3).[11]

PRUEBAS DE EJECUCIÓN O DESEMPEÑO

Timed Up and Go Test (TUG)

Este test determina el tiempo invertido en levantarse de la silla sin utilizar los brazos, caminar 3 metros, darse la vuelta, volver a la silla y sentarse. El paciente puede emplear

Tabla 16-3. Actividades instrumentales de la vida diaria

Comparativa	Karnofsky	ECOG
Nivel de actividad	x	x
Capacidad de trabajo	x	x
Nivel de cuidados requeridos	x	x
Gravedad y progresión de la enfermedad	x	
Necesidad de hospitalización	x	
Muerte	x	x
Niveles	10	5

Fuente: elaboración propia.

su herramienta de apoyo habitual (bastón, andador, etc.) y caminará paso a paso lo más rápido posible (sin correr), con paso ligero pero seguro. Se anotarán observaciones como el producto de apoyo utilizado y otras que puedan resultar útiles.[12]

Es una prueba especialmente indicada para medir la movilidad y valorar el riesgo de caídas en personas mayores. Una puntuación inferior a 10 segundos es normal (bajo riesgo de caída); entre 10 y 20 segundos es marcador de fragilidad (riesgo de caída) y mayor de 20 segundos indica que el anciano tiene un elevado riesgo de caídas.

En personas con deterioro cognitivo, la dificultad para comprender y seguir las indicaciones puede hacer la prueba imposible de realizar, o bien la persona puede realizar la prueba con buena ejecución en cuanto al tiempo empleado, pero con marcha alterada, problemas importantes de coordinación o riesgos que se deben registrar en las observaciones.

Prueba de la marcha (*Minutes Walking Test*, MWT)

Consiste en recoger el tiempo empleado en recorrer una distancia determinada, habitualmente, entre 4 y 8 metros, evaluando simultáneamente la frecuencia cardíaca, la saturación de oxígeno y el grado de disnea. Es útil para detectar fragilidad y morbimortalidad, y para evaluar la respuesta a diferentes tratamientos. En la práctica clínica presenta una buena reproductibilidad y se requiere solo un pasillo largo y un cronómetro.[13]

Una velocidad de la marcha superior a 1,1 metros por segundo se considera normal en ancianos sin discapacidad, mientras que un punto de corte menor de 1 metro por segundo se considera un buen marcador de fragilidad. Cuando es inferior a 0,8 metros por segundo se considera que el paciente tiene dificultades en la movilidad y predice caídas, incluso con mayor precisión que otras pruebas funcionales. Una velocidad menor de 0,6 metros por segundo es una afectación grave y predice la aparición caídas y mala evolución a corto plazo. Tras un tratamiento de prueba, se considera una ganancia clínicamente relevante cuando se consigue una ganancia de 0,1 segundos.

La caída de la saturación de O_2 durante la prueba también es un indicador pronóstico importante en los pacientes con patología intersticial pulmonar.

Short Physical Performance Battery o test de Guralnik (SPPB)

Es una herramienta que sirve para la valoración de la función física en el anciano desarrollada por Guralnik.[14] Combina varias pruebas a la vez, mediante la evaluación de 1) equilibrio (bipedestación, tándem y semitándem), 2) marcha (velocidad de la marcha en 4 m) y 3) fuerza y resistencia (levantarse de la silla).

Una puntuación por debajo de 10 indica fragilidad, mientras que una ganancia de un punto se considera clínicamente relevante. Sus resultados se relacionan de forma significativa con la estancia en residencias geriátricas y morbimortalidad. Existe un programa de ejercicios físicos para el paciente frágil, basado en la puntuación del paciente con el SPPB.

CONCLUSIÓN

- Las pruebas de capacidad funcional deberían formar parte de la valoración nutricional, sobre todo, en:
  - Ancianos hospitalizados en general, y especialmente en:
    - Oncológicos.
    - Insuficiencia cardíaca.
    - Peritrasplante.
    - Críticos.
  - Insuficiencia renal.
  - Cirugía abdominal.
- El test de valoración nutricional más recomendable es el **MNA** por recoger preguntas sobre funcionalidad y calidad de vida, movilidad, si vive solo y come solo, y el estado de salud subjetivo.

REFERENCIAS BIBLIOGRÁFICAS

1. Fried LP, Tangen CM, Walston J, Newman AB, Hirsch C, Gottdiener J, Seeman T, Tracy R, Kop WJ, Burke G, McBurnie MA; Cardiovascular Health Study Collaborative Research Group. Frailty in older adults: evidence for a phenotype. J Gerontol A Biol Sci Med Sci. 2001;56(3):M146-56. doi: 10.1093/gerona/56.3.m146. PMID: 11253156.
2. Zugasti Murillo A, Casas Herrero Á. Síndrome de fragilidad y estado nutricional: valoración, prevención y tratamiento [Frailty syndrome and nutritional status: assessment, prevention and treatment]. Nutr Hosp. 2019;36(Spec No2):26-37. Spanish. doi: 10.20960/nh.02678. PMID: 31189322.
3. Wojzischke J, van Wijngaarden J, van den Berg C, Cetinyurek-Yavuz A, Diekmann R, Luiking Y, *et al.* Nutritional status and functionality in geriatric rehabilitation patients: a systematic review and meta-analysis. Eur Geriatr Med. 2020;11(2):195-207. doi: 10.1007/s41999-020-00294-2. Epub 2020 Feb 12. PMID: 32297199.
4. Ligthart-Melis GC, Luiking YC, Kakourou A, Cederholm T, Maier AB, de van der Schueren MAE. Frailty, Sarcopenia, and Malnutrition Frequently (Co-)occur in Hospitalized Older Adults: A Systematic Review

and Meta-analysis. J Am Med Dir Assoc. 2020;21(9):1216-28. doi: 10.1016/j.jamda.2020.03.006. Epub 2020 Apr 21. PMID: 32327302.

5. Clegg A, Rogers L, Young J. Diagnostic test accuracy of simple instruments for identifying frailty in community-dwelling older people: a systematic review. Age Ageing. 2015;44(1):148-52. doi: 10.1093/ageing/afu157. Epub 2014 Oct 29. PMID: 25355618.
6. Mahoney FI, Barthel DW. Functional evaluation: the Barthel Index. Md State Med. 1965;14:61-5.
7. Baztán JJ, Pérez del Molino J, Alarcón T, San Cristóbal E, Izquierdo G, Manzarbeitia J. Índice de Barthel: instrumento válido para la valoración funcional de pacientes con enfermedad cerebrovascular. Rev Esp Geriatr Gerontol. 1993;28:32-40.
8. Alvarez Solar M, de Alaiz Rojo AT, Brun Gurpegui E, Cabañeros Vicente JJ, Calzón Frechoso M, Cosío Rodríguez I *et al.* Capacidad funcional de pacientes mayores de 65 años, según el índice de Katz. Fiabilidad del método [Functional capacity of patients over 65 according to the Katz index. Reliability of the method]. Aten Primaria. 1992;10(6):812-6. Spanish. PMID: 1457702.
9. Kelly CM, Shahrokni A. Moving beyond Karnofsky and ECOG Performance Status Assessments with New Technologies. J Oncol. 2016; 2016:6186543. doi: 10.1155/2016/6186543. Epub 2016 Mar 15. PMID: 27066075; PMCID: PMC4811104.
10. Oken MM, Creech RH, Tormey DC, Horton J, Davis TE, McFadden ET, *et al.* Toxicity and response criteria of the Eastern Cooperative Oncology Group. Am J Clin Oncol. 1982;5(6):649-55. PMID: 7165009.
11. Roila F, Lupattelli M, Sassi M, Basurto C, Bracarda S, Picciafuoco M, *et al.* Intra and interobserver variability in cancer patients' performance status assessed according to Karnofsky and ECOG scales. Ann Oncol. 1991;2(6):437-9. doi: 10.1093/oxfordjournals.annonc.a057981. PMID: 1768630.
12. Podsiadlo D, Richardson S. The timed "Up & Go": a test of basic functional mobility for frail elderly persons. J Am Geriatr Soc. 1991;39(2):142-8. doi: 10.1111/j.1532-5415.1991.tb01616.x. PMID: 1991946.
13. Myers J, Prakash M, Froelicher V, Do D, Partington S, Atwood JE. Exercise capacity and mortality among men referred for exercise testing. N Engl J Med. 2002;346(11):793-801. doi: 10.1056/NEJMoa011858. PMID: 11893790.
14. Izquierdo M. Prescripción de ejercicio físico. El programa Vivifrail como modelo [Multicomponent physical exercise program: Vivifrail]. Nutr Hosp. 2019;36(Spec No2):50-6. Spanish. doi: 10.20960/nh.02680. PMID: 31189323.

ANEXO I. ÍNDICE DE BARTHEL

COMER	
Independiente. Capaz de comer por sí solo y en un tiempo razonable. La comida puede ser cocinada y servida por otra persona.	10
Necesita ayuda para comer la carne o el pan, pero es capaz de comer solo.	5
Dependiente. Necesita ser alimentado por otra persona.	0
LAVARSE (BAÑARSE)	
Independiente. Capaz de lavarse entero sin estar una persona presente. Incluye entrar y salir del baño.	5
Dependiente. Necesita ayuda o supervisión.	0
VERTIRSE	
Independiente. Capaz de ponerse y quitarse la ropa sin ayuda.	10
Necesita ayuda. Realiza solo al menos la mitad de las tareas en un tiempo razonable.	5
Dependiente.	0
ASEO PERSONAL, ARREGLARSE	
Independiente. Realiza todas las actividades personales sin ninguna ayuda. Los complementos necesarios pueden ser provistos por otra persona.	5
Dependiente. Necesita alguna ayuda.	0
DEPOSICIÓN	
Continente. Ningún episodio de incontinencia.	10
Accidente ocasional. Menos de una vez por semana, o necesita ayuda, enemas o supositorios.	5
Incontinente.	0
MICCIÓN (Se evalúa la semana anterior)	
Continente. Ningún episodio de incontinencia, capaz de utilizar cualquier dispositivo por sí solo.	10
Incontinencia ocasional. Máximo un episodio de incontinencia en 24 horas. Incluye necesitar ayuda en la manipulación de sondas y otros dispositivos.	5
Incontinente.	0
IR AL RETRETE	
Independiente. Entra y sale solo, y no necesita ayuda de otra persona.	10
Necesita ayuda. Capaz de manejarse con una pequeña ayuda, capaz de usar el cuarto de baño. Puede limpiarse solo.	5
Dependiente. Incapaz de manejarse sin ayuda.	0
TRASLADO SILLÓN-CAMA (transferencia)	
Independiente. No precisa ayuda.	15
Mínima ayuda. Incluye supervisión verbal o pequeña ayuda física.	10
Gran ayuda. Precisa la ayuda de una persona fuerte o entrenada.	5
Dependiente. Necesita grúa o alzamiento por dos personas. Incapaz de permanecer sentado.	0
DEAMBULACIÓN	
Independiente. Puede andar 50 m, o su equivalente en casa sin ayuda ni supervisión de otra persona. Puede usar ayudas instrumentales (bastón, muleta), excepto andador. Si utiliza prótesis, es capaz de ponerla y quitarla solo.	15
Necesita ayuda. Necesita supervisión o una pequeña ayuda física por parte de otra persona. Precisa utilizar andador.	10
Independiente (en silla de ruedas) en 50 m. No requiere ayuda ni supervisión.	5
Dependiente.	0
USO DE ESCALERAS	
Independiente. Capaz de subir y bajar un piso sin la ayuda ni supervisión de otra persona.	10
Necesita ayuda. Precisa ayuda o supervisión.	5
Dependiente. Incapaz de salvar escalones.	0

ANEXO II. ÍNDICE DE KATZ (IK)

1. Baño	**Independiente**. Se baña enteramente solo o necesita ayuda sólo para lavar una zona (como la espalda o una extremidad con minusvalía).
	Dependiente. Necesita ayuda para lavar más de una zona del cuerpo, ayuda para salir o entrar en la bañera o no se baña solo.
2. Vestido	**Independiente**. Coge la ropa de cajones y armarios, se la pone y puede abrocharse. Se ecluye el acto de atarse los zapatos.
	Dependiente. No se viste por sí mismo o permanece parcialmente des-vestido.
3. Uso del WC	**Independiente**. Va al WC solo, se arregla la ropa y se asea los órganos excretores.
	Dependiente. Precisa ayuda para ir al WC.
4. Movilidad	**Independiente**. Se levanta y acuesta en la cama por sí mismo y puede sentarse y levantarse de una silla por sí mismo.
	Dependiente. Necesita ayuda para levantarse y acostarse en la cama y/o silla, no realiza uno o más desplazamientos.
5. Continencia	**Independiente**. Control completo de micción y defecación.
	Dependencia. Incontinencia parcial o total de la micción o defecación.
6. Alimentación	**Independencia**. Lleva el alimento a la boca desde el plato o equivalente. Se excluye cortar la carne.
	Dependencia. Necesita ayuda para comer, no come en absoluto o requiere alimentación parenteral.

ANEXO III. ESCALA DE ESTADO FUNCIONAL DE KARNOFSKY (KPS)

Definición	%	Criterio
Capaz de realizar actividad normal y de trabajar. No requiere cuidados especiales	100	Normal, no hay molestias. No hay evidencia de enfermedad
	90	Capaz de realizar actividad normal. Signos y síntomas menores de enfermedad.
	80	Actividad normal con esfuerzo. Algunos signos y síntomas de enfermedad
Incapaz de trabajar. Capaz de vivir en casa y de satisfacer la mayoría de las necesidades personales. Requiere una cantidad variable de asistencia	70	Cuida de sí mismo. Incapaz de realizar actividad normal o de realizar trabajo activo
	60	Requiere de asistencia ocasional, pero es capaz de stisfacer la mayoría de sus necesidades
	50	Requiere asistencia considerable y cuidados médicos frecuentes
Incapaz de cuidarse por sí mismo. Requiere cuidados institucionales u hospitalarios. La enfermedad puede estar progresndo rápido	40	Discapacitado. Requiere cuidados especiales y asistencia
	30	Gravemente discapacitado. La hospitalización está indicada, aunque la muerte no es inminente
	20	Muy enfermo, la hospitalización es necesaria. Son necesarios tratamientos de soporte activo
	10	Moribundo. El proceso fatal progresa rápidamente
	0	Fallecido

ANEXO IV. ESCALA *EASTERN COOPERATIVE ONCOLOGY GROUP* (ECOG)

Puntaje	Descripción
0	Completamente activo, capaz de realizar todas las actividades previas a la enfermedad, sin restricción
1	Restringido en actividad física extrema, capaz de caminar y realizar trabajos livianos, por ejemplo, trabajo en la casa liviano, trabajo de oficina
2	Capaz de caminar y de autocuidado pero incapaz de realizar cualquier tipo de trabajo. Deambula más del 50% de las horas que está despierto
3	Capaz de autocuidado limitado, se mantiene postrado o en silla más del 50% de las horas que está despierto
4	Completamente incapacitado. No puede realizar autocuidado. Totalmente confinado en cama o silla
5	Muerte

Adherencia nutricional y análisis de la calidad de vida relacionada con la salud

17

Cristina García-García, Ana Piñar Gutiérrez, Rosalía Rioja Vázquez y Pedro Pablo García Luna

INTRODUCCIÓN

La valoración morfofuncional de la desnutrición relacionada con la enfermedad (DRE) integra herramientas clásicas y emergentes para evaluar el estado nutricional mediante el análisis de la composición y de la función corporal. Una vez se ha diagnosticado y codificado la desnutrición, se personaliza la terapia nutricional con el objetivo de mejorar tanto el estado nutricional como la calidad de vida del paciente. El cumplimiento del tratamiento nutricional va a ser determinante en la recuperación del paciente. Por este motivo, es relevante y pertinente incluir registros de adherencia al tratamiento nutricional y de calidad de vida con herramientas validadas para monitorizar y planificar intervenciones eficaces (Fig. 17-1).

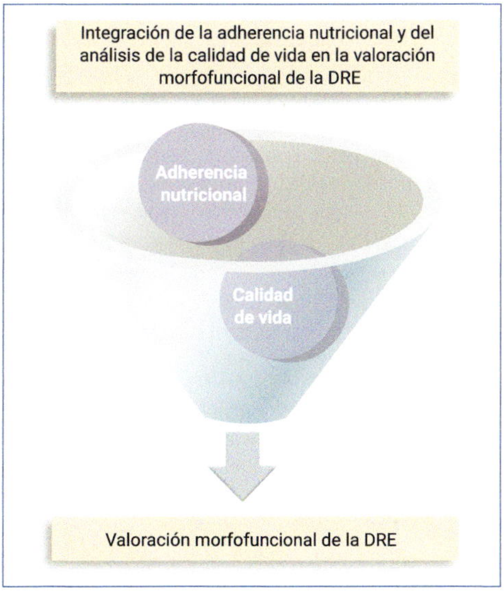

Figura 17-1. Integración de la evaluación de la adherencia nutricional y de los cuestionarios de calidad de vida relacionada con la salud en la valoración morfofuncional de la DRE. Abreviaturas. DRE: desnutrición relacionada con la enfermedad.
Fuente: elaboración propia.

ADHERENCIA NUTRICIONAL

El concepto de adherencia ha evolucionado. En el modelo paternalista se utilizaba el término "cumplimiento", que indicaba el papel pasivo del paciente. En 2003, la Organización Mundial de la Salud (OMS) introdujo el concepto "adherencia", que intenta incluir un papel activo del paciente, pero no contempla la intervención nutricional en su definición. A pesar de ello, en el *Adherence Proyect* de la OMS se actualizó el concepto de cumplimiento terapéutico como "el grado en que el comportamiento de una persona al tomar un medicamento, seguir un régimen alimentario y realizar cambios en su estilo de vida se corresponda con las recomendaciones acordadas con su asistente sanitario", incluyendo, por tanto, la terapia nutricional.[1]

La "no adherencia" es un importante problema de salud pública en todo el mundo, que se ha acrecentado por el aumento de pacientes con patologías crónicas y polimedicados, y por el aumento de la esperanza de vida. En Europa, se estima que supone un coste de 125.000 millones de euros y unas 200.000 muertes prematuras al año. La OMS considera que mejorar la adherencia puede ser posiblemente la mejor inversión para abordar las enfermedades crónicas de una manera efectiva.[2]

Respecto a la Nutrición Clínica, la "no adherencia" puede ser involuntaria o voluntaria (especialmente, en nutrición enteral oral y dietética), siendo esta última sobre la cual podemos realizar una mayor intervención. Los factores que influyen pueden estar asociados al paciente, a su monitorización o a las características del tratamiento nutricional.[3]

Métodos de medición de la adherencia en nutrición clínica

Los métodos de medición de la adherencia a los tratamientos pueden ser directos o indirectos (Fig.17-2).[4] Sin embargo, la medición de la adherencia nutricional suele realizarse a través de métodos indirectos, como, por ejemplo, recuento del número de envases/botellas consumidos al día, porcentaje de volumen recomendado, porcentaje de energía y/o porcentaje de proteínas consumidas al día respecto a lo prescrito.[3] La periodicidad de la medición puede ser diaria, semanal o al inicio y al final del tratamiento. Wanden-Berghe *et al.*[5] publicaron en 2018 un cuestionario de adherencia a la Nutrición Enteral Domiciliaria validado, que tiene una concordancia intraobservador de 1 e interobservador de 0,93. Este cuestionario es muy sencillo y fácil de aplicar e incorpora dos dimensiones que aportan información sobre los conocimientos y las dificultades que el paciente presenta en relación al tratamiento nutricional. Se clasifica la adherencia en baja, media o alta (Tabla 17-1).

Evidencia científica actual sobre adherencia en nutrición clínica

En los estudios publicados en la literatura científica, los métodos de medición y la monitorización de la adherencia son heterogéneos. Además, pocos estudios reflejan los factores que influyen en la adherencia. Se ha observado que la adherencia a la terapia nutricional oral depende del comportamiento del paciente y de otros aspectos, como nivel de educación, económico o características clínicas. También influye la monitorización y el grado de satisfacción del paciente con el profesional sanitario. Por otro lado, las características de la fórmula, como el sabor, olor, viscosidad, tolerancia y volumen, son elementos predominantes que también afectan en gran medida (Fig. 17-3).[3]

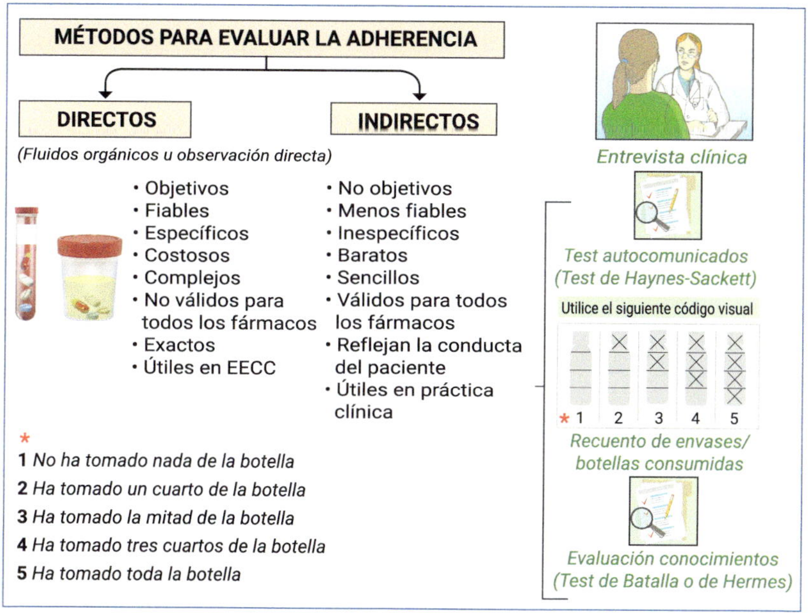

Figura 17-2. Métodos para evaluar la adherencia.
Adaptado de Cheikh Moussa K. *Adherencia terapéutica a la nutrición enteral domiciliaria*. Universidad Miguel Hernández, 2017.

En 2012, Neelemaat *et al.* publicaron un estudio aleatorizado y controlado, cuyo objetivo era analizar el coste-efectividad de los suplementos nutricionales orales (SNO) en pacientes ancianos durante los tres primeros meses después del alta hospitalaria. Trataron a los pacientes con SNO, enriquecimiento de la dieta y vitamina D, y realizaron un seguimiento telefónico con un/a dietista cada dos semanas. En el grupo de intervención, el 80% tuvo adherencia a los SNO y el 96%, al seguimiento telefónico. Además, incrementaron la ingesta, aumentaron el peso y la independencia y disminuyeron sus limitaciones funcionales cuando se compararon con el grupo control. Adicionalmente, se demostró el coste-efectividad en relación a la disminución de las limitaciones funcionales.[6]

En España, Almeida *et al.* realizaron en 2017 un estudio observacional y prospectivo con una muestra de 30 pacientes con cáncer y una duración de 6 días. El objetivo fue analizar la adherencia, la aceptabilidad y la tolerancia a un SNO. Para evaluar la adherencia se utilizó el número de envases retornados, que fue del 100%. Esto se asoció con una mejora del estado nutricional de los pacientes. La adherencia elevada pudo deberse a la corta duración del estudio o al perfil oncológico de los pacientes, ya que estos suelen presentar una mayor adherencia en los estudios realizados.[7] Posteriormente, en 2018, Kabarriti *et al.* realizaron un estudio cuyo objetivo fue analizar los factores nutricionales y la adherencia a las recomendaciones dietéticas y su asociación con la supervivencia

Tabla 17-1. Cuestionario de adherencia a la Nutrición Enteral Domiciliaria

Dimensión	Ítems	Respuesta (puntuación)
Conocimientos	C1 ¿Sabe usted por qué está tomando la nutrición?	Sí (1); No (0)
	C2 ¿Conoce usted el nombre comercial de la nutrición que se le administra?	Sí (1); No (0)
	C3 ¿Considera usted que conoce la forma en la que se tiene que tomar la nutrición?	Sí (1); No (0)
Puntuación de la dimensión		**Clasificación**
0 **1-2** **3**		**Desconocedor** **Conocedor medio** **Buen conocedor**
Dificultades	D1 ¿Ha tenido en algún momento que dejar de tomarse o administrarse la nutrición?	Sí (0); No (1)
	D2 ¿Varió alguna vez la cantidad que se le ha indicado?	Sí (0); No (1)
	D3 ¿Cambia por algún motivo los horarios de las tomas?	Sí (0); No (1)
Puntuación de la dimensión		**Clasificación**
0 **1-2** **3**		**Mal cumplidor** **Cumplidor medio** **Buen cumplidor**
Puntuación total de adherencia al tratamiento nutricional		**Clasificación**
0-2 3-4 5-6		Baja Media Alta

Adaptado Wanden-Berghe C, Cheikh Moussa K, Sanz-Valero J. Adherencia a la Nutrición Enteral Domiciliaria. Hosp Domic. 2018;2(1):11-18.

y la progresión libre de enfermedad en pacientes con cáncer laríngeo u orofaríngeo y radioterapia (RT). El 85,8% de los pacientes tuvieron consulta con un dietista durante la radioterapia y el 62,6% de ellos se adhirieron al programa nutricional. La adherencia se asoció a un 27% de protección frente a la muerte (HR 0,73%, IC 95% 0,43-1,26) y 31% de protección frente a la progresión de la enfermedad (HR 0,69, IC 95% 0,50-0,94).[8]

Por último, en 2020 se publicó un metanálisis sobre adherencia nutricional en pacientes con cáncer de cabeza y cuello con RT. Concluyeron que no hay una evidencia sólida sobre adherencia nutricional en estos pacientes; y que una detección temprana de la "no adherencia" puede ayudar a intensificar el tratamiento y a obtener mejores resultados en

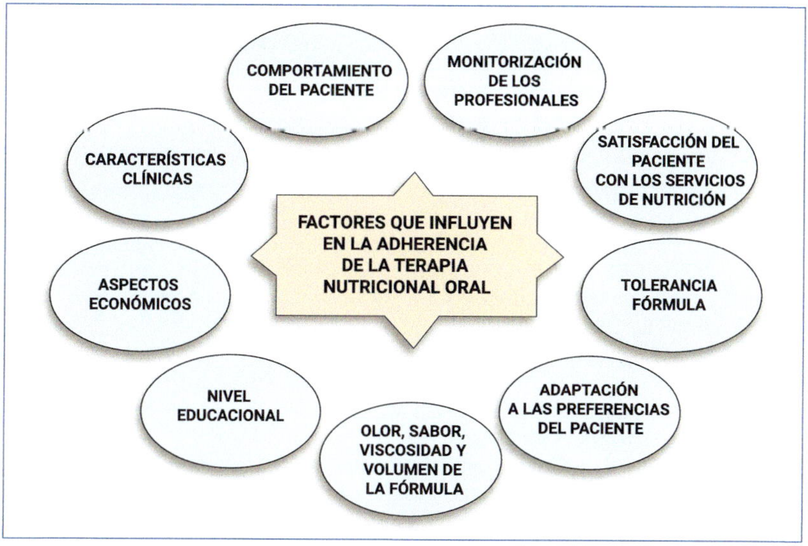

Figura 17-3. Factores que influyen en la adherencia de la terapia nutricional oral. Adaptado de de Oliveira Faria S, Alvim Moravia R, Howell D, *et al.* Adherence to nutritional interventions in head and neck cancer patients: a systematic scoping review of the literature. *J Hum Nutr Diet Off J Br Diet Assoc*. Epub ahead of print 12 December 2020. DOI: 10.1111/jhn.12848.

salud. Además, destacaron que no existía una definición clara de adherencia en Nutrición Clínica ni una medición estandarizada de la misma.[3]

La evaluación de la adherencia al tratamiento nutricional es clave para monitorizar los tratamientos y también para ver si se están alcanzando los resultados clínicos. Teniendo en cuenta que la alimentación es uno de los determinantes de la salud, es necesario que los profesionales sanitarios trabajen en equipos multidisciplinares formados tanto por médicos, como por profesionales de enfermería que siempre han sido referentes en los cuidados nutricionales, y por dietistas-nutricionistas poniendo al paciente siempre en el centro de las decisiones que afectan a su salud.

Esta medición de la adherencia nutricional permitirá analizar información muy útil sobre la eficacia de la terapia nutricional, como, por ejemplo, comparar cómo ha evolucionado el estado nutricional de los pacientes "adherentes" vs "no adherentes, o ver si los pacientes "adherentes" han mejorado parámetros morfofuncionales como el ángulo de fase, masa celular corporal (*body cell mass*, BCM) o área del recto anterior del cuádriceps en relación al cumplimiento o no de la terapia (Fig. 17-4).

Limitaciones

- Los métodos actuales para medir la adherencia suelen ser métodos indirectos no estandarizados. Los registros pueden estar sesgados por el paciente.

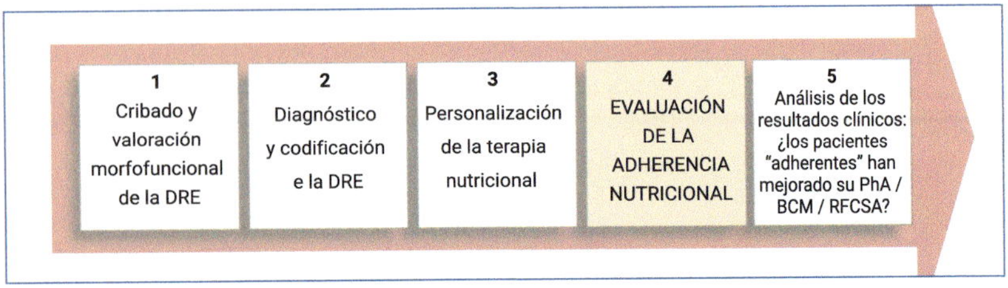

Figura 17-4. La evaluación de la adherencia nutricional es clave en la valoración morfofuncional de la DRE. Abreviaturas. PhA: "*phase angle*", ángulo de fase. BCM: "*body cell mass*", masa celular corporal; RFCSA: "*rectus femoris cross-sectional area*", área del recto anterior del cuádriceps.
Fuente: elaboración propia.

- Factores relacionados con el profesional sanitario: falta de motivación, falta de empatía o agotamiento (síndrome del *burnout*).
- Factores externos al profesional sanitario que pueden afectar a la adherencia al tratamiento nutricional: suspensión de la financiación, problemas de tolerancia, aparición de enfermedades concomitantes, efectos secundarios de los fármacos, falta de concienciación del paciente sobre la importancia del tratamiento nutricional, barrera de la comunicación médico-paciente o posible "banalización" del tratamiento nutricional.

Como conclusión

- Se recomienda utilizar cuestionarios de adherencia a la terapia nutricional validados que permitan desarrollar estrategias de seguimiento e intervención.
- Es importante monitorizar y evaluar la adherencia del tratamiento nutricional, ya que forma parte del abordaje integral de los pacientes con desnutrición relacionada con la enfermedad (DRE).
- Es fundamental la concienciación de la evaluación de la adherencia nutricional a los pacientes y el estímulo a todos los profesionales sanitarios.
- Se realiza un gran esfuerzo en cribar, valorar y establecer estrategias nutricionales en los pacientes con DRE. Por lo tanto, sería muy recomendable continuar esta dinámica de trabajo, midiendo la adherencia, para asegurar el cumplimiento de los tratamientos nutricionales y con el objetivo de conseguir los resultados clínicos que tendrán un efecto en la calidad de vida de los pacientes.
- La medición de la adherencia nutricional es una herramienta fundamental que debería estar incorporada en todos los estudios de Nutrición Clínica para evitar el sesgo en los resultados obtenidos en relación a la eficacia y tolerancia de las fórmulas nutricionales.

CALIDAD DE VIDA RELACIONADA CON LA SALUD

La **salud** fue definida en 1946 elevada como "un estado de completo bienestar físico, mental y social y no únicamente la ausencia de enfermedad".[9] En la definición de **calidad de vida** (CV), la OMS destaca el contexto cultural y de valores en que se vive, así como a la relación que tiene la CV con las expectativas del propio individuo: "calidad de vida es la percepción del individuo de su situación en la vida, dentro del contexto cultural y de valores en que vive, y en relación con sus objetivos, expectativas, valores e intereses".[10] La calidad de vida relacionada con la salud (CVRS, *health-related quality of life*, HRQoL) fue definida por Shumaker y Naughton como la "evaluación subjetiva de las influencias del estado de salud actual, los cuidados sanitarios y la promoción de la salud sobre la capacidad del individuo para lograr y mantener un funcionamiento global que permite seguir realizando las actividades que son importantes para el individuo y que afectan a su estado general de bienestar. Las dimensiones que son importantes para la medición de la HRQoL incluyen: el funcionamiento social, físico, y cognitivo; movilidad y el cuidado personal; y bienestar emocional".[11]

La evaluación de la HRQoL es una métrica muy útil para analizar los efectos de los tratamientos. Los objetivos de la terapia nutricional en pacientes con DRE son mejorar el estado nutricional para evitar la pérdida de peso y de masa muscular, y, por otro lado, frenar el deterioro de la HRQoL.[12] La terapia nutricional tiene efectos físicos, psicológicos y sociales que influyen en la vida diaria de los pacientes y de los cuidadores, y aunque muchos de ellos pueden no estar directamente relacionados con la disminución de la ingesta o con el proceso de la alimentación, se pueden mitigar muchas cargas.[12,13]

Con relación a la nutrición enteral domiciliaria (NED), los efectos físicos pueden estar asociados a complicaciones con la sonda, dolor, infecciones del estoma, síndrome de *buried bumper*, náuseas, hinchazón, reflujo gastroesofágico, estreñimiento o diarrea. Los efectos psicológicos suelen deberse a una percepción negativa de su imagen por la pérdida de peso, por tener la sonda o incluso por no sentirse capaces de elegir ropa. Por último, los efectos sociales pueden llegar a tener una gran repercusión en el paciente. Por cuestiones culturales, socializar se vincula a celebraciones con reuniones para comer o beber y los pacientes pueden sentir desplazamiento o soledad.[13] Medir la calidad de vida de los pacientes les ayuda a tener un mejor control y manejo de su rutina de alimentación para disminuir los efectos negativos asociados.

Invertir tiempo en evaluar las necesidades reales de los pacientes es beneficioso, ya que permite una planificación adecuada de las medidas de intervención sanitaria y de distribución de los recursos. Además, la monitorización, los consejos y los cuidados pueden tener aspectos muy valiosos para los pacientes, como aumentar su descanso, tener un mejor aprovechamiento en su día a día, e incluso mejorar su HRQoL.

Métodos de medición de la calidad de vida en nutrición clínica

La HRQoL es un concepto complejo que se mide de forma indirecta mediante su transformación en una variable denominada "constructo", formada por un conjunto de dimensiones, cada una de las cuales cuantifica rasgos o aspectos. Los instrumentos de medida deben estar validados y reunir una serie de propiedades técnicas que nos garanticen que estamos midiendo lo que queremos medir y con un error de medición lo más pequeño posible. Si las respuestas a los diversos ítems aparecen en un nivel de medida de intervalo o razón, se pueden sumar, obteniendo una puntuación total de la escala. Sumando las puntuaciones obtenidas en cada escala se obtiene la puntuación total del cuestionario.[14]

En la tabla 17-2 se muestra un esquema con diferentes métodos para evaluar la HRQoL específicos para su uso en Nutrición Clínica, diseñados para determinadas patologías o situaciones clínicas y también cuestionarios genéricos. Los instrumentos de medición genéricos para estudiar la HRQoL en pacientes con tratamiento nutricional no

Tabla 17-2. Métodos para evaluar la calidad de vida relacionada con la salud

Cuestionarios específicos en nutrición	Cuestionarios específicos	Cuestionarios genéricos
CAVEN (Calidad de vida relacionada con el estado nutricional)	**EORTC QLQ-C30** (*European Organisation for Research and Treatment of Cancer Quality of Life* -Calidad de vida en pacientes con cáncer)	**EuroQol-5D (EQ-5D)** (*Euro Quality of Life 5 Dimension*)
NutriQoL® (Calidad de vida en pacientes con NED)	**SWAL-QOL** (*Swallowing Quality of Life Questionnaire*-Calidad de vida en pacientes con disfagia)	**SF-36** (*The 36-Item Short Form Health Survey*)
QOL-EF® (*Quality of life Enteral Feeding Questionnaire*-Calidad de vida en pacientes con cáncer de cabeza y cuello)	**BACRI** (*Bristol-Myers Anorexia Caquexia Recovery Instrument*-Calidad de vida en pacientes con anorexia/ caquexia)	**SF-12** (*The 12-Item Short Form Health Survey*)
HPN-QOL® (*Home Parenteral Nutrition Quality of Life*-Calidad de vida en pacientes con NPD)	**Subjective assessment of QoL** (Calidad de vida en pacientes con trasplante de hígado o de intestino corto)	**WHOQOL-100 y WHOQOL-BREF** (*World Health Organization Quality of Life*)
DQO (*Direct Questioning of Objetives*-Calidad de vida en pacientes con NPD)	**GiQLI** (*Gastrointestinal Quality of Life Index*-Calidad de vida en pacientes con patología gastrointestinal)	**COOP/WONCA** (*Darmouth Primary Care Cooperative Information Project-World Organization of National Colleges, Academies, and Academic Associations of General Practitioners/Family Physicians*)
PEG-Qu (*Percutaneous gastrostomy Quality of Life*-Calidad de vida en pacientes con sonda PEG)	**ViDa1** (Calidad de vida en pacientes con Diabetes *mellitus* tipo 1)	**SEIQoL-DW** (*Schedule for the Evaluation of Individual Quality of Life, Direct Weighting*)

NED: nutrición enteral domiciliaria; NPD: nutrición parenteral domiciliaria.
Adaptado de Wanden-Bergue C, Cheikh Moussa K, Sanz-Valero J. La calidad de vida y el estado nutricional. Nutr Clin EN Med. 2015; IX(2):133-44.

son suficientemente sensibles para identificar la influencia de las particularidades de su situación.[15,16] A continuación, se describen los métodos específicos más utilizados para su uso en Nutrición Clínica.

El **cuestionario CAVEN**, desarrollado en 2012, está validado para medir la HRQoL en relación con el estado nutricional. Consta de 26 ítems y 6 dimensiones de salud relacionadas con el último mes. El diseño es un cuestionario autoadministrado con respuestas del tipo escala de Likert.[1-6] La puntuación global del cuestionario se obtiene sumando las puntuaciones de todas las dimensiones, con una puntuación que va desde 26 (mejor percepción de la calidad de vida) hasta 156 (peor percepción de la calidad de vida). El ítem A1, primer ítem del cuestionario, no presenta la misma uniformidad y las categorías de respuesta van desde "excelente" (que corresponde a un grado de afectación "nada") a "muchísimo" (que corresponde a "muy malo") y conservando la misma dirección en la puntuación.[17]

El **cuestionario NutriQoL®**, ha sido desarrollado y validado en España, y evalúa la calidad de vida relacionada con la terapia nutricional independientemente de su vía de administración y de la enfermedad de base. Este cuestionario ha sido diseñado para abordar problemas relacionados con el tipo de nutrición, y recientemente se ha recomendado por *The European Society for Clinical Nutrition and Metabolism* (ESPEN) en su última guía en NED en 2020. Consta de 17 ítems divididos en dos preguntas, siguiendo el método SEIQoL. La parte "a" incluye preguntas sobre la frecuencia con la que los pacientes perciben determinadas situaciones relacionadas con la NED. La parte "b" contiene preguntas sobre la importancia de estas situaciones para los pacientes. El cuestionario evalúa dos dimensiones, la función física y actividades de la vida diaria, y, por otro lado, los aspectos de la vida social. Puede ser respondido por el paciente o por el cuidador. La implementación de esta herramienta puede mejorar la adherencia al tratamiento nutricional.[18,19]

El **cuestionario QoL-EF®** (*Quality of life Enteral Feeding Questionnaire*) mide el impacto del tratamiento por sonda en la HRQoL en pacientes con cáncer de cabeza y cuello (CyC). A pesar de que los pacientes con cáncer de CyC con tratamiento por sonda presentan mejoras en la ganancia de peso y en el estado nutricional, el propio tratamiento hace que puedan llegar a tener problemas físicos y psicosociales. Era necesario desarrollar una herramienta específica porque los cuestionarios genéricos no podían especificar si los cambios en la HRQoL se debían al tratamiento por sonda o a la propia enfermedad. Por ello, la Fundación Canadiense de Investigación en Dietética desarrolló en 2010 este cuestionario. Consta de 20 ítems y es un instrumento válido para analizar los resultados del tratamiento nutricional y las complicaciones. La puntuación total oscila entre 20 y 100, siendo 20 la puntuación con mejor HRQoL y 100, los peores resultados en CV.[20]

El **cuestionario HPN-QoL®** (*Home Parenteral Nutrition Quality of Life*) está diseñado para evaluar la HRQoL en pacientes con nutrición parenteral domiciliaria (NPD). Precisamente uno de los objetivos de la NPD es mejorar la HRQoL, por ello, tiene tanta relevancia este cuestionario recomendado por la ESPEN. Consta de 48 ítems con respuestas en escala de Likert que evalúan tres dimensiones: física, emocional y síntomas. Incluye preguntas relacionadas con la NPD, como, por ejemplo, su relación con los profesionales de la nutrición o si tiene acceso a una bomba portátil, y una pregunta global sobre calidad de vida.[21-23]

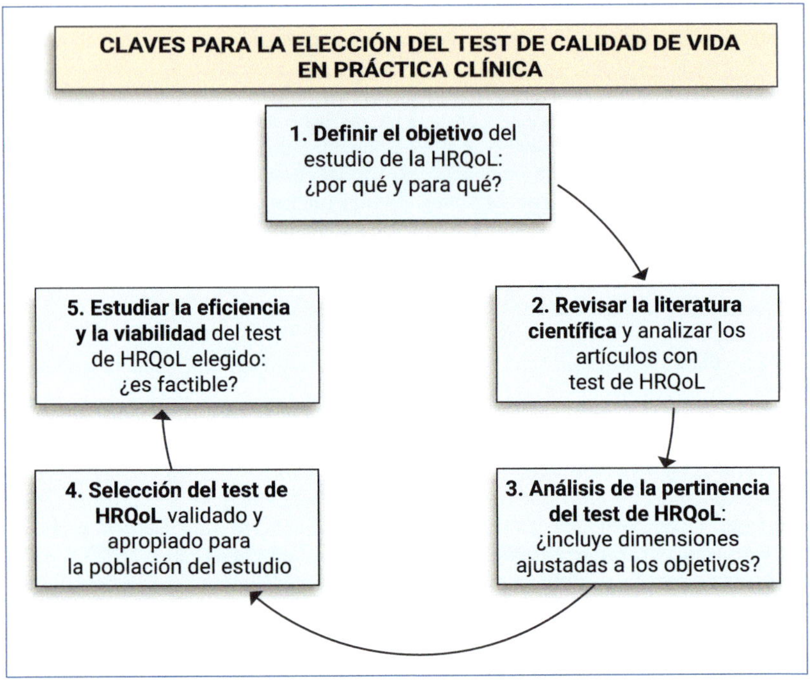

Figura 17-5. Claves para la elección de un test de HRQoL en práctica clínica. Adaptado de Madrigal M., Velandrino Nicolás A; Ruzafa Martínez M. Evaluación de Estudios de Calidad de Vida Relacionada con la Salud. 2007; 467-578. Abreviaturas. HRQoL: *"health-related quality of life"*, calidad de vida relacionada con la salud.
Fuente: elaboración propia.

En la figura 17-5 se muestra un esquema con las claves para la elección del test de calidad de vida para su uso en práctica clínica más apropiado.

Evidencia científica actual sobre la evaluación de la calidad de vida en nutrición clínica

Igual que ocurre con la literatura encontrada en estudios que miden la adherencia a la terapia nutricional, llama la atención la gran heterogeneidad de los trabajos publicados con el objetivo principal o secundario de evaluar la HRQoL en los pacientes que reciben algún tipo de soporte nutricional. La enorme variabilidad de los instrumentos utilizados, sus diferentes diseños, la existencia de pacientes con diferentes patologías de base en diferentes estadios de la enfermedad y los distintos tratamientos que reciben, dificulta mucho realizar una revisión con artículos homogéneos que ofrezcan resultados comparables que permitan extraer conclusiones que sirvan de guía.[9]

Govindaraju *et al.*, en una revisión sistemática que analizó 15 estudios, determinaron la relación entre los patrones dietéticos saludables y la calidad de vida en adultos sanos o con patología mediante el uso de cuestionarios genéricos.[24]

La ESPEN defiende que la HRQoL forma parte de los resultados necesarios para evaluar el efecto de los tratamientos. Su medición debería ser al inicio y de forma periódica e incluir factores como enfermedad de base, edad, género o presencia del cuidador. Para mejorar la HRQoL sugieren realizar seguimientos tempranos tras el alta, revisiones frecuentes con pacientes crónicos, equipos multidisciplinares para el seguimiento de pacientes con NED y empleo de cuestionarios específicos para evaluar la HRQoL.[12]

Baldwin *et al.* realizaron una revisión sistemática en la que incluyeron 1.414 pacientes para analizar el efecto de la suplementación oral en pacientes malnutridos con cáncer en la calidad de vida, estado nutricional y supervivencia. Encontraron significación estadística para afirmar que la intervención nutricional oral se asociaba a beneficios sustanciales, como mejoras en su calidad de vida, en concreto, en la función emocional y en la calidad de vida global de los pacientes, y mejoraron los síntomas de disnea y pérdida de apetito. Sin embargo, la heterogeneidad de los estudios significa que la magnitud del efecto no se puede predecir con precisión. Hay que tener en cuenta el tipo de tratamiento antineoplásico y la fase de la enfermedad en que se encuentra el paciente. Se necesitan más estudios para tener una evidencia más sólida y también hay que tener en cuenta que aunque le evidencia sea limitada, estas intervenciones pueden ejercer un cambio clínicamente significativo en el paciente. La evaluación de la calidad de vida sirve para planificar el abordaje en el paciente y monitorizar su estado de salud con el objetivo de mejorar su calidad de vida.[25]

En un estudio de Zamanillo *et al.*, en su mayoría con pacientes con cáncer con NED (58% con SNO y el 42% con nutrición enteral por sonda), se correlacionó un cuestionario genérico de evaluación de la HRQoL (SF-12) con un cuestionario específico para evaluar la HRQoL de pacientes con NED (NutriQoL®). Estos autores comprobaron que el cuestionario específico identifica problemas muy concretos que afectan a la HRQoL de pacientes con NED mientras que el cuestionario genérico no los identifica. Además, la vía de administración y la aparición de complicaciones influye en la HRQoL.[26]

La vía de administración de la NED es un factor que influye en la HRQoL. Gomes *et al.* realizaron un metanálisis y demostraron que los pacientes tratados con NED a largo plazo, mediante PEG (del inglés, *percutaneous endoscopic gastrostomy*), tenían menos problemas de intervención, mejor adherencia al tratamiento, mejores resultados en el estado nutricional y, posiblemente, mejor HRQoL, lo que se tradujo en menos incomodidad, y menos alteración de la imagen y de las actividades sociales frente a pacientes con sonda nasogástrica.[27]

Ojo *et al.* en una revisión sistemática afirmaron que, aunque la evidencia todavía es limitada, la mayoría de los estudios analizados sugieren que el tratamiento nutricional por sonda mejora la HRQoL y que las condiciones médicas y los métodos de alimentación influyen en la misma (duración de la conexión, tipo de gastrostomía, etc.). Además, siguiendo la línea de otras publicaciones, recomiendan el uso de cuestionarios de HRQoL específicos y la mejora de las estrategias, implementando bombas de alimentación móviles.[28]

En el estudio de Wu *et al.* con una muestra de 142 pacientes desnutridos con cáncer de esófago, 67 de ellos sometidos a esofagectomía mínimamente invasiva (Ivor-Lewis) con sonda yeyunal por laparoscopia, y 75 pacientes con sonda nasoyeyunal, concluyeron que el tratamiento con NED durante tres meses reduce el riesgo de malnutrición y puede mejorar la HRQoL, medida con el cuestionario específico para pacientes con cáncer QLQ-C30, ya que disminuyeron de forma significativa los síntomas de fatiga, náuseas, vómitos, dolor y pérdida de apetito en comparación con los pacientes que no habían recibido NED.

Las guías de la ESPEN afirman que el estado nutricional está muy relacionado con la calidad de vida de los pacientes con cáncer y recomiendan la nutrición enteral en las situaciones en las que pueda mejorarse.[29] Por otro lado, un estudio multicéntrico con metodología Delphi, realizado con especialistas con amplia experiencia en el manejo de pacientes con cáncer, demostró que el 40% de los participantes considera que el principal objetivo del tratamiento nutricional es mejorar la calidad de vida de los pacientes.[30] Además, los resultados publicados en la revisión sistemática de Gliwska *et al.* (16 estudios) demuestran que la mayoría de los estudios avalan una influencia positiva de la nutrición enteral en la calidad de vida de los pacientes con cáncer. Sin embargo, la evidencia científica todavía es limitada y se necesitan más estudios en poblaciones homogéneas.[31]

Limitaciones

- La evidencia científica sobre este tema aún es escasa:
  - El estudio de la CV relacionada con el estado nutricional y con las intervenciones nutricionales ha sido muy heterogéneo (tipo de estudios, diseños, pacientes, intervenciones y cuestionarios).
  - Se necesita tiempo para realizar los cuestionarios y personal entrenado.
- El paciente puede fatigarse al realizar el cuestionario y sesgar la información.
- Los cuestionarios genéricos de CV tienen limitaciones y tienen que estar validados en la lengua que manejen el profesional y el paciente.
- No existe una incorporación sistemática del estudio de la CV en la práctica clínica habitual en el área de la Nutrición Clínica. Recientemente se están incorporando los tests funcionales y la evaluación de la fuerza, pero todavía no se ha integrado la evaluación de la CV, con lo que se pierde información muy relevante.

Como conclusión

- Uno de los objetivos de la terapia nutricional es mejorar calidad de vida, por los que los expertos de las Sociedades Científicas recomiendan su medición con cuestionarios validados.
- El desarrollo de nuevas herramientas específicas de CV relacionada con el estado nutricional tiene un futuro prometedor:
  - CAVEN, NutriQoL®, QoL-EF, HPN-QoL®, DQo, y PEG-Qu.
- La medición de la CV en pacientes con DRE debería realizarse de forma habitual en todos los centros sanitarios con el objetivo de complementar otros métodos de evaluación de la valoración morfofuncional ya que:
  - Aporta información muy valiosa sobre el impacto del tratamiento en los pacientes (estado emocional, funcional y síntomas) que son temas que debe abordar el profesional sanitario.

- Sirve de apoyo en la toma de decisiones clínicas y permite planificar las actividades de intervención eficaces.
- Permite monitorizar las intervenciones y evaluar los resultados.
- Contribuye a mejorar la relación profesional sanitario-paciente y ambos son partícipes en la elección de la opción más conveniente.

- Se necesitan más estudios longitudinales, prospectivos y aleatorizados con mayor tamaño muestral, con diferentes patologías, poblaciones homogéneas y distintas vías de administración de nutrición.

CONCLUSIONES FINALES

- Existen cuestionarios validados para evaluar la adherencia al tratamiento nutricional y la calidad de vida relacionada con la salud. Sería de gran utilidad incorporar estas herramientas en los protocolos de valoración morfofuncional de la desnutrición relacionada con la enfermedad con el objetivo de realizar un abordaje integral que permita desarrollar estrategias de seguimiento y de intervención eficaces para alcanzar los objetivos clínicos en la práctica clínica habitual.

REFERENCIAS BIBLIOGRÁFICAS

1. Sabaté E. Adherence to long-term therapies: evidence for action. Geneva, Switzerland: World Health Organization, https://www.who.int/chp/knowledge/publications/adherence_full_report.pdf (2003).
2. Just what the doctor ordered: An EU Response to Medication Non-Adherence. 28 September 2010. Bibliotèque Solvay. Brussels, https://www.friendsofeurope.org/.
3. de Oliveira Faria S, Alvim Moravia R, Howell D, *et al.* Adherence to nutritional interventions in head and neck cancer patients: a systematic scoping review of the literature. J Hum Nutr Diet Off J Br Diet Assoc. Epub ahead of print 12 December 2020. DOI: 10.1111/jhn.12848.
4. Cheikh Moussa K. Adherencia terapéutica a la nutrición enteral domiciliaria. Universidad Miguel Hernández, http://dspace.umh.es/bitstream/11000/4821/1/TD%20Cheikh%20Moussa%2C%20Al%20Cheikha%20Kamela.pdf (2017).
5. Wanden-Berghe C, Cheikh Moussa K, Sanz-Valero J. Adherencia a la Nutrición Enteral Domiciliaria. Hosp Domic. 2018;2(1):11-18.
6. Neelemaat F, Bosmans JE, Thijs A, Seidell JC, van Bokhorst-de van der Schueren MA. Oral nutritional support in malnourished elderly decreases functional limitations with no extra costs. Clin Nutr. 2012;31(2):183-90.
7. García Almeida JM, Lupiáñez Pérez Y, Blanco Naveira M, Ruiz Nava J, Medina JA, Cornejo Pareja I, *et al.* Adherence and tolerance as key in brake on weight loss in cancer patients with nutritional risk after intervention with a high calorie nutritional and specific hyperproteic supplement. Nutr Hosp. 2017; 5;34(3):524-31.
8. Kabarriti R, Bontempo A, Romano M, McGovern KP, Asaro A, Viswanathan S, *et al.* The impact of dietary regimen compliance on outcomes for HNSCC patients treated with radiation therapy. Support Care Cancer. 2018;26(9):3307-13.
9. Wanden-Bergue C, Cheikh Moussa K, Sanz-Valero J. La calidad de vida y el estado nutricional. Nutr Clin EN Med. 2015; IX(2):133-44.
10. No se citan los autores. Study protocol for the World Health Organization project to develop a Quality of Life assessment instrument (WHOQOL). Qual Life Res Int J Qual Life Asp Treat Care Rehabil. 1993;2:153-9.
11. Shumaker S, Naughton M. The international assessment of health-related quality of life: a theoretical perspective. In: Quality of life: theory translation measurement and analysis. S. A. Shumaker & R. Berzon, 1995: 3–10.
12. Bischoff SC, Austin P, Boeykens K, Chourdakis M, Cuerda C, Jonkers-Schuitema C, *et al.* ESPEN guideline on home enteral nutrition. Clin Nutr. 2020;39(1):5-22.

13. Day T. Home enteral feeding and its impact on quality of life. Br J Community Nurs. 2017 Jul 1;22(Sup 7):S14-S16.
14. Madrigal de Torres M, Velandrino Nicolás A, Ruzafa Martínez M. Evaluacion de Estudios de Calidad de Vida Relacionada con la Salud: 467-578.
15. Bannerman E, Pendlebury J, Phillips F, Ghosh S. A cross-sectional and longitudinal study of health-related quality of life after percutaneous gastrostomy. Eur J Gastroenterol Hepatol. 2000;12:1101-9.
16. Jordan S, Philpin S, Warring J. Percutaneous endoscopic gastrostomies: the burden of treatment from a patient perspective. J Adv Nurs 2006;56:270-81.
17. Wanden-Berghe C, Martín-Rodero H, Guardiola-Wanden-Berghe R, *et al.* [Quality of life questionnaire related to nutritional status]. Nutr Hosp 2012;27:1876-85.
18. Apezetxea A, Carrillo L, Casanueva F, Cuerda C, Cuesta F, Irles JA, *et al.* The NutriQoL® questionnaire for assessing health-related quality of life (HRQoL) in patients with home enteral nutrition (HEN): validation and first results. Nutr Hosp. 2016;33(6):1260-7.
19. Cuerda MC, Apezetxea A, Carrillo L, Casanueva F, Cuesta F, Irles JA, *et al.* Development and validation of a specific questionnaire to assess health-related quality of life in patients with home enteral nutrition: NutriQoL® development. Patient Prefer Adherence. 2016 Nov 4;10:2289-96.
20. Stevens CSM, Lemon B, Lockwood GA, Waldron JN, Bezjak A, Ringash J. The development and validation of a quality-of-life questionnaire for head and neck cancer patients with enteral feeding tubes: the QOL-EF. Support Care Cancer Off J Multinatl Assoc Support Care Cancer. 2011;19:1175-82.
21. Baxter JP, Fayers PM, Bozzetti F. An international study of the quality of life of adult patients treated with home parenteral nutrition. Clin Nutr Edinb Scotl. 2019;38:1788-96.
22. Baxter JP, Fayers PM, McKinlay AW. The clinical and psychometric validation of a questionnaire to assess the quality of life of adult patients treated with long-term parenteral nutrition. JPEN J Parenter Enteral Nutr. 2010;34:131-42.
23. Baxter JP, Fayers PM, McKinlay AW. The development and translation of a treatment-specific quality of life questionnaire for adult patients on home parenteral nutrition. E-SPEN Eur E-J Clin Nutr Metab. 2008;3:E22-E28.
24. Govindaraju T, Sahle BW, McCaffrey TA. Dietary Patterns and Quality of Life in Older Adults: A Systematic Review. Nutrients; 10. Epub ahead of print 26 July 2018. DOI: 10.3390/nu10080971.
25. Baldwin C, Spiro A, Ahern R, Emery PW. Oral nutritional interventions in malnourished patients with cancer: a systematic review and meta-analysis. J Natl Cancer Inst. 2012;104:371-85.
26. Zamanillo Campos R, Colomar Ferrer MT, Ruiz López RM, Sanchís Cortés MP, Urgelés Planella JR. Specific Quality of Life Assessment by the NutriQoL® Questionnaire Among Patients Receiving Home Enteral Nutrition. JPEN J Parenter Enteral Nutr. 2021;45:490-8.
27. Gomes CA Jr, Andriolo RB, Bennett C, Lustosa SA, Matos D, Waisberg DR, *et al.* Percutaneous endoscopic gastrostomy versus nasogastric tube feeding for adults with swallowing disturbances. Cochrane Database Syst Rev. 2015 May 22;2015(5):CD008096.
28. Ojo O, Keaveney E, Wang X-H, Feng P. The Effect of Enteral Tube Feeding on Patients' Health-Related Quality of Life: A Systematic Review. Nutrients; 11. Epub ahead of print 10 May 2019. DOI: 10.3390/nu11051046.
29. Muscaritoli M, Arends J, Bachmann P, Baracos V, Barthelemy N, Bertz H, *et al.* ESPEN practical guideline: Clinical Nutrition in cancer. Clin Nutr Edinb Scotl. 2021;40:2898-913.
30. Durán-Poveda M, Jimenez-Fonseca P, Sirvent-Ochando M, *et al.* Integral nutritional approach to the care of cancer patients: results from a Delphi panel. Clin Transl Oncol Off Publ Fed Span Oncol Soc Natl Cancer Inst Mex. 2018;20:1202-11.
31. Gliwska E, Guzek D, Przekop Z, Głąbska D. Quality of Life of Cancer Patients Receiving Enteral Nutrition: A Systematic Review of Randomized Controlled Trials. Nutrients. 2021;13(12):4551.

METODOLOGÍA EN INVESTIGACIÓN APLICADA A LA DESNUTRICIÓN RELACIONADA CON LA ENFERMEDAD

III

Metodología GRADE

18

Lucía González Roza, Elena González Arnáiz y María D. Ballesteros Pomar

INTRODUCCIÓN

El profesional sanitario desde siempre ha tenido como objetivo principal ofrecer lo mejor a sus pacientes. Tradicionalmente, la práctica clínica se basaba únicamente en conocimientos fisiopatológicos. Sin embargo, en las últimas décadas estamos observando un **cambio importante en el desarrollo de la práctica médica**, motivado por la gran variabilidad clínica no justificada, en la que, en ocasiones, se toman decisiones clínicas sin evidencia fundamentada o no se aplican medidas con eficacia demostrada. El objetivo de este cambio es conseguir una medicina que destaque la importancia de la investigación científica y rebaje la relevancia de la experiencia no sistemática y de la intuición en la toma de decisiones clínicas.[1]

Este prototipo de medicina se conoce como "**medicina basada en la evidencia**" (MBE). Según Sackett,[2] la MBE se define como "el uso consciente, explícito y juicioso de las mejores y más actuales evidencias o pruebas en la toma de decisiones sobre el cuidado de los pacientes". En definitiva, la MBE requiere el conocimiento y desarrollo de nuevas habilidades por parte del médico, mediante una búsqueda eficiente de la literatura existente y una evaluación crítica de la misma, que permita integrar la competencia clínica individual de forma coherente.

A pesar de todos los beneficios demostrados de la MBE, presenta una serie de **limitaciones a nivel práctico**; entre ellas, la resistencia de los médicos a modificar su sistemática habitual, la necesidad de adquirir nuevos conocimientos y habilidades y la falta de evidencia que todavía existe para muchos problemas clínicos.[3] La medicina basada en la evidencia se fundamenta en una estrategia que sigue varios pasos que se detallan a continuación:[4]

1) **Convertir las necesidades de información en preguntas** simples, definidas con un objetivo claro y preciso y ser susceptibles de respuesta. Generalmente, surgen de forma natural en la entrevista clínica con el paciente, pero existen algunos modelos que nos ayudan a estructurar mejor esa pregunta. Uno de ellos es el método PICO, acrónimo de *Patient, Intervention, Comparation, Outcome*. El método PICO puede aplicarse al ámbito de la desnutrición relacionada con la enfermedad (DRE) (Tabla 18-1).
2) **Buscar las mejores evidencias científicas disponibles**. La información debe ser relevante, válida y requerir poco trabajo para su obtención.

Tabla 18-1. Método PICO aplicado a la desnutrición relacionada con la enfermedad

Preguntas PICO			PICO en el ámbito de la desnutrición
P	*Patient*	Paciente	Paciente con DRE
I	*Intervention*	Intervención	Valoración y tratamiento nutricional
C	*Comparation*	Comparador	Otros
O	*Outcome*	Resultados	Ingresos, estancia hospitalaria, calidad de vida y morbimortalidad

3) **Realizar una valoración crítica de los resultados** y determinar la relevancia y validez para el problema clínico inicial.
4) **Aplicar las conclusiones a nuestra práctica clínica**, valorando el riesgo-beneficio y teniendo siempre en cuenta las preferencias y expectativas de los pacientes.
5) **Evaluar el rendimiento de todo el proceso** para mejorar las decisiones que se tomen en un futuro.

La aplicación de la mejor evidencia disponible para la práctica de la nutrición clínica es lo que se conoce como **nutrición basada en la evidencia (NuBE)**.

SISTEMA GRADE

Las **guías de práctica clínica (GPC)** son "documentos informativos que incluyen recomendaciones dirigidas a optimizar el cuidado del paciente, basándose en una revisión sistemática de la evidencia y en la evaluación de los beneficios y daños de distintas opciones en la atención a la salud". Existe gran variabilidad entre las GPC, sobre todo, debido al empleo de distintos sistemas de clasificación de los niveles de evidencia, que permiten jerarquizar los estudios en función del rigor científico en su diseño. Desde el año 2004 se ha propuesto la utilización del **sistema GRADE** (*Grading of Recommendations Assessment, Development and Evaluation*) para mejorar la evaluación de la calidad de la evidencia y la optimización de la fuerza de las recomendaciones, homogeneizando el lenguaje de las distintas GPC, revisiones sistemáticas o evaluación de tecnologías sanitarias.[5]

Las **recomendaciones para realizar** o no realizar una intervención se basan no solo en la calidad de las pruebas (que puede ser desde muy baja a alta), sino también en el balance entre los beneficios por un lado y los riesgos, los inconvenientes y los costes, por otro. El grupo de trabajo GRADE considera los siguientes puntos en el momento de evaluar los niveles de las pruebas y los grados de recomendación: A) Definir el grupo de pacientes objetivo, B) Seleccionar los resultados de interés, C) Valorar las pruebas, D) Evaluar beneficios/riesgos/costes, E) Evaluar la dirección y fuerza de la recomendación y F) Realizar recomendaciones y su justificación.

Calidad de la evidencia. Indica el grado de confianza que tenemos en la estimación de un efecto para apoyar una recomendación. El método GRADE propone una clasificación en cuatro categorías de alta a muy baja, como se muestra en la tabla 18-2.

Tabla 18-2. Clasificación de la calidad de la evidencia según el método GRADE

Nivel de calidad	Definición
Calidad alta	Es poco probable que las investigaciones adicionales cambien nuestra confianza en la estimación del efecto. Hay suficientes datos con intervalos de confianza estrechos.
Calidad moderada	Es probable que las investigaciones adicionales tengan un impacto importante en la confianza de la estimación del efecto y puedan cambiar la estimación.
Calidad baja	Es muy probable que las investigaciones adicionales tengan un impacto importante en la confianza de la estimación del efecto y es probable que cambie la estimación.
Calidad muy baja	Presenta una gran incertidumbre sobre la estimación del efecto.
No existen pruebas	No hay estudios valorables.

Según la metodología GRADE, los ensayos clínicos tendrían calidad alta y los estudios observacionales, calidad baja. Sin embargo, hay una serie de factores que permiten aumentar o disminuir la gradación inicial de la calidad de la evidencia. Entre los factores que permiten aumentar la calidad de la evidencia están la magnitud del efecto importante, el gradiente dosis-respuesta relevante y el impacto de las posibles variables de confusión. Por el contrario, entre los factores que aconsejan disminuir la calidad de la evidencia estarían las limitaciones en el diseño o ejecución de los estudios, la inconsistencia entre los resultados de diferentes objetivos, la disponibilidad de evidencia indirecta, la imprecisión de los estimadores del efecto y el sesgo de publicación (Fig. 18-1).[6]

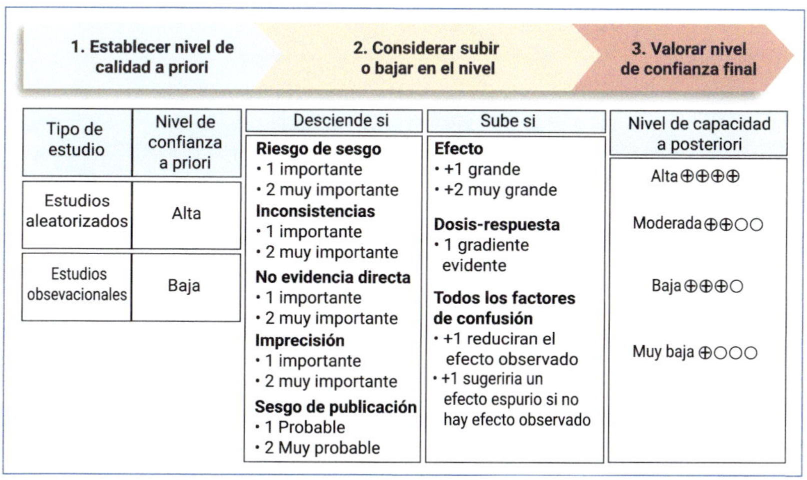

Figura 18-1. Valoración de la calidad de la evidencia.

Fuerza de las recomendaciones. Indica hasta qué punto podemos confiar si poner en práctica la recomendación conllevará más beneficios que riesgos. El sistema GRADE establece las recomendaciones basándose en un balance de riesgos y beneficios, calidad de la evidencia, valores y preferencias de los pacientes y una estimación del consumo de recursos o costes. GRADE distingue dos categorías de recomendaciones:[7]

- **Recomendación fuerte**. Los efectos deseados de la intervención superan a los efectos adversos (recomendación fuerte a favor de una intervención) o, por el contrario, los efectos adversos superan a los efectos deseados (recomendación fuerte en contra de una intervención). Para referirnos a una recomendación fuerte deberíamos utilizar: "se recomienda/no se recomienda" o "se debe/no se debe".
- **Recomendación débil**. Los efectos deseados probablemente superen a los efectos no deseados (recomendación débil a favor); o, por el contrario, los efectos no deseados, probablemente, superen a los efectos deseados (recomendación débil en contra). Se debería utilizar "se sugiere/no se sugiere" o "se podría" para recomendaciones débiles.
- En ocasiones no se pueden realizar recomendaciones en el momento actual, por lo que es necesario hacer más estudios.

GRADE *online*

DECIDE es un proyecto europeo impulsado por el grupo GRADE, que promulgaba las distintas recomendaciones de salud para diferentes grupos de interés (sanitarios, ciudadanos, pacientes y gestores).[8] Para ello se desarrolló un software para su aplicación, denominado **GRADEpro GDT (https://gradepro.org/)** (Fig. 18-2). El software es una propuesta para sintetizar y presentar información para la toma de decisiones en el campo de la salud y permite la elaboración de tablas de resumen de los hallazgos (denominadas perfiles de evidencia) tanto para revisiones sistemáticas como para las evaluaciones de tecnologías, facilitando el desarrollo de GPC y otro tipo de decisiones.[9] Permite valorar

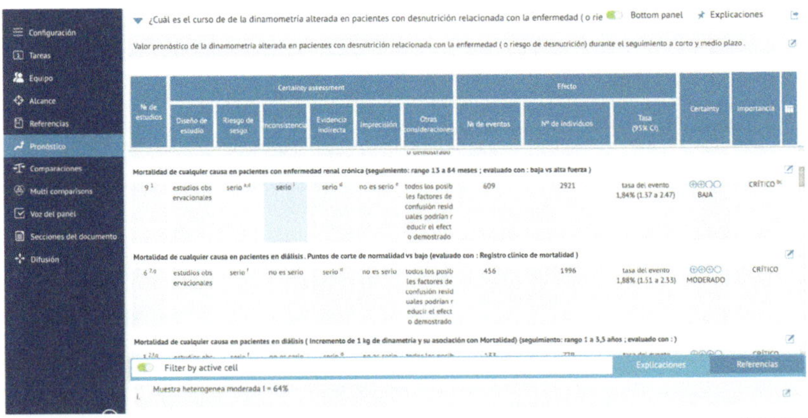

Figura 18-2. Ejemplo de desarrollo de perfiles de evidencia en la herramienta GRADE proGDT.

la confianza que nos ofrece el estudio (*certainty assessment*: diseño de estudio, riesgo sesgo, inconsistencia o heterogeneidad, evidencia indirecta, imprecisión, otras consideraciones) y el resumen de los resultados, permitiendo obtener la calidad de la evidencia, para hacer, posteriormente, las recomendaciones.

Existen otros softwares para la aplicación de GRADE, como la aplicación **MAGIC app (https://magicevidence.org)**, capaz de desarrollar GPC electrónicas, sintetizar información y herramientas de apoyo a la toma de decisiones ligada a las GPC.[10] Estos nuevos formatos han sido favorables entre los profesionales sanitarios a los que van dirigidas las GPC.

CONCLUSIONES

- La **medicina basada en la evidencia** implica que el profesional integre el conocimiento médico con la mejor evidencia científica disponible, siempre teniendo en cuenta las preferencias y expectativas de los pacientes.
- La inconsistencia y la gran variabilidad en los diferentes sistemas de clasificación de los niveles de evidencia científica es una debilidad importante para la universalización de las **guías de práctica clínica**.
- En los últimos años, el **sistema GRADE** se ha ido posicionando como un lenguaje homogéneo de referencia entre las diferentes fuentes de las guías de práctica clínica, dado que es una herramienta que surge con el objetivo de mejorar la **evaluación de la calidad de la evidencia** (alta, moderada, baja, muy baja) y la **graduación de la fuerza de las recomendaciones** (fuerte o débil) en el contexto de desarrollo de las guías de práctica clínica, revisiones sistemáticas o evaluación de tecnologías sanitarias.

REFERENCIAS BIBLIOGRÁFICAS

1. Ballesteros Pomar M.D, Hernández Moreno A, Arés Luque A. Nutrición basada en la evidencia. En: D. A. De Luis Román, D. Bellido Guerrero, P. P. García Luna, G. Olveira Fuster. Dietoterapia, nutrición clínica y metabolismo (3ª edición). Barcelona: SEEN y Grupo Aula Médica; 2017: 925-35.
2. Sackett DL, Rosenberg WM, Gray JA, Haynes RB, Richardson WS. Evidence based medicine: what it is and what it isn't. BMJ. 1996;312(7023):71-2. doi:10.1136/bmj.312.7023.71
3. Greenhalgh T, Howick J, Maskrey N; Evidence Based Medicine Renaissance Group. Evidence based medicine: a movement in crisis? BMJ. 014;348:g3725. Published 2014 Jun 13. doi:10.1136/bmj.g3725.
4. Aguayo-Albasini JL, Flores-Pastor B, Soria-Aledo V. Sistema GRADE: clasificación de la calidad de la evidencia y graduación de la fuerza de la recomendación [GRADE system: classification of quality of evidence and strength of recommendation]. Cir Esp. 2014;92(2):82-8. doi:10.1016/j.ciresp.2013.08.002
5. Atkins D, Best D, Briss PA, Eccles M, Falck-Ytter Y, Flottorp S, *et al.* Grading quality of evidence and strength of recommendations. BMJ. 2004;328(7454):1490. doi:10.1136/bmj.328.7454.1490
6. Guyatt GH, Oxman AD, Vist GE, *et al.* GRADE: an emerging consensus on rating quality of evidence and strength of recommendations. BMJ. 2008;336(7650):924-26. doi:10.1136/bmj.39489.470347.AD
7. Atkins D, Eccles M, Flottorp S, Guyatt GH, Henry D, Hill S, *et al.* Systems for grading the quality of evidence and the strength of recommendations I: critical appraisal of existing approaches The GRADE Working Group. BMC Health Serv Res. 2004;4(1):38. Published 2004 Dec 22. doi:10.1186/1472-6963-4-38
8. Treweek S, Oxman AD, Alderson P, Bossuyt PM, Brandt L, Brozek J, *et al.* DECIDE Consortium. Developing and Evaluating Communication Strategies to Support Informed Decisions and Practice Based on Evidence (DECIDE): protocol and preliminary results. Implement Sci. 2013;8:6.

9. Kristiansen A, Brandt L, Alonso-Coello P, Agoritsas T, Akl EA, Conboy T, *et al.* Development of a novel multilayered presentation format for clinical practice guidelines. Chest. 2015;147(3):754-63.
10. Vandvik PO, Brandt L, Alonso-Coello P, Treweek S, Akl EA, Kristiansen A, *et al.* Creating clinical practice guidelines we can trust, use, and share: a new era is imminent. Chest. 2013;144(2):381-9.

Metodología DELPHI

19

María Julia Ocón Bretón y Rosana Urdaniz Borque

INTRODUCCION

El método Delphi es una técnica de recogida de información que busca acercarse al consenso de un grupo de expertos con base en el análisis y la reflexión de un problema definido. Este método es recomendable cuando no se dispone de información suficiente para la toma de decisiones o es necesario, para nuestra investigación, recoger opiniones consensuadas y representativas de un colectivo de individuos.

En este capítulo se expone su historia y antecedentes, se describe su definición y se analizan sus características principales, aplicación y proceso metodológico. El método Delphi se ha usado ampliamente en diferentes áreas del conocimiento, entre ellas las ciencias de la Salud donde en los últimos años ha aumentado de forma exponencial la cantidad de artículos relacionados con esta metodología. La Nutrición Clínica es una de las especialidades médicas donde se ha empleado esta técnica de consenso.

DESCRIPCIÓN DEL MÉTODO DELPHI

El método Delphi es un método formal y sistemático de obtención de información, basado en la consulta de un tema a un grupo de expertos, con un procedimiento y unas características muy concretas que permiten conseguir un consenso fiable sobre dicho tema.[1] Se basa en la premisa de que la opinión consensuada de un grupo de expertos tiene mayor validez que la opinión aislada de cada uno de esos expertos por separado. En el campo de la investigación en medicina y ciencias de la salud se utiliza, fundamentalmente, cuando se desea emitir recomendaciones sobre intervenciones para las que no hay evidencia científica o la evidencia disponible es controvertida.[2]

El nombre de método Delphi (proveniente de la antigua ciudad griega de Delfos) fue propuesto por el filósofo Abraham Kaplan, quien formaba parte de un centro de investigación norteamericano conocido como *Rand Corporation* y que logró demostrar la superioridad de resultados de un consenso producto del trabajo grupal sobre el esfuerzo individual de expertos.[3] En el año 1962 se publicó un memorándum titulado *"An experimental application of the Delphi method to the use of experts"*, que contenía una versión revisada y abreviada de un estudio iniciado en 1948 por la *Rand Corporation* y que está considerado como el primer estudio Delphi del que tenemos conocimiento.[4] En esa ocasión fue concebido para acceder al consenso grupal de siete expertos sobre un tema político-militar. En medicina se comenzó a utilizar casi desde el primer momento con el objetivo de predecir y estimar avances médicos, consecuencias de intervenciones concretas o educación del personal sanitario.[2] Desde entonces hasta ahora, el empleo de esta metodología ha aumentado de forma exponencial.

En 2002, Linston y Turoff definieron la metodología Delphi como un método de estructuración de un proceso de comunicación grupal que es efectivo a la hora de permitir a un grupo de individuos, como un todo, tratar un problema complejo[5] y Somerville lo definió en 2008 como un proceso iterativo, normalmente, de 2-3 rondas de preguntas, cada una basada en los resultados de la consulta previo y cuyo propósito es la exploración abierta acerca de un tópico hasta llegar al consenso con las contribuciones de todo el grupo.[6]

Las principales características definitorias del método Delphi son las siguientes:[1,3]

- **Proceso iterativo**: los expertos participantes en el proceso deben emitir sus respuestas u opinión a través de varias rondas consecutivas y secuenciales. Para las consultas se emplea un cuestionario estructurado y en cada ronda se ofrecen los resultados obtenidos en la ronda anterior para que el experto tenga la ocasión de reflexionar sobre sus propias opiniones y sobre las emitidas por el resto de los expertos.
- **Anonimato**: ninguno de los expertos conoce la identidad del resto de los integrantes del grupo. Con ello se consigue evitar el sesgo derivado de la influencia que pudiesen ejercer las figuras dominantes del grupo, favoreciendo la libre expresión de opinión o comentarios críticos.
- **Retroalimentación o *feedback* controlado**: el grupo de investigación analiza las respuestas recibidas en cada ronda y realiza una nueva consulta, transmitiendo a los expertos las respuestas aportadas previamente, destacando las aportaciones significativas de algún experto, las posturas discordantes o cualquier información adicional.
- **Respuesta estadística del grupo**: la información se presenta incluyendo frecuencias, medidas de tendencia central y valores de dispersión. La retroalimentación en cada ronda se hace en forma de información estadística.

El funcionamiento clásico del proceso Delphi se divide en las siguientes fases (Tabla 19-1):[2,7]

- **Fase preparatoria**. Se define el problema a abordar, formulando los objetivos del estudio e identificando las fuentes de información (revisión bibliográfica sobre el tema). Con todo ello se construye la pregunta de investigación. En esta fase también se constituye el grupo que coordina el proceso y se selecciona al grupo de expertos.
- **Fase de ejecución de las rondas de consulta**. La mayoría de los estudios Delphi se desarrollan habitualmente en dos rondas. Los expertos reciben el cuestionario a estudio y generan respuestas de forma individual, privada y anónima que se envían al grupo coordinador. Los expertos deben evaluar cada uno de los ítems del cuestionario a través de una escala numérica de Likert (0-9). Las respuestas generadas por los expertos en la primera ronda son analizadas y discutidas por los coordinadores y empleadas para modificar el cuestionario de cara a la segunda ronda de preguntas, que deberán contestar los expertos. En este segundo cuestionario se suelen enviar los valores de mediana/media y el rango intercuartílico (RIC) de cada ítem. El medio más común para circular las preguntas suele ser el correo electrónico.

Tabla 19-1. Procedimiento general del método Delphi

Fase preparatoria			
Definición del problema (Revisión bibliográfica)	Constitución del grupo coordinador	Selección del grupo de expertos	Elaboración del cuestionario

↓

Fase de consulta		
Realización de las rondas de consulta	Procesamiento estadístico de los resultados de la ronda	Retroalimentación de los resultados

↓

Fase de resultados	
Determinación del consenso	Informe de resultados

- **Fase de resultados**. El grupo coordinador del estudio elaborará unas conclusiones a partir de la interpretación y la explotación estadística de los datos obtenidos. Se emitirá un informe final con el nivel de consenso alcanzado.

En cuanto al **concepto de consenso** es importante definirlo de una forma que pueda resultar útil en la práctica y, comúnmente, se utiliza el término de "acuerdo" y se suele añadir la propiedad de "consistencia".[8] El **tamaño del grupo de expertos** puede ser muy variable, dependiendo de las necesidades y características de la investigación. En la literatura médica hay publicados estudios Delphi en salud con grupos en los que participan desde 3 hasta 3.000 expertos, aunque la mayor parte de los estudios publicados cuentan con un grupo de expertos que oscila entre 10 y 100 miembros.[9]

METODOLOGÍA DELPHI EN EL CAMPO DE LA DESNUTRICIÓN RELACIONADA CON LA ENFERMEDAD

En nuestro país, en los últimos 5 años, los miembros del Área de Nutrición de la Sociedad Española de Endocrinología y Nutrición (SEEN) han participado en 3 proyectos de consenso relacionados con la Nutrición Clínica, en los que se ha aplicado la metodología Delphi y que se describen a continuación.

En 2016, enmarcado dentro de la actividad científica que desarrolla anualmente el Área de Nutrición, la SEEN promovió el proyecto ConT-SEEN *"Términos, conceptos y definiciones en nutrición clínica artificial"*, cuyo objetivo principal fue definir de forma precisa y uniforme los términos y conceptos básicos más habituales referidos a la nutrición enteral y parenteral.[10]

Tras la correspondiente búsqueda bibliográfica, se incluyeron 54 términos clasificados en 3 bloques, que correspondieron a aspectos generales, nutrición enteral y nutrición parenteral. Participaron 48 especialistas en endocrinología y nutrición, 47 de los cuales completaron las 2 circulaciones Delphi. De los 57 términos y definiciones seleccionados, en 54 de ellos (94,7%) hubo un acuerdo muy consistente y resultaron concordantes, alcanzando el consenso. Solamente hubo 3 términos que no presentaron concordancia y que, por lo tanto, no obtuvieron consenso. De estos 3 términos, 2 fueron muy consistentes y correspondieron a las definiciones de *fórmula nutricional incompleta/suplemento nutricional y fórmula con fibra* y 1, correspondiente a la definición de *fórmula de nutrición parenteral estándar*, fue inconsistente.

En conclusión, este estudio Delphi fue muy importante, ya que supuso el primer documento de consenso en el que se definieron en lengua castellana los términos más utilizados en la práctica de la nutrición enteral y parenteral.

Posteriormente, en 2018, continuando con su actividad científica, el Área de Nutrición de la SEEN puso en marcha el proyecto NutRICA *"Terapia nutricional y metabólica en los programas de recuperación intensificada en cirugía abdominal (RICA)"*.[11] En este caso fue un proyecto multidisciplinar, donde se invitó a participar a todos los miembros del Grupo Español de Rehabilitación Multimodal (GERM) y cuyo objetivo principal fue elaborar un documento de consenso donde se definiera el abordaje metabólico y nutricional en el periodo perioperatorio de los pacientes incluidos en un programa RICA.

El cuestionario Delphi se elaboró a partir de una revisión bibliográfica sistemática. Constó de 79 aseveraciones clasificadas en 5 bloques, relacionadas con generalidades, preoperatorio, intraoperatorio, perioperatorio y postoperatorio. Participaron 73 especialistas en Endocrinología y Nutrición, de los cuales llegaron a completar las 2 rondas 69 participantes y por parte del GERM se inscribieron 120 miembros y 85 participantes terminaron las dos rondas del proceso Delphi. En síntesis, se observó que de las 79 aseveraciones incluidas en el cuestionario, en 61 de ellas (77,2%) se alcanzó consenso (acuerdo consistente), siendo mayor el grado de consenso entre los miembros de la SEEN (64/79) que en los del GERM (59/79). Cuando nos centramos específicamente en las 12 sentencias relacionadas con la desnutrición perioperatoria, hubo consenso (acuerdo consistente) por parte de las 2 sociedades en todas las aseveraciones consultadas, excepto en la importancia de evaluar la masa muscular y la capacidad funcional, a pesar de que sí se alcanzó consenso en los ítems relacionados con el empleo de la prehabilitación y añadir ejercicio físico a la terapia nutricional (**Tabla 19-2**).

Este documento de consenso se ha convertido en el punto de partida para homogeneizar los cuidados nutricionales perioperatorios entre los diferentes profesionales implicados en el proceso quirúrgico y ayudar a la implementación de la vía RICA en todos los centros hospitalarios de nuestro país.

Recientemente, acaba de finalizar un estudio Delphi sobre la *"evaluación de la función y composición corporal"*, en el que también han participado los miembros del Área de Nutrición de la SEEN. El objetivo de este estudio ha sido conocer cuál es el grado de consenso existente entre los miembros del Área de Nutrición con relación a la utilidad y factibilidad en la práctica clínica de determinadas técnicas para la evaluación nutricional de pacientes con desnutrición o riesgo de desnutrición. Con este estudio se ha pretendido evaluar si estamos ante un nuevo enfoque de la valoración nutricional, que suponga la

Tabla 19-2. Grado de acuerdo de las aseveraciones relacionadas con la desnutrición perioperatoria (proyecto NutRICA)

Acuerdo consistente (consenso)
La desnutrición es una situación clínica muy prevalente en los pacientes oncológicos que van a ser tratados con cirugía mayor abdominal.
Se puede definir la desnutrición en el paciente quirúrgico como el estado resultante de la disminución de la ingesta o asimilación, que provoca una alteración de la composición corporal, lo que condiciona una reducción de la capacidad funcional y mental, así como un empeoramiento de los resultados clínicos postoperatorios.
Se considera que un paciente quirúrgico está desnutrido cuando presenta al menos uno de los siguientes criterios fenotípicos (pérdida involuntaria de peso superior al 5-10% en un periodo determinado, índice masa corporal inferior a 20-22 kg/m² según edad o disminución de la masa muscular) junto con un criterio etiológico (disminución de la ingesta/absorción nutricional o estado inflamatorio agudo/crónico).
Se considera que el paciente quirúrgico se encuentra en riesgo nutricional grave cuando presenta una pérdida de peso > 10-15% o un índice de masa corporal inferior a 18,5 kg/m², o una valoración global subjetiva grado C, o un NRS-2002 > 5 o una albúmina plasmática < 3 g/dL.
Los valores disminuidos de la albúmina plasmática deben ser interpretados dentro del contexto de la respuesta inflamatoria sistémica originada por el proceso quirúrgico.
Es imprescindible realizar un cribado nutricional a todo paciente que va a ser sometido a cirugía mayor abdominal para identificar su riesgo nutricional preoperatorio.
Para poder detectar el riesgo nutricional, todos los pacientes deben ser tallados y pesados, cuantificando su pérdida involuntaria de peso y monitorizando su ingesta nutricional.
En los pacientes identificados en riesgo nutricional se deberá realizar una valoración nutricional completa para confirmar el diagnóstico de desnutrición e iniciar una terapia nutricional.
La valoración nutricional debe realizarse con el tiempo suficiente para poder tomar las medidas necesarias derivadas de los resultados.
En pacientes con desnutrición grave y riesgo nutricional elevado se debe iniciar una terapia nutricional preoperatoria lo antes posible con el objetivo de disminuir las complicaciones postoperatorias.
No acuerdo consistente (no consenso)
En la valoración del estado nutricional se debe incluir la evaluación de la masa muscular en el paciente con neoplasia abdominal dado su impacto negativo en los resultados clínicos postoperatorios.
Se recomienda la evaluación de la capacidad funcional preoperatoria mediante la utilización del test de ejercicio cardiopulmonar (CPET) o del test de la marcha de los 6 minutos (6MWT).

sustitución de los parámetros nutricionales clásicos aplicados hasta ahora por nuevos métodos que incorporen herramientas de valoración morfofuncional.

En este caso, el cuestionario Delphi se desarrolló a partir de la revisión bibliográfica y las recomendaciones elaboradas previamente por un Comité de Expertos, mediante metodología GRADE e incluyó 37 sentencias divididas en 7 bloques relacionados con los test de valoración de la ingesta y malabsorción, antropometría, determinaciones bioquímicas, dinamometría, ángulo de fase, tomografía computarizada y ecografía muscular, y test funcionales y de calidad de vida. Completaron las 2 rondas 168 de los 270 miembros del Área de Nutrición que fueron invitados a participar.

Como resumen del estudio se pudo concluir que se alcanzó consenso en 26 de las 37 sentencias planteadas en el cuestionario (70%) y en todas ellas el consenso fue de "acuerdo" (resultados pendientes de publicación).

Ya fuera de nuestro país existe un número creciente de estudios y proyectos, donde para establecer recomendaciones basadas en el consenso se ha empleado la metología Delphi. Como ejemplo de ello destacan por su relevancia clínica las guías publicadas en los últimos años por la Sociedad Europea de Nutrición Clínica y Metabolismo (ESPEN).

Para ello, en 2015, ESPEN publicó un procedimento estandarizado para el desarrollo de futuros posicionamientos, recomendaciones y guías de nutrición clínica basadas en el consenso (conferencia de consenso).[12] Dicho procedimiento consiste en la creación de un grupo de trabajo encargado de la elaboración de recomendaciones sobre un tema a tratar, adjuntando a cada una de estas el grado de recomendación en función de los niveles de evidencia de la literatura revisada (según la *Scottish Intercollegiate Guidelines Network*: SIGN). Posteriormente, se pone en marcha el procedimiento de consenso basado en el método Delphi. Este proceso engloba dos rondas de votación *online*. Los resultados obtenidos se clasifican en cuatro categorías que quedan reflejadas en la tabla 19-3.

Desde entonces, ESPEN ha publicado 18 nuevas guías clínicas, donde se ha seguido este procedimiento estandarizado (cirugía, hígado, neurología, enfermedad inflamatoria intestinal, geriatría, critico, etc.).[13-15] Un ejemplo más detallado serían las ultimas guías del paciente con enfermedad renal aguda/crónica publicadas en 2021, donde se elaboraron 8 sentencias y 32 recomendaciones. En la primera ronda se alcanzó un consenso fuerte en 7 sentencias y 26 recomendaciones, y un consenso en 6 recomendaciones y 1 sentencia. En segunda ronda se incluyeron 9 recomendaciones; en 4 de ellas se obtuvo acuerdo en > 90% (consenso fuerte) y en 5 acuerdo en > 75-90% (consenso). Por ejemplo, en el paciente con insuficiencia renal se recomienda valorar la composición corporal

Tabla 19-3. Clasificación de la fuerza de consenso según el procedimiento estandarizado para el desarrollo de las guías ESPEN

Consenso fuerte	Acuerdo de más del 90% de los participantes
Consenso	Acuerdo de más del 75-90% de los participantes
Acuerdo de mayoría	Acuerdo de más del 50-75% de los participantes
Sin consenso	Acuerdo de menos del 50% de los participantes

y la función muscular con dinamometría con un grado de recomendación B (consenso fuerte: acuerdo del 95,7%).[16]

Coincidiendo con la publicación del proyecto ConT-SEEN, ESPEN también publicó un consenso sobre terminología y definiciones en nutrición clínica. Se identificaron 5 bloques relacionados con conceptos, procedimientos diagnósticos, organización, vías de administración y productos nutricionales. Podemos destacar que algunos conceptos, como DRE con inflamación, sarcopenia, caquexia u obesidad, alcanzaron un consenso fuerte al conseguir un acuerdo en más del 90% de los participantes. Lo mismo ocurrió con el procedimiento de valoración nutricional, que debe incluir el peso, índice de masa corporal, parámetros analíticos y técnicas de composición corporal (consenso fuerte; acuerdo del 97%).[17]

CONCLUSIONES

- El método Delphi es una importante herramienta de investigación cualitativa donde de forma efectiva y válida se puede reunir información sobre un tema en el que existe escasa evidencia o acuerdo. Sus usos en el marco de la investigación van desde el pronóstico o la toma de decisiones en situaciones donde la información y la evidencia existente no son suficientemente concluyentes, hasta el apoyo en la formulación de recomendaciones en guías de buena práctica clínica. Está considerada la técnica más extendida para la búsqueda formal de consenso.
- Su empleo en investigación en el área de la salud es cada vez mayor y la Nutrición Clínica no es una excepción. Esta metodología se ha empleado en la elaboración de las guías clínicas publicadas en los últimos años por la ESPEN. En lo referente a nuestro país, gracias a la técnica Delphi hemos conseguido alcanzar acuerdo y consenso entre los miembros del Área de Nutrición de la SEEN en temas relacionados con la terminología en nutrición clínica artificial, la terapia nutricional en cirugía o la evaluación de la función y composición corporal.

REFERENCIAS BIBLIOGRÁFICAS

1. Reguant Álvarez M, Torrado Fonseca M. El método Delphi. REIRE. 2016;9:87-102.
2. Masdeu Ávila C. Metodología Delphi en salud. Hipertens Riesgo Vasc. 2015;32(Supl 1):12-6.
3. Varela-Ruiz M, Díaz-Bravo L, García-Durán R. Descripción y usos del método Delphi en investigaciones del área de la salud. Inv Ed Med. 2012;1:90-5.
4. Dalkey, N, Helmer, O. An experimental application of the Delphi method to the use of experts. Santa Monica, California, 1962. http://www.rand.org/content/dam/rand/pubs/research_memoranda/2009/RM727.1.pdf
5. Linstone, HA, Turoff M. (Eds.). The Delphi Method. Boston, 2002: Addison-Wesley Pub.
6. Somerville JA. Effective Use of the Delphi Process in Research: Its Characteristics, Strengths and Limitations. Corvallis (Oregon), 2008. http://jasomerville.com/wpcontent/uploads/2011/08/DelphiProcess080617b.pdf
7. García Valdés M, Suárez M. Empleo del método Delphi en investigaciones sobre salud publicadas en revistas científicas cubanas. Rev Cuba Inf Cienc Salud. 2013; 24.
8. Graham B, Regehr G, Wright JG. Delphi as a method to establish consensus for diagnostic criteria. J Clin Epidemiol. 2003; 56:1150-6.
9. Akins RB, Tolson H, Cole BR. Stability of response characteristics of a Delphi panel: application of bootstrap data expansion. BMC Med Res Method. 2005;5:37.

10. Del Olmo García MD, Ocón Bretón MJ, Álvarez Hernández J, Ballesteros Pomar MD, Botella Romero F, Bretón Lesmes I, *et al.* Términos, conceptos y definiciones en nutrición clínica artificial. Proyecto ConT-SEEN. Endocrinol Diabetes Nutr. 2018;65:5-16.
11. Ocón Bretón J, Tapia Guerrero MJ, Ramírez Rodríguez JM, Peteiro Miranda C, Ballesteros Pomar MD, Botella Romero F, *et al.* Consenso multidisciplinar sobre la terapia nutricional y metabólica en los programas de recuperación intensificada en cirugía abdominal: Proyecto NutRICA. Endocrinol Diabetes Nutr. 2021. In press: doi.org/10.1016/j.endinu.2021.02.005.
12. Standard operating procedures for ESPEN guidelines and consensus Papers. Clinical Nutrition. 2015;34:1043-51.
13. Bischoff. SC, Bernal W, Dasarathy S, Merli M, Plank LD, Schütz T, *et al.* ESPEN practical guideline: Clinical nutrition in liver disease. Clinical Nutrition 2020;39:3533-62.
14. Burgos R, Breton I, Cereda E, Desport JC, Dziewas R, Genton L, *et al.* ESPEN guideline clinical nutrition in neurology. Clinical Nutrition. 2018;37: 354-96.
15. Weimann A, Braga M, Carli F, Higashiguchi T, Hübner M, Klek S. ESPEN guideline: Clinical nutrition in surgery. Clin Nutr 2017;36:623-50.
16. Fiaccadori E. Sabatino A, Barazzoni R, Carrero JJ, Cupisti A, De Waele E. ESPEN guideline on clinical nutrition in hospitalized patients with acute or chronic kidney disease. Clinical Nutrition. 2021;40:164-8.
17. T. Cederholm T, Barazzoni R, Austin P. Ballmer P, Biolo G, Bischoff SC, *et al.* ESPEN guidelines on definitions and terminology of clinical nutrition. Clinical Nutrition. 2017;36:49-64.

Índice analítico